PARIS.— Imprimerie de P. Baudouin, rue des Boucheries-S.-G., 33.

NOUVELLES OPINIONS

SUR LES

PHÉNOMÈNES, LA MARCHE, LA CAUSE ET LE SIÉGE

DE

LA GOUTTE

ET

NOUVELLE MÉTHODE CURATIVE

POUR GUÉRIR RADICALEMENT CETTE MALADIE,

Par A.-F. BIZET, de Brest,

DOCTEUR EN MÉDECINE DE LA FACULTÉ DE PARIS, ANCIEN CHIRURGIEN INTERNE
DES HÔPITAUX, MEMBRE DE PLUSIEURS SOCIÉTÉS SAVANTES.

> Ce n'est que par l'observation la plus scrupuleuse,
> l'anatomie pathologique et la chimie, que l'art de
> guérir peut faire des progrès.

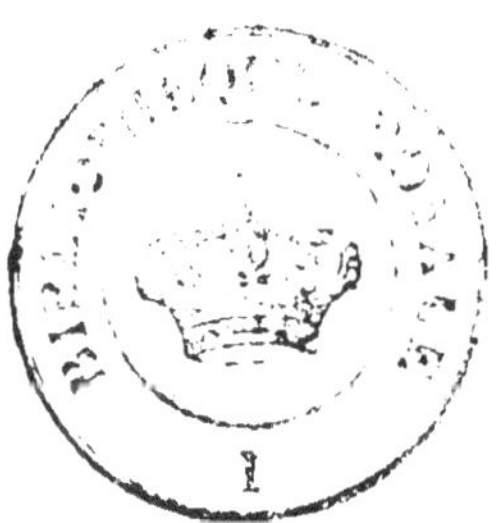

———

PARIS,

Librairie des Sciences Médicales

DE JUST ROUVIER,
Rue de l'École-de-Médecine, 8.
CHEZ L'AUTEUR, RUE CASTELLANE, 6

—

1842

PRÈFACE.

—❦—

Ce n'est que par l'observation pure et simple, dégagée de toute idée systématique et les recherches d'anatomie pathologique que la médecine deviendra un jour une science exacte. Dans l'intérêt de la science et de l'humanité, chaque médecin doit apporter le tribut de ses observations. Ayant été à même de pouvoir me livrer entièrement à l'étude de la goutte dont l'obscurité est si grande, je viens soumettre au jugement de mes savants collègues et au tribunal de l'opinion publique le résultat de mes travaux. En décrivant les nouveaux phénomènes de la goutte, je n'ai voulu m'occuper tout simplement que de cette maladie et la décrire telle qu'elle se présente naturellement (1). Je l'ai dépouillée de tout ce qui pouvait l'obscurcir ; pour en rendre son étude plus facile, j'ai laissé en dehors tout ce qui m'a semblé inutile pour ne m'occuper que des faits approuvés par la raison et l'observation la plus scrupuleuse. J'ai écrit tout ce que j'ai vu avec simplicité et sans aucune espèce de prétention , et j'ai fait tout pour éviter les phrases si contraires aux sciences. Mes observations et mes raisonnements ont été appuyés par toutes les opinions importantes que j'ai trouvées dans tous les auteurs qui ont écrit sur cette intéressante maladie. En combattant les opinions qui sont en faveur aujourd'hui je me suis attaché particulièrement à le faire avec convenance et les plus grands

(1) Mon intention étant de publier dans le courant de l'année 1843 un volume dans lequel je traiterai séparément de toutes ces complications.

ménagements, et si par mégarde, j'avais bles-
sé quelques susceptibilités, je déclare franchement que c'est sans aucune espèce d'intention
et j'en exprime ici d'avance tous mes regrets.
Mon seul but, en publiant cet ouvrage, a été d'ê-
tre utile à mes semblables et de soulager leurs
maux. Si par mon travail, qui m'a coûté tant
de peines et de temps et qui n'est fondé que sur
l'observation et l'anatomie pathologique, j'ai
pu arriver à mon but, je m'estimerai heureux,
et j'espère qu'en raison du motif, on excu-
sera facilement la faiblesse de son exécution.

NOUVELLES OPINIONS

SUR

LA CAUSE, LE SIÉGE, LES PHÉNOMÈNES ET LA MARCHE

DE LA GOUTTE,

ET

NOUVELLE MÉTHODE CURATIVE

POUR GUÉRIR RADICALEMENT CETTE MALADIE.

OPINIONS DES AUTEURS SUR LA GOUTTE.

Si l'on en croit les anciens savants, c'est pour la première fois, dans un écrit d'un certain Radulfe, qui florissait en 1270, que le nom peu scientifique de goutte a été donné à cette maladie. On supposait que cette affection qui était regardée comme catarrhale, consistait dans l'afflux d'un liquide, lequel était distillé goutte à goutte sur le lieu malade ; c'est de là que lui vient son nom : il méritait de naître dans un siècle de barbarie et

1

d'ignorance. Quoiqu'il en soit, cette dénomination a fait le tour de l'Europe, et, en 1842, on l'adopte encore généralement. Mon intention est de la conserver, afin de ne pas faire confusion avec le rhumatisme articulaire que nous appellerons arthrite ou arthritis.

Les anciens Grecs, qui ont étudié cette maladie en particulier sur les articulations, l'avaient désignée par le mot de mal articulaire : c'est un des noms que lui donne Hippocrate et Arretée. On lui a donné aussi le nom d'arthritis; d'autres ont voulu que le nom d'arthritis fut réservé seulement à l'inflammation de la séreuse articulaire, de manière qu'il en résulte une très grande confusion.

Les anciens avaient élevé un temple à la goutte. Cette maladie a été conjurée sous le nom solennel de Podraga Diana. Cette bizarre déesse a joui et jouit encore des honneurs d'une polyonimie fort étendue; voici les épithètes les plus remarquables qu'elle a reçues : le *morbus dominorum* et le *dominus morborum*, ischiatique ou simplement sciatique. Quelques auteurs lui ont donné, dans certaines circonstances, le nom d'arthritis bahamentis, ou américana, ou rachitica, ou syphilitica; on lui a aussi donné le nom de chlorotique ou goutte des enfants. Beaucoup de médecins ont décrit la goutte régulière ou aiguë, la goutte chronique irrégulière, consécutive de celle-ci, et la goutte asthénique primitive, la goutte fixe primitive et celle qui est consécutive de la goutte anomale, interne, viscérale, ab articulaire, remontée, rétrocédée, larvée ou masquée.

Il y a des auteurs qui parlent encore de la goutte chaude et de la goutte froide; outre la goutte chaude il y a la goutte estivale qui se fait sentir sur les articulations, dans le cours de l'été et pendant la chaleur de cette saison. On a encore donné le nom de goutte chaude aux douleurs articulaires vives avec chaleur, tumeur et rougeur que l'on a quelquefois observées chez des hommes qui s'étaient livrés à des marches longues et pénibles, et en général à des exercices du corps qui mettent longtemps et violemment en jeu les parties articulaires. Telle devait être la goutte des athlètes, dont Gallien ne dit qu'un mot.

La goutte froide est la goutte chronique, privée de symptômes inflammatoires ; on lui a aussi donné le nom d'œdémateuse, elle a été encore appelée, par quelques auteurs, goutte blanche. Il y a encore une goutte froide fort remarquable parce qu'elle est toujours accompagnée d'un sentiment de froid extrême, aussi l'a-t-on appelée goutte algide.

On lui a donné aussi les noms de goutte vague et imparfaite, lorsqu'elle se montre avec des phénomènes fugaces, difficile à saisir : alors elle traverse les membres sous la forme de crampes, de tiraillements , ou d'un trait de feu ; elle se porte sur les viscères avec les mêmes sensations ; elle est d'une mobilité extraordinaire; elle se porte des articulations aux viscères et des viscères aux articulations. C'est ce qui lui a fait encore donner le nom de goutte nerveuse, vaporeuse , vagabonde , irrégulière ; enfin elle a reçu encore différents noms suivant la maladie qui l'a compliquée, goutte empysémateuse, goutte herpétique, goutte érysipélateuse, apoplectique, épileptique, etc., etc., etc.

Les Grecs et les Latins lui ont aussi donné différents noms suivant le siége qu'elle occupe ; aux pieds, podagre ; au genou, gonagre; à l'articulation coxo-fémorale, dischias ; à la colonne épinière, rakisagre ; à l'épaule, domagre; au coude, dépéchyagre, etc. Sur ce point le langage de la science n'a point été amélioré par les modernes.

Hippocrate avait regardé le transport de la pituite et de la bile sur les articulations, comme la cause essentielle de la goutte : Gallien adopta et commenta cette opinion du prince de la médecine, et en fit sortir une théorie brillante comme toutes celles dont il est l'auteur : l'humeur pituiteuse, essentiellement froide dans son système, est la cause des gouttes appelées blanches, œdémateuses, froides ; la bile, au contraire, dont la chaleur est l'attribut, est la source de la goutte aiguë, inflammatoire. Cette théorie a été longtemps en honneur, et dans les derniers siècles encore, quelques auteurs l'ont adopté ; plusieurs hommes de mérite, d'ailleurs, ont pensé que la bile et même l'atrabile devait être la cause intime de cette maladie.

Démétrius Papagoménus disait que la goutte était une maladie de tout l'organisme provenant de la faiblesse des organes digestifs, qui entraîne celle des articulations, sur lesquelles la nature paraît diriger le principe morbifique.

Cœlius Aurélianus dit que la goutte est une maladie douloureuse de plusieurs ou de toutes les articulations, et que toutes les affections sympathiques portent le mal à son comble.

Paul D'Egine faisait dépendre la goutte d'une faiblesse des articulations, résultant d'une indigestion, d'une plénitude de l'estomac, qui fait que les humeurs superflues se jettent sur les articulations, en distendent les ligaments et produisent ainsi la douleur.

Pernel et Baillou faisaient provenir cette maladie de la pituite ou de la sérosité.

Après avoir accusé la pituite et la bile de la production de la goutte, on accusa les autres humeurs de l'économie, existantes ou supposées : ainsi on a dit le fluide nerveux, mais vicié, devenu âcre visqueux. Telle était aussi l'opinion de Mauduit, qui a pensé que le sang vicié pouvait déterminer la goutte, et Piestch est venu assurer que la cause de cette maladie était l'inélaboration et la résorption de la liqueur séminale.

Stahl a nié qu'il existât une matière morbifique déterminante de la goutte; il a mieux aimé attribuer cette maladie à un certain ordre de mouvements vitaux.

Van-Helmont l'attribue aussi à une erreur de l'esprit vital.

Musgrave qui a écrit un savant traité sur la goutte, commence par dire que l'étude de cette maladie, de ses causes, de sa nature, de son siége et de son traitement est remplie de difficultés. Combien est longue et incohérente la liste des opinions qui existent sur cette maladie.

L'histoire de la goutte errante, à l'intérieur du corps, nous effraie par une obscurité plus grande encore.

Galion a considéré la goutte comme une fluxion irrégulière, tantôt de la pituite, tantôt des fluides bilieux. Plus tard, on a émis que le liquide qui formait cette goutte, susceptible de se porter d'un lieu à un autre, pourrait bien être d'une nature spécifique. On a aussi attribué la goutte à un fluide gazeux, à une espèce de miasme, charrié avec les humeurs dans tous les tissus organiques. Imbus de cette théorie, les médecins du Japon parviennent, disent-ils, par une piqûre profonde, à donner issue à ce vent étranger.

En examinant l'opinion des médecins d'un temps plus rapproché de nous, nous trouvons encore, à peu de choses près, les mêmes doctrines humorales. Ainsi Hoffman, Haller, Cullen, Sydenham semblent penser que la cause essentielle de la goutte est formée dans les voies digestives, mais ne peut se fixer que sur certains organes.

Loubet, dans ses lettres sur la goutte, ne lui reconnaît pas d'autre cause qu'un sang trop riche en matériaux nutritifs, par suite d'une alimentation abondante.

Scudamore suppose à la fois que la maladie arthritique est dépendante d'une surabondance du sang dans le système de la veine porte, et d'une lésion consécutive des fonctions du foie et des sécrétions provenant de l'appareil digestif. Il décide conséquemment que l'estomac est vraiment l'organe dans lequel la goutte est créée.

Barthez reconnaît un état goutteux spécifique des humeurs qu'on ne peut révoquer en doute. Voilà toute sa théorie sur cette maladie.

Sulton a écrit que la cause principale et excitante de la goutte réside dans le canal alimentaire, et il donne comme une des principales preuves en faveur de cette opinion, l'efficacité des purgatifs dans cette maladie.

Les travaux de Musgrave, de Sœmmering, de Allard fournissent un grand nombre de données

intéressantes sur cette maladie ; ils veulent lui donner un siége organique plus positif, sans cesser toutefois de la considérer comme une maladie générale,
et ils en ont fait une altération du système lymphatique. Plusieurs auteurs prétendent que c'est la seule
théorie qui puisse permettre d'expliquer les différents phénomènes de cette maladie sur toute l'économie ; c'est aussi l'opinion de Bœrrhave et de Cullen.

Barry a pensé que la goutte était causée par une
faiblesse de la constitution jointe à l'altération du
fluide nerveux produite par le vice de la dernière
digestion. Plusieurs autres médecins pensent que la
diathèse goutteuse est une affection du système
nerveux.

Van-Swieten la fait provenir de la surabondance du phosphate de chaux, ou de la prédomi-
nance des alcalis ou de l'acide phosphorique dans
l'économie.

Beaucoup de médecins instruits ont aussi pensé
que la goutte consistait dans une affection des tissus fibreux. D'autres sont persuadés, au contraire,
que cette maladie est essentiellement une affection
de la membrane séreuse synoviale ou de la gaine

séreuse des tendons qui se trouvent autour des articulations.

Fourcroy, se fondant sur les analyses des concrétions arthritiques, conclut que la goutte dépend d'un excès d'acide urique.

Dessault, James, Warner et plusieurs autres ont avancé que l'interruption de la transpiration insensible, effet produit par le froid, est la cause principale de la goutte. Le défaut de la transpiration a été aussi donné par quelques médecins comme la cause la plus déterminante de cette maladie.

L'illustre médecin, le célèbre auteur de la *Nosographie*, dans sa première édition, avait rangé la goutte parmi les névralgies à cause de sa grande mobilité ; mais depuis lui ayant reconnu une marche plus régulière et tous les caractères d'une affection inflammatoire, dans l'édition qu'il publia en 1813, il la classa parmi les phlegmasies articulaires. Ce célèbre professeur comprend, parmi les nombreuses causes de la goutte, les excès dans les plaisirs de Vénus. On voit que nous commençons à arriver à des idées plus raisonnables. Exposons maintenant l'opinion des médecins contemporains qui ont écrit sur cette maladie.

Guilbert, dans son article du *Grand diction-naire des sciences médicales,* qui a paru en 1817, reconnaît que la digestion et la perspiration ont été altérées chez le goutteux quelque temps avant l'invasion de la maladie : que les excrétions ont langui chez l'homme que la goutte va saisir, et un état de pléthore s'en est suivi; les sécrétions ont été troublées en diverses manières, et que le système lymphatique est principalement affecté dans cette maladie.

En 1824, dans le *Dictionnaire de médecine,* en 25 volumes, **M.** le docteur Ferrus, qui a fait l'article *Goutte,* lui conserve ce nom quelque impropre qu'il soit, parce qu'il fait une différence entre l'arthrite idiopathique et celle produite par un coup, une chute, ou celle qui survient chez un sujet scrofuleux et vénérien.

Il considère les données étiologiques comme très incertaines et obscures; cependant il les sépare en deux époques : les premières sont relatives à l'âge, au sexe et à la constitution innée; les autres naissent du genre de vie, du régime, enfin des diverses influences morales et physiques auxquelles l'homme peut être soumis. Il range au nombre des causes qui peuvent produire la goutte, les abus des plaisirs de l'amour.

Il divise cette maladie en goutte aiguë, goutte inflammatoire, régulière ou fixe ; en goutte chronique qu'il divise en deux sous-variétés : 1° La goutte chronique fixe ; 2° la goutte chronique mobile. M. le docteur Ferrus pense qu'on a trop expressément défini la goutte une maladie héréditaire ; et il cite, à l'appui de cette opinion, les observations de Scudamore.

En 1833, MM. Sanson et Roche (*Nouveaux éléments de pathologie médico-chirurgicale*) considèrent la goutte comme une inflammation du système fibro-séreux des articulations, provenant d'une surabondance de matériaux nutritifs dans le sang et tous les tissus de l'économie ; et la suranimalisation des tissus fibro-séreux des articulations. Ces auteurs disent qu'une seule cause produit la goutte, cette cause unique c'est la nourriture trop succulente ; c'est pourquoi elle n'attaque que les gens riches, par la raison toute simple qu'eux seuls peuvent se nourrir de mets succulents qui fournissent plus de sucs nourriciers que les besoins de la nutrition et de ses actes n'en réclament. Les femmes sont très rarement affectées de la goutte, parce que, en général, elles sont sobres.

Le célèbre Broussais professait, dans ses leçons

de pathologie, en 1834, que les inflammations articulaires doivent se diviser en deux séries : les unes, qui sont les plus aiguës et qui peuvent aussi devenir chroniques, sont connues sous le nom d'arthritis ; les autres, moins aiguës, s'appellent goutte.

Les premières atteignent d'ordinaire les jeunes gens; elles se manifestent dans plusieurs articulations à la fois, et sont toujours accompagnées d'une fièvre plus ou moins considérable. Les autres, où la goutte se présente le plus communément chez les sujets avancés en âge, débutent par une seule articulation et une petite, et se trouvent souvent précédées d'une inflammation du canal digestif.

Lorsqu'une articulation a été atteinte par une inflammation, deux ou trois fois, c'est un rhumatisme ; la quatrième ou la cinquième fois, c'est la goutte.

La prédisposition à cette maladie consiste dans une inflammation chronique de l'estomac et surtout du duodénum, réagissant sur le foie et troublant la sécrétion biliaire ; ce n'est pas la cause unique parmi les causes de ces inflammations, il n'y en a qu'une de fondamentale, c'est le froid. Les alternatives de chaud et de froid sont dans la condition nécessaire au développement de l'arthritis et à sa conversion en goutte. Broussais prétend aussi que la goutte peut arriver chez un jeune homme de 15 à 20 ans, par un froid aux pieds ; mais que le plus ordinairement elle arrive chez un individu avancé en âge et surtout chez ceux dont les parents étaient d'une constitution pléthorique, qui ont fait bonne chère et vécu dans l'abondance, et qui portaient, depuis un certain temps, une irritation gastro-duodénale avec plus ou moins de turgescence du foie.

En 1836 (*Cours de pathologie interne*) **M.** le professeur Andral dit : « Il est peu de maladie sur la nature et le siége de laquelle on ait plus longtemps disserté : il n'en est aucune sur laquelle tant de dissertations aient amené des résultats si contradictoires, et partant des données si peu certaines. Rappeler ici toutes les opinions émises sur la goutte serait rappeler toutes les erreurs, toutes les absurdités que peut créer l'esprit humain. »

Le savant professeur continue : « Nous adoptons les opinions de quelques médecins modernes, qui consistent à considérer la nature de la goutte comme double en quelque sorte et formée de deux éléments: l'un inflammatoire, ayant son siége dans le tissu fibreux; l'autre plus général, résidant dans le sang, altéré par la présence de l'acide urique qui vient se déposer autour des articulations.

La même obscurité règne sur les causes de la goutte. Si vous consultez les auteurs, vous serez effrayés de la longue énumération des causes productives de cette maladie. Quand on réfléchit sur l'action de toutes ces causes si diverses entre elles, il est impossible de croire que produisant des effets tellement opposés, elles peuvent avoir assez d'influence sur les articulations pour les enflammer, et on arrive alors à douter de leur efficacité dans la productiou de la goutte.

L'extrème rareté de la goutte dans les hôpitaux, nous prouve que cette maladie n'est point le partage des pauvres, et se rendant raison de cette circonstance, on arrive à admettre que la véritable cause qui produit la goutte est une nourriture trop succulente, qui fournit plus de matériaux nutritifs que le travail de décomposition ne peut en enlever. Cet excès de matériaux nutritifs ne pouvant plus se perdre par la voie naturelle d'excrétion ; la sueur et les urines, devenues insuffisantes ; et transporté sur les tissus fibreux articulaires dont il accroît la nutrition et la sensibilité, et finit par s'y déposer à leur surface sous la forme de concrétions tophacées, composées d'acide urique et d'une matière animale. On conçoit par là comment la goutte n'attaque, en général, que les gens riches, qui sont habitués à une nourriture succulente.

Dubois (d'Amiens), dans son ouvrage de *Pathologie générale*, publié en 1837 , prétend que cette maladie est due à l'altération du liquide , et qu'elle se porte particulièrement sur le système fibreux. Il y a eu de tous temps désaccord sur la nature de la goutte ; il ne peut y en avoir sur l'affection des organes fibreux dans cette maladie. Il dit que l'on observe, en effet , des accidents inflammatoires dans le cours de cette maladie ; mais ce sont de simples accidents , et qu'elle ne consiste pas dans un travail inflammatoire. Il regarde comme principale cause de la goutte , toutes les circonstances propres à faire dépasser à l'animalisation ses limites naturelles.

M. le docteur Turck a publié en 1837 , un *Traité de la goutte et des maladies goutteuses ;* il commence par considérer la goutte aiguë comme une maladie qui présente au plus haut degré le caractère inflammatoire, intermittente , dont les accès, plus ou moins douloureux , plus ou moins éloignés l'un de l'autre, d'une durée plus ou moins longue, s'aggravant tous les ans, se rapprochant sans cesse à mesure qu'ils se répètent, portent leurs ravages sur un plus grand nombre de parties et finissent par amener une autre forme de l'affection que l'on nomme la goutte chronique, qui se fait remarquer par diverses variétés. M. Turck prétend que la goutte peut commencer par les mains et même par les grandes articulations ; mais c'est le plus rarement : il dit aussi qu'elle commence quelquefois ses ravages en se fixant sur les organes splanchniques, et il la considère comme une affection héréditaire.

Il divise les causes en prédisposantes et occasionnelles ; les premières sont l'âge, le sexe, le tempérament, la constitution, etc. Il regarde quelques unes de ces causes comme ayant assez de puissance pour déterminer la goutte. Les autres, qu'il appelle plutôt causes accidentelles, concourent puissamment aussi au développement de cette maladie : ces causes sont l'habitation des lieux froids et humides ; l'influence des contrées et des saisons, des vêtements trop légers, la réfrigération du corps pendant la nuit et le sommeil, contribuent plus à développer la goutte, que le froid que l'on éprouve pendant le jour, à cause de la suppression de la transpiration qui doit être plus abondante ; le défaut de propreté, qui laisse sur la peau le résidu de la transpiration, et d'autres impuretés pourront gêner les fonctions excrétoires : l'application des substances acides et astringentes produisent les mêmes résultats, ainsi que la contention d'esprit, les passions, les veilles, l'abus des plaisirs de l'amour, l'abus des aliments, des liqueurs spiritueuses, etc. La réunion de plusieurs de ces causes produisent des dérangements dans l'économie animale qui concourent à la production de la goutte. Le docteur Turck les classe de cette manière : exaltation de la sensibilité, altération de l'action sécrétoire de la peau, des reins, perturbations des fonctions digestives, abus des forces de la génération ; et il cherche à prouver que les acides contenus dans le corps n'étant pas éliminés par les voies urinaires et la transpiration, il faut de toute nécessité qu'ils restent dans le sang et qu'ils en altèrent plus ou moins la composition. Il considère aussi les excès de table comme une des causes importantes de la goutte.

Après avoir examiné le rapport chimique de ces causes, il dit qu'elles produisent deux effets presque égaux. D'un côté, elles retiennent dans le sang des acides qui devraient être éliminés, et de l'autre elles privent cette liqueur animale d'une partie de la substance alcaline qui entre dans sa composition. Ce qui est la principale cause de son altération ce n'est donc pas l'animalisation du sang, idée vague et tant rebattue, qui est la cause de la goutte : non plus que la présence de l'acide urique et des substances azotées. Enfin, le résultat de cette théorie est qu'il est indispensable, pour entretenir la vie et la santé, que les acides soient séparés du sang et transportés promptement hors de l'économie. D'après ces dispositions générales, si des circonstances particulières apportent quelque obstacle à cette élimination, il doit en résulter des maladies graves ; la goutte en est une. Cet auteur examine ensuite qu'elle est la cause qui détermine l'action des organes secréteurs. La question est des plus importantes, dit-il, car c'est là que nous trouverons l'origine de la goutte, l'origine des autres maladies, l'origine même de toutes les fonctions vitales : cette cause n'est autre chose que l'électricité (voir son ouvrage).

Leçons cliniques médicales, par M. le professeur Chomel, 1837. — L'usage a prévalu de donner le nom de goutte ou rhumatismes articulaires, quand ce sont les petites articulations qui sont prises. Certains auteurs même font de la goutte un genre distinct de maladie, en regard du rhumatisme articulaire ou goutteux, qui, pour eux, est une affec-

tion exclusivement dévolue aux grandes articulations. Quant à nous, nous ne voyons pas assez de
différence entre la goutte et le rhumatisme goutteux de ces auteurs, pour distinguer génériquement
celle-ci d'avec celle-là. Sans doute, à une époque
où la dénomination de rhumatisme ne s'appliquait
qu'aux muscles, on faisait bien d'opposer le rhumatisme à la goutte; mais dès que par une analogie d'ailleurs très bien fondée, on a étendu ce
terme de rhumatisme à l'affection des grandes articulations, il y a mille raisons pour ne pas s'arrêter dans la route de l'analogie, et de ne pas continuer l'extension du terme jusqu'à l'affection des
petites articulations. Il n'y a donc pas lieu de
distinguer la goutte du rhumatisme.

Suivant M. le professeur Chomel, l'étiologie du
rhumatisme articulaire est un point obscur; mais
avant tout, on ne peut s'empêcher de reconnaître
une prédisposition intime, occulte, mais réelle,
pour la production de cette affection.

En 1839, dans un livre intitulé *Guide pratique des goutteux*, par M. le docteur Reveillé-
Parisse, il déclare qu'il n'existe pas une maladie
dont les progrès soient moins avancés : nature,
cause prochaine, formes, diagnostic, pronostic,

traitement, tout est encore problématique, incertain, sans bases fixes, sans principes arrêtés. Cette maladie reconnaît-elle une cause unique, spéciale, immuable, source et principe de la série des effets singulièrement mobiles et variés de cette affection, et qu'elle est cette cause? Voilà le problème dont on s'occupe depuis des siècles, et que nous transmettrons très probablement aux siècles suivants.

M. le docteur Réveillé-Parisse examine la goutte ayant le caractère aigu, le caractère chronique, la goutte vague, irrégulière et viscérale. Il dit que le régime excitant ne suffirait pas seul pour produire la goutte; mais qu'il contribue beaucoup à la production de cette maladie, quand il se réunit à d'autres causes, que cette réunion de différentes causes tend à donner à l'économie le plus haut degré possible d'animalisation, et que cette condition devenue morbide par son excès, prédispose éminemment à la production de la goutte. Il regarde un système nerveux éminemment actif et développé comme la condition organique la plus importante pour le développement de cette maladie; il pense même que sans cette dernière, les autres seraient absolument sans action. Il dit cependant une chose certaine, c'est que la goutte ne se manifeste à nous que sous la forme phlegmasique; mais que cet état inflammatoire dépend évidemment même d'une cause primitive, d'un principe virtuel qui imprime à ce mode d'inflammation un caractère et des formes spécifiques.

M. le docteur Robert a publié, en 1840, un *Traité théorique et pratique du rhumatisme et de la goutte*. Voici comme il divise cette maladie : 1° un état général de l'économie ; 2° un état local articulaire sous la dépendance de l'état général ; 3° enfin, dans un grand nombre de cas, diverses affections dépendant encore de ce même état général ; mais nous nous servirons, dit-il, pour le premier, du nom générique goutte, ou de ceux d'état général goutteux, de constitution goutteuse et de diathèse goutteuse, indifféremment, que cet état général soit lié ou non à l'affection locale articulaire, ou aux autres affections qu'il peut tenir sous sa dépendance. Pour la goutte des articulations, nous la désignerons sous le nom d'attaque de goutte, de goutte articulaire, ou seulement de goutte aiguë, de goutte chronique ; et enfin, nous désignerons le dernier état par les dénominations de goutte ab–articulaire, ou de maladies goutteuses.

M. le docteur Robert considère, en général, l'altération du fluide sanguin par la présence de l'acide urique, comme cause occasionnelle de l'état goutteux, et il reconnaît deux principales causes à cette altération : l'action du froid et une alimentation trop succulente.

M. le docteur Teste a publié, en 1840, une brochure sur la goutte, dans laquelle il établit une différence entre le rhumatisme articulaire et la véritable goutte, telle que l'ont décrite Baillou, Musgrave, Hoffmann, Scudamore, Sydenham, etc. Il fait ressortir cette différence, en considérant le tophus comme la cause de cette maladie, et non comme l'effet ; ce qui l'amène à considérer l'arthritis comme étant presque toujours une maladie générale, c'est-à-dire dont les éléments peuvent être fort longtemps disséminés dans l'économie, avant d'y produire des désordres appréciables, et avant qu'aucun symptôme local n'en révèle indispensablement la présence. C'est enfin, suivant l'ingénieuse métaphore d'un écrivain moderne, une mine cachée à laquelle il ne faut que mettre le feu pour en déterminer l'explosion.

M. Teste est dans la persuasion : qu'il est fort peu de maladies dont l'étiologie soit plus connue et mieux établie que celle de la goutte. Il les divise en occasionnelles ; tels sont : le froid, l'humidité,

les courants d'air, etc. ; et en prédisposantes qui
sont relatives à l'âge, au sexe, à la constitution, au
régime, aux diverses influences physiques et morales, etc.; toutes ces dernières peuvent produire
la goutte : mais il range au premier rang l'usage
habituel de la bonne chère et les excès de table.

J'ai fait des recherches dans toutes les thèses
qui ont été soutenues à la Faculté de Médecine de
Paris, depuis 1837 jusqu'à notre époque, et je n'ai
trouvé, que ce qui a été déjà dit par tous les auteurs,
sur la nature, le siége et les causes de cette maladie ; mais en général, l'opinion qui domine le plus
dans ces écrits, c'est que la lésion arthritique n'est
considérée que comme un symptôme local ; chacun
la fait dépendre, soit d'une irritation des voies
digestives, d'une altération du sang ou d'un état
anormal de l'énervation.

J'ai voulu d'abord commencer par réunir toutes
les opinions, toutes les théories qui ont été publiées
sur cette singulière et intéressante maladie, par les
médecins de la plus haute renommée, depuis les
temps les plus reculés jusqu'à nos jours, pour que
le lecteur soit à même de voir d'un coup-d'œil
rapide de tout ce qui a été fait, de la divergence
des opinions, la manière dont on a étudié cette
affection, et quels ont été ses progrès jusqu'à notre

époque. Avouons-le, quel cahos inexplicable ! comment reconnaître, trouver la vérité au milieu de tant d'opinions diverses, soutenues, vantées, professées par les hommes les plus célèbres. N'est-il pas pénible d'avouer qu'après avoir suivi tous les travaux de tous les âges et les révolutions de notre art, nous restons encore dans l'inconnu et le problème ; quelle est cette maladie, quelle est sa cause, n'est point encore résolu. Parmi ces opinions, il y en a de bien bizarres ; mais il y en a aussi qui sont le résultat des travaux d'hommes consciencieux et d'habiles observateurs, qui ne seront point perdues pour la science : car elles auront contribué à faire arriver à la découverte de la vérité. Ce n'est que par l'observation, débarassée de prévention de tout esprit de système, que l'on peut prétendre à l'exactitude en médecine. Ayant eu occasion de donner des soins à un très grand nombre de goutteux, nous allons décrire, avec la plus scrupuleuse exactitude, tous les phénomènes de cette maladie, dans toutes ses périodes, tels que nous les avons observés.

PHÉNOMÈNES

ET MARCHE ORDINAIRE DE LA GOUTTE.

La goutte se montre le plus ordinairement chez les hommes de trente-cinq à quarante-cinq ans ; quelquefois un peu plus tôt, quelquefois aussi un peu plus tard : mais c'est plus rare. Elle commence toujours par une douleur sourde dans les reins, qui reste indolente pendant longtemps, sans tourmenter beaucoup le malade, sans l'empêcher de vaquer à ses occupations. Ce n'est guère que la nuit qu'il s'aperçoit qu'il éprouve de la fatigue et de la douleur dans cette partie, parce qu'elle est plus forte dans ce moment, et surtout lorsqu'il veut faire un mouvement pour se retourner. Cet état pourrait disparaître très facilement si le malade voulait se soigner convenablement. Mais comme cela ne le gêne que peu, il ne réclame pas les secours de la médecine. Cet état, ordinairement, reste stationnaire ; cependant, quelquefois, cette douleur devient plus aiguë et s'accompagne de fièvre ; c'est

alors qu'il est forcé de demander les soins de son
médecin, et que l'on est obligé d'employer un traitement anti-phlogistique assez actif. Dès qu'il se
trouve un peu mieux il reprend ses habitudes ordinaires sans rien changer à sa manière de vivre ;
il n'a jamais assez de patience pour se guérir et se
débarrasser tout-à-fait de cette douleur à laquelle
il n'attache aucune importance et qu'il considère
comme un rhumatisme , un lumbago occasionné par
du froid qu'il a attrapé. Plus elle devient ancienne,
plus il est exposé à éprouver du malaise , alors il
s'aperçoit tous les jours de nouveaux dérangements dans sa santé : il devient d'une exagération excessive ; il y a chez lui une exaltation de
la sensibilité , une excitation insolite du système
nerveux, des céphalalgies , des migraines , une
énervation générale , des troubles dans le système
circulatoire, dans les fonctions digestives, dans les
sécrétions, des douleurs vagues, des crampes; enfin,
voilà l'état général où se trouve le malade qui va
être atteint de ce que les auteurs ont appelé le début de la goutte. C'est ordinairement deux ou trois
ans après que cette douleur s'est fixée dans la région lombaire, au moment où le malade s'y attend
le moins, et particulièrement la nuit qu'il se sent pris
tout à coup d'une douleur dans le gros orteil. Cette

douleur est plus ou moins vive, elle simule d'abord celle d'une crampe et revêt ensuite, en s'exaspérant, des formes différentes, suivant chaque individu; elle est quelquefois si vive que le malade ne peut s'empêcher de crier, et il ne peut supporter le seul poids des couvertures; et, suivant l'expression de quelques-uns, elle serait comparée à celle qui accompagnerait la dislocation des os. Cette douleur se fait ressentir à l'un et l'autre pied, elle n'est point fixe; elle n'est point de longue durée; souvent même elle ne fait que paraître et disparaître comme un coup de pointe : on la voit même se manifester plusieurs fois dans la journée, sans gêner aucunement le malade. C'est après avoir éprouvé pendant quelque temps une douleur de cette nature que le malade commence à devenir inquiet, et qu'il a la crainte d'être atteint par la goutte. Quand la maladie marche, cette douleur se fait ressentir dans les os du métatarse, dans les pieds, dans les jambes, les mains et dans divers points de l'économie; mais sans se fixer et sans être accompagnée de fièvre ni de gonflement. Plus tard encore, cette douleur finit par se fixer à l'articulation du gros orteil avec l'os du métatarse, correspondant alors, elle devient fixe, étendue et change de nature, c'est celle qui accompagne les inflammations des séreuses articulaires ; il survient aussi des symptômes d'un autre genre : la partie se gonfle, la chaleur se développe, la peau se colore, les pulsations artérielles sont plus développées, le malade éprouve des frissons, de l'anxiété, du malaise, de l'insomnie, des palpitations, de la fièvre ; maintenant on ne peut plus douter que tous ces symptômes soient le résultat de l'inflammation de la synoviale et des parties environnantes. Le malade ne peut plus se servir de cette articulation, il ne peut plus y exercer le moindre mouvement ; s'il cherche à en faire, il éprouve une douleur vive qui l'arrête sur-le-champ ; il ne peut plus poser le pied sur le sol. Souvent cette inflammation articulaire est fort peu de choses ; mais il arrive aussi quelquefois qu'elle devient plus violente ; alors elle est d'une plus longue durée, le gonflement devient plus considérable dans les parties molles ; tous les tissus affectés éprouvent une sorte de développement morbide, le système veineux superficiel prend une ampliation remarquable ; les veines sous-cutanées se dessinent en cordons plus ou moins saillants et laissent séjourner le sang que contient en grande abondance le réseau dermoïde ; la peau est beaucoup plus colorée. Le malade éprouve aussi dans tout le corps une pesanteur pénible, une espèce d'inquiétude générale; il n'a point d'appétit, il éprouve quelquefois des vomissements bilieux ; ses urines sont rouges et sédimenteuses et la fièvre devient plus forte. Après sept ou huit heures de durée , on s'aperçoit d'un peu de diminution dans la douleur ; mais elle persiste jusqu'au douzième ou quinzième jour , en recevant chaque soir une légère exacer—bation; au bout de ce temps une transpiration abondante arrive, la douleur se calme peu à peu ; la fièvre cesse, alors les autres phénomènes diminuent aussi ; le sommeil revient, le malade éprouve un calme parfait, et l'accès est terminé. Tels sont les principaux caractères d'un premier accès de goutte; ces phénomènes se remarquent sur les deux pieds ensemble et avec une force égale : habituellement on les observe, d'abord pendant quelques jours sur un seul pied; ensuite, la maladie semble se transporter et se renouveler sur l'autre avec tous les caractères indiqués. Alors, le pied qui a souffert le premier, tantôt reste en partie affecté, tantôt se montre exempt de douleur et même de faiblesse, comme s'il n'avait point été attaqué par la goutte. Dans les premiers accès de cette maladie, les symptômes marchent avec d'autant plus de violence, que l'individu est d'une forte constitution, d'un tempéramment sanguin; mais, s'il est lymphatique, les phé—

nomènes inflammatoires sont fort peu développés et
les symptômes généraux très peu marqués ; il n'y a
point ou presque pas de fièvre.

Quand la goutte a parcouru les petites articulations du pied , elle se porte ordinairement à celles
des mains; quand elle a son siége sur ces parties, les
accès sont ordinairement moins forts et durent
moins longtemps qu'aux pieds; après avoir parcouru les petites articulations , elle passe aux grandes, alors les phénomènes inflammatoires sont plus
marqués, le malade souffre davantage, il est beau—
coup plus gêné, les symptômes généraux sont plus
violents, la fièvre beaucoup plus forte et les accès
sont de plus longue durée.

Les accès de goutte sont quelquefois périodiques
et le malade peut, jusqu'à un certain point, en pré-
voir l'arrivée.

Les attaques de goutte aiguë sont quelquefois sé-
parées par de longs intervalles ; mais si le malade
ne se conduit pas régulièrement et s'il se livre à
des excès, la maladie revient fréquemment, la durée des attaques devient plus longue et la marche des
accès irrégulière. Ces attaques ne sont plus alors
que rarement suivies du retour à une parfaite santé , et ils constituent ce qu'on appelle la goutte
chronique , période de la maladie facile à distin—

guer de l'état aigu malgré l'opinion de quelques auteurs.

Nous avons vu quelquefois des douleurs ambulantes parcourir le système osseux, avant de voir la goutte se fixer sur les articulations à l'état d'inflammation; mais ce n'est, le plus ordinairement, qu'après plusieurs accès de goutte aiguë que cette douleur se fixe sur le tissu des os. Cette douleur commence par être sourde et devient quelquefois si vive que le malade a de la peine à la supporter; souvent elle existe avec la goutte articulaire, et elle est obscurcie par cette dernière. Elle marche avec lenteur, ce qui tient probablement au peu d'activité de ce système; elle se manifeste plus fréquemment dans les os superficiels que dans les os profonds; dans ceux qui sont spongieux, que dans ceux qui sont compactes, tels que les os du tarse, du carpe, dans les vertèbres, la rotule; elle se fixe aussi sur les os longs à la partie moyenne et le plus souvent à leur extrémité, au point qu'il nous est arrivé très souvent de constater bien positivement que la douleur aiguë, que les malades se plaignaient d'éprouver dans les articulations, avait son siége dans les extrémités des os et qu'elle n'était point le résultat de l'inflammation de la séreuse synoviale, ni des parties environnantes. Les os longs qui sont

le plus ordinairement le siége de cette douleur sont:
les os du métatarse, du métacarpe, les phalanges, le
péroné, le tibia, quelquefois le fémur, le radius,
le cubitus et la clavicule, mais beaucoup plus rarement.

Nous avons placé ici le résultat de ces observations, parce que c'est la place que la nature leur
assigne, c'est presque toujours après plusieurs accès de goutte aiguë que l'on peut les étudier parfaitement; nous considérons ces douleurs comme tout-
à-fait indépendantes des inflammations articulaires,
elles marchent séparément ; nous les regardons
comme le résultat d'une inflammation propre de ce
système, comme nous le démontrerons plus tard
par nos résultats d'anatomie pathologique.

Nous avons dit que la goutte chronique se dis-
tinguait facilement de la goutte aiguë. En effet,
celle-ci ne présente que des symptômes inflammatoires fort peu développés; quelquefois même, la
rougeur et la chaleur de l'articulation malade ne
sont pas sensiblement augmentées, les douleurs
sont aussi plus légères. Le gonflement, s'il en existe,
est une sorte d'œdem ou d'infiltration qui ne se dis-
sipe que longtemps après les attaques. Le retour
de celles-ci est fréquent, ou, pour dire plus juste,
une attaque se confond avec celle qui l'a précédée et

celle qui la suit : la goutte est alors presque continue ; mais avec des exacerbations irrégulières, qui
reviennent après un temps plus ou moins long. C'est
à cette époque de la maladie, après un assez grand
nombre d'accès que les concrétions tophacées se
montrent; mais il ne faut pas croire qu'on les aperçoit chez toutes les personnes atteintes de la goutte,
on ne les rencontre guère que chez les individus
d'une constitution lymphatique, scrophuleuse et rachitique. Les symptômes généraux de ces accès sont
très peu marqués; il y a peu ou point de fièvre : les
mouvements du cœur sont irréguliers; des spasmes
dans les muscles ; les crampes plus ou moins prolongées qui, quelquefois, occasionnent une douleur
si horrible que, pour peu qu'elle dure, elle surpasse
toute patience humaine. Quelques malades éprouvent, dans les organes splanchniques, une sensation
qui les jette dans un accablement profond. L'irritabilité nerveuse est excessive ; le trouble des fonctions digestives est constant; un appétit vorace et
des nausées; si le malade mange beaucoup, les digestions sont pénibles et très laborieuses. La constipation opiniâtre. L'urine n'est point d'une couleur
foncée, ni en petite quantité, ni sédimenteuse, au
contraire elle est abondante, claire et assez limpide; il éprouve des douleurs constantes dans les

reins , il rend quelquefois des graviers en assez grande quantité qui sont d'une couleur jaune foncée et d'un rouge briqueté ; le malade éprouve encore d'autres symptômes pénibles, tels que des déman-geaisons à la peau et des douleurs aux veines hémo-roïdales, et mille autres souffrances variées à l'infini. Ces accès durent des mois et peuvent même durer toute l'année. Il n'éprouve quelquefois du calme que pendant les mois d'été ; pendant tout le reste du temps, la goutte se promène sur la plupart des articulations, c'est à cette période de la mala-die que les métastases deviennent communes, et elles se transportent avec plus de facilité, et pour les causes les plus légères , des pieds aux mains ; des mains aux poignets, des pieds aux genoux ; des ge-noux aux articulations fémoro-cotyloïdiennes ; des mains aux coudes , aux épaules ; des articulations sur les organes internes ; c'est alors que les auteurs lui donnent le nom de goutte ab-articulaire. Cette maladie finit à la longue par envahir presque toute la constitution et par devenir invétérée.

Quand cette maladie devient invétérée, elle perd de sa mobilité, elle devient plus fixe. Il semble qu'elle ne doit plus laisser un instant de repos au malade. Il passe une partie de sa vie au lit , sur un fauteuil ou sur un canapé ; il a de la peine à se tenir debout ; sa marche est très lente, difficile, douloureuse, il éprouve de vives douleurs en appuyant les pieds sur le sol, il se trouve heureux quand le mal lui permet de se promener dans sa chambre ; car les pieds, les jambes, les genoux, les mains sont dans un état permanent d'engorgement œdémateux. Il lui faut une chaussure particulière.

Quand il est dans son lit, il ne peut se bouger, on est obligé de le retourner, et chaque mouvement est très douloureux et lui fait éprouver des palpitations violentes ; une grande gène dans la respiration, et quand il cherche à faire une grande inspiration, il éprouve une douleur vive qui l'arrète et qui a son siége à la région lombaire et dorsale.

Il éprouve du chagrin, de la crainte, se livre pour la moindre des choses à des emportements, il jure sans cesse et maudit son existence : les infirmités lui arrivent de tous côtés, les altérations organiques se manifestent, il se forme des abcès autour des articulations, des nodosités ; les doigts des mains sont comme tordus, les pieds deviennent rétractés. Les articulations perdent leur mouvement, les ankiloses surviennent, les membres perdent leur sensibilité et leur mouvement, une maladie organique déjà existante fait des progrès, une métastase sur un organe important à la vie, ou une complication inattendue vient terminer au milieu des souffrances inouïes l'existence du pauvre malade.

Voilà les phénomènes et la marche ordinaire de la goutte tels que nous les avons constamment observés. L'on peut assurer que c'est presque toujours ainsi que cette maladie se présente. Nous avons été assez heureux pour avoir occasion de l'observer plusieurs fois à son début. Nous devons la découverte de ces symptômes précurseurs, qui sont le véritable commencement de la maladie, à nos investigations continues, et nous ne doutons pas un seul instant que ce sont ces symptômes qui ont été considérés par quelques auteurs comme un état général, comme une disposition particulière de l'individu qui prédispose à la goutte, comme un état général indispensable pour contracter cette maladie, appelé, par quelques-uns, état goutteux ; enfin, par d'autres, diathèse goutteuse. Ce qui a fait dire à tous ces auteurs, que la goutte était bien différente du rhumatisme, et que cette affection n'était point une maladie locale, qu'elle était sous l'influence de cet état général particulier qu'ils n'ont jamais pu qu'indiquer sans définir, et que nous attribuons à une irritation plus ou moins vive de la moëlle épinière et de ses membranes. Examinons maintenant les irrégularités de cette maladie et les variétés de ses principaux phénomènes.

DES IRRÉGULARITÉS DE LA GOUTTE

ET DES VARIÉTÉS DE SES PRINCIPAUX PHÉNOMÈNES.

Nous avons décrit les phénomènes constants de la goutte et sa marche ordinaire, mais on conçoit facilement qu'une maladie de cette nature doit offrir des modifications et bien des irrégularités, suivant une foule de circonstances. Par rapport à l'âge où elle commence à atteindre l'individu, par rapport au sexe et au tempérament. Suivant la constitution atmosphérique ; si la maladie est à l'état aigu, chronique ou invétérée ; si elle a son siége sur les petites ou grandes articulations, ou sur différents tissus. Elle offre aussi des variétés dans la durée de ses accès, dans leur terminaison et leur exacerbation ; ses variétés sont encore bien plus grandes quand la maladie a son siége sur un organe interne et suivant les complications. Examinons seulement les différences qu'elle présente dans ses principaux phénomènes, dans ses phé-nomènes constants.

La douleur qui accompagne un accès de goutte n'a point un caractère unique; elle est plutôt re-marquable par une terrible variété, et cela tient à ce qu'elle finit par envahir tous les tissus de l'écono-mie. La douleur de la région lombaire est d'abord sourde, obtuse, fugace, elle devient quelquefois très vive. Quand la douleur se manifeste aux gros orteils, c'est comme un coup de pointe; elle ne fait que paraître et disparaître comme une douleur névral-gique; elle se fait ressentir de la même manière dans divers points de l'économie. Elle se présente aussi sous la forme d'une crampe; une autre fois, elle s'exerce sous la forme d'une tension déchi-rante, ou, au contraire, d'une constriction, d'une compression énorme : tantôt le malade ressent comme un coin qui serait enfoncé entre ses os, tantôt c'est une sensation analogue à celle que produirait l'action d'une vrille, d'un clou enfoncé dans nos tissus. D'autres fois c'est un sentiment de froid, ou du feu qui brûle la partie malade, ou comme un animal qui la broierait entre ses dents, ceux-là se plaignent d'une torsion, d'un déchire-ment, d'une morsure, d'un arrachement; enfin, cette douleur varie suivant le tissu qu'elle affecte.

Si la goutte se fixe sur un organe intérieur, il y a encore bien des espèces de douleurs suivant l'organe qui est atteint.

La tumeur qui est le résultat d'un accès de goutte offre aussi ses irrégularités; quelquefois elle est dure, molle, active, indolente, douloureuse, insensible; la peau est d'un rouge vif ou pâle. D'autres fois la tumeur est infiltrée, œdémateuse. Elle peut se terminer par résolution; mais si elle a déjà récidivé, on remarque communément une desquamation de l'épiderme et souvent une exsudation d'une espèce de mucus blanchâtre, collant et visqueux, d'une odeur forte; il reste aussi quelquefois un engorgement de l'articulation qui disparaît très-difficilement et qui peut accompagner le malade jusqu'à la fin de son existence. Cette tumeur peut encore offrir différents modes de variétés et de terminaisons.

La fièvre présente beaucoup de variations; elle est soumise à tant de causes différentes. Dans la goutte aiguë, elle est quelquefois très forte et continue, surtout dans les premiers jours et les premiers accès; après, ses paroxismes sont très irréguliers, et sont toujours soumis à la marche de la maladie, à son accuité et à ses complications. A l'état chronique, la fièvre est bien moins forte, plus irrégulière, et quelquefois il n'y en a pas.

Il n'est pas rare de voir la fièvre devenir intermittente vers la fin d'un accès. Elle devient très irrégulière et prend différents types, suivant une foule de circonstances ; elle prend assez facilement le caractère des fièvres régnantes. Lorsqu'un accès est sur le point de se terminer, il n'est pas rare de voir la fièvre reparaître quelquefois avec force ; alors elle est encore différente ; elle ne dépend plus d'une inflammation de l'articulation, elle est sous l'influence d'une faute, et plus particulièrement d'un écart de régime. Il ne faut pas aussi confondre avec elles certaines palpitations du cœur qui arrivent quelquefois dans le cours de la maladie et qui sont le résultat de quelques erreurs commises.

La fièvre intermittente peut alterner avec la goutte articulaire, la remplacer ou être remplacée par elle ; un fait assez remarquable que j'ai rencontré chez un de mes malades, c'est que pendant un accès de goutte assez violent, il a été pris d'une fièvre intermittente parfaitement caractérisée qui n'a cessé que longtemps après que l'accès a été entièrement terminé, et encore à l'administration réitérée du sulfate de quinine en lavement.

Senac met la rétrocession de la podagre au nombre des causes de la fièvre tierce. Dorestus, Small, Van Swieten, Storck , Musgrave, Tavares , Stoll, Sydenham, citent des observations très détaillées de fièvres tierces , billieuses qui ont précédé ou accompagné la goutte articulaire. Les irrégularités de la goutte sont encore d'autant plus grandes qu'elle peut se compliquer de toutes les maladies : mais malgré les nombreuses modifications qu'elle est susceptible d'éprouver, elle est toujours très facile à reconnaître et à distinguer des autres maladies.

EXAMEN

DES PRINCIPALES FONCTIONS DE LA VIE

CHEZ LES GOUTTEUX.

—◄◊►—

Nous avons vu très fréquemment des individus qui étaient sur le point d'être atteints de la goutte, éprouver un tremblement nerveux de tous les membres, accompagné de frissons dans les lombes et les extrémités inférieures, et des étourdissements au point de ne pouvoir plus marcher, être obligés de s'arrêter et s'appuyer contre un mur pour ne pas tomber. D'autres qui éprouvaient des éblouissements au point de ne plus voir à se conduire ; j'ai constaté que dans plusieurs circonstances ces symptômes tenaient purement à un état nerveux, et que d'autres fois ils étaient sous l'influence de très fortes palpitations de cœur.

J'ai eu un de mes malades chez lequel pendant plusieurs années, ses attaques de goutte étaient toujours précédées d'une ophthalmie d'un ou des deux

yeux, et cette maladie avait aussi contracté l'habitude
de se calmer avant que les accès ne fussent terminés.
Voici un fait très remarquable arrivé à M. Bourdois :
un goutteux, tout à coup privé de la vue, n'aperce-
vait devant ses yeux que des flocons neigeux ; il
prescrivit un pédiluve sinapisé , qui donna lieu à
une douleur arthritique, et mit fin à cette anomalie
singulière. J'ai connu plusieurs goutteux atteints
d'affaiblissement de la vue.

J'ai vu aussi plusieurs malades se plaindre d'é-
prouver, avant une attaque de goutte, une dureté
de l'ouïe, accompagnée d'un bourdonnement assez
considérable et fort incommode.

Les troubles dans la circulation se rencontrent
très souvent avant le début de la goutte, et pendant
cette maladie les palpitations du cœur sont très
communes ; aussi la dyspnée est une des incommodités qui paraît le plus souvent compliquer les affections goutteuses. M. le docteur Ferrus cite, sur
ce sujet, une observation des plus intéressantes : il
a vu un malade éprouver régulièrement , dix ou
quinze heures avant chaque attaque de goutte articulaire , une oppression très pénible , avec des
battements de cœur large et tumultueux. Le coucher sur le dos, et même quelquefois encore sur les

côtés , lui était impossible , et tous les moyens de soulagement restaient infructueux jusqu'au développement de la douleur arthrique.

M. le docteur Ferrus fait, relativement à ce cas, une observation des plus judicieuses en disant : Combien de fois aussi, chez les goutteux avancés en âge, n'a-t-on pas attribué à la goutte remontée, rétrocédée, ce qui n'était que l'effet d'une maladie du cœur ou des gros vaisseaux souvent fort ancienne. Nous aurons souvent occasion de citer un grand nombre de faits et quelques cas d'anatomie pathologique qui viendront à l'appui de cette observation et qui prouveront combien les maladies du cœur sont fréquentes chez les goutteux, observation qui a échappé à la sagacité des anciens médecins.

Dans bien des circonstances on voit une disposition particulière du moral annoncer l'arrivée d'un accès de goutte ; bien des malades savent par expérience quand ils en seront atteints ; ils deviennent tristes , moroses , inquiets ; leur caractère change tout à coup ; ils s'aigrissent et deviennent quelquefois emportés et violents ; on a vu des personnes d'un caractère extrêmement égal , doux , lorsqu'elles devaient avoir un accès, devenir maussades, difficiles à satisfaire et se mettant en colère à propos de rien. Ordinairement lorsqu'un accès est précédé de semblables phénomènes, on est bien certain qu'il est beaucoup plus fâcheux. Les malades avouent eux-mêmes qu'un accès de goutte qui succède à des emportements est beaucoup plus violent; et cela se conçoit très facilement ; car, à cette irritation, ajoutez celle qu'occasionne naturellement l'accès ; il doit nécessairement en résulter un plus grand mal. Chez d'autres malades, on observe un effet tout contraire ; ils ressentent un sentiment insolite de bien-être et de satisfaction. Ce que j'ai vu assez fréquemment, ce sont des accés de mélancolie et d'hypocondrie précéder le début de la goutte et des accès de cette maladie. On cite aussi les contentions de l'esprit, les travaux de cabinet, les chagrins, comme les causes des attaques, et comme pouvant produire la goutte.

Les phénomènes gastriques se manifestent longtemps avant la goutte ; ils précèdent souvent un accès et accompagnent presque toujours l'attaque. Ils peuvent dépendre d'un état saburral ou d'une véritable inflammation de la muqueuse de cet organe, mais le plus ordinairement c'est un état purement nerveux ; le malade ressent une douleur fixe à la région épigastrique, qui lui répond dans le dos ; cette douleur se fait sentir davantage quand l'estomac est vide ; pendant le travail de la digestion, il se plaint d'aigreurs, de rapports acides ; l'estomac est distendu, ballonné, il laisse échapper une grande quantité de gaz ; le ventre est aussi quelquefois très gonflé et ballonné. *Cullen, Sydenham, Hoffmann, Brown*, et tous les pathologistes modernes ont fait remarquer la fréquente co-existence de la goutte et d'une affection des voies alimentaires, et plus particulièrement de l'estomac.

Suivant plusieurs auteurs, le vomissement bilieux, la diarrhée billieuse, sont quelquefois des symptômes précurseurs prochains d'un paroxysme. J'ai vu, chez deux goutteux, le choléra-morbus se montrer avec une gravité extrème ; chez l'un, il fut occasionné par l'usage des boissons acides, et chez l'autre, on pensa qu'il était le résultat d'une trop grande quantité d'aliments. C'est cette affection qui a terminé la carrière de l'illustre Sydenham. Malgré que la diarrhée a été observée comme précédant la goutte, la constipation est un symptôme qui se rencontre plus souvent et pendant les accès ; c'est un phénomène morbide qui peut avoir les plus graves inconvénients.

Les organes urinaires sont quelquefois malades avant que la goutte ne se soit déclarée chez certains individus. Plusieurs auteurs ont prétendu qu'avant une attaque, la sécrétion de l'urine diminuait beaucoup et qu'elle perdait de son acidité ; mais que vers la fin de ce même accès, elle reprenait son cours ordinaire, ainsi que ses caractères primitifs. Suivant Bertholet, l'urine des goutteux contiendrait toujours une quantité moindre d'acide phosphorique que celle du commun des hommes ; mais cette quantité augmenterait à l'approche et pendant la durée du paroxysme ; on a remarqué aussi que les urines étaient plus ou moins pâles et décolorées avant l'attaque de goutte.

Les fonctions de la peau ne se font point parfaitement chez les personnes qui vont être atteintes de la goutte ; on a remarqué avec raison qu'il existait quelquefois une grande diminution, et même chez quelques unes une suppression complète de la transpiration ; ce défaut d'action de la peau semble entraîner, dans plusieurs circonstances, une modification organique de son tissu.

Quelques goutteux prévoient le retour de leurs accès par l'état aride de la peau, la sécheresse de tout le système dermoïde, et, dans quelques cas, de la seule portion qui revêt le siége accoutumé de la douleur. Quelques auteurs ont remarqué que la sueur des goutteux a quelquefois, pendant leur attaque, une odeur aigre très prononcée.

L'homme qui va être atteint de la goutte a ordinairement les organes de la génération flétris, et il est très souvent peu propre à la fécondation. J'ai connu des individus atteints de la goutte depuis deux et trois ans et qui étaient déjà devenus impuissants.

J'aurai occasion de m'étendre plus longuement sur le dérangement des fonctions organiques chez les goutteux. J'ai voulu seulement, dans ce moment, prouver par l'observation et l'opinion des auteurs anciens et modernes, qu'avant le début de la goutte, toutes les fonctions de la vie avaient déjà éprouvé une plus ou moins grande atteinte.

DES CAUSES DE LA GOUTTE.

Tous les auteurs qui ont écrit sur la goutte ont cité un très grand nombre de causes pouvant occasionner cette maladie; elles sont excessivement variées. Le mystère qui règne sur ce qui peut produire une semblable maladie a dû nécessairement exercer la sagacité des médecins; chacun a donné son avis, et chacun a cru trouver la vérité; malgré tous ces travaux, nous sommes encore à nous demander quelle est sa cause? Cependant, il y en a une. Quelle est-elle? Suivant un médecin de l'antiquité, elle n'est connue que des dieux. En étudiant les phénomènes de cette maladie, nous avons étudié aussi, avec soin, les unes après les autres, toutes les causes que lui donnent tous les auteurs; nous les avons comparées avec tous les phénomènes de cette maladie, et avec les désordres qu'elle laisse après elle, et nous avons acquis la certitude qu'aucune d'elles n'était capable de la produire;

que quelques-unes, dans certaines circonstances , pouvaient déterminer un accès de goutte , mais jamais occasionner cette maladie.

C'est en causant avec un très grand nombre de goutteux , c'est en les interrogeant sur la manière dont ils ont toujours vécu, depuis leur enfance, que je suis arrivé à découvrir que tous ces malades avaient plus ou moins abusé des femmes; en effet, quelle est la cause capable de produire tous les désordres que cette maladie laisse après elle, si ce n'est l'abus du coït. Pour nous, nous ne reconnaissons que cette seule cause capable de l'occasionner, et nous espérons démontrer toute la vérité de cette opinion.

Dans le chapitre précédent, nous venons d'examiner très succinctement toutes les fonctions de la vie chez les goutteux , nous avons vu qu'elles en éprouvaient toutes un plus ou moins grand dérangement avant que cette maladie ne se manifeste pour la première fois ; quelle peut donc être la cause d'un si grand trouble dans toute l'économie ? Quelle peut donc être la cause assez puissante pour produire de semblables désordres ? Examinons un peu : est-ce une nourriture succulente, est-ce du froid, une suppression de transpiration ; est-ce une mauvaise digestion, un sang vicié ? Non, personne ne le pensera , et tout le monde dira : il est incontestable qu'il n'y a que l'abus du coït capable de produire l'innervation, d'augmenter la susceptibilité nerveuse, au point que la moindre impression, le moindre mouvement fait mal; de diminuer les facultés intellectuelles au point de rendre toutes contentions d'esprit nuisibles. Il n'y a que l'abus du coït qui soit capable d'affaiblir la constitution, de troubler à la fois la digestion , la circulation et toutes les sécrétions; de diminuer la sensibilité, et de gêner les mouvements. Nous en acquérons encore la preuve indubitablement certaine dans la flétrissure des organes génitaux que l'on rencontre chez tous les goutteux.

Les résultats de l'abus des plaisirs de l'amour sont si fréquents et si terribles qu'ils doivent fixer notre attention. Un sujet aussi important pour notre bien-être physique et moral, pour la conservation de l'espèce humaine , mérite , de notre part , l'examen le plus sévère et l'attention la plus sérieuse. Il n'y a pas, parmi les hommes, aucune espèce d'excès qui soit plus infailliblement puni que celui du commerce des sexes. Le coït pratiqué debout, est celui qui détermine le plus promptement la goutte. Le coït pratiqué après le repas est le plus nuisible aux fonctions digestives et aux or--

ganes de la circulation. Les maux qu'il fait naître
sont l'affaiblissement des organes génitaux, qui
finissent par tomber dans un état de flaccidité absolue; quelquefois l'émission involontaire de la semence, les affections cérébrales, de la moëlle épinière, des paralysies générales et partielles, telles
que la paralysie de la vessie, du rectum, l'atrophie des testicules, etc. Chez la femme, les flueurs
blanches, la chute de l'utérus et du vagin, l'a-
ménorrhée, la dysménorrhée, etc.

A ces désordres funestes, qui empoisonnent
l'existence, il faut ajouter le cortége bien plus
nombreux des accidents généraux. L'individu qui
se livre avec excès au coït, ne tarde pas à s'apercevoir que sa digestion est laborieuse, que les aliments pèsent sur l'estomac, et que, mal élaborés,
ils sont rejetés par les selles presque dans leur état
naturel. L'appétit est nul, l'absorption intestinale
est nécessairement faible, puisque la chimification
ne s'effectue qu'imparfaitement. L'absorption in-
terstitielle est ordinairement active, et, comme la
réparation est incomplète, une maigreur profonde
ne tarde pas à se manifester. Il existe des palpitations fréquentes, il survient quelquefois des ané-
vrysmes, le sang est séreux et peu abondant, d'où
résulte la pâleur générale. La respiration est gê-

née ; l'individu qui commet des excès ressent des suffocations fréquentes, des douleurs dans la colonne vertébrale, aux reins, sous le sternum, dans le dos, entre les deux épaules ; la phthisie pulmonaire peut s'emparer de lui. La face est pâle, les lèvres sont décolorées ; les yeux caves et ternes ; ils laissent échapper des larmes involontaires ; les pommettes sont saillantes ; les tempes et les joues sont creuses ; les ailes du nez, les oreilles sèches et froides ; la peau du front tendue et ridée prématurément. La vue est affaiblie, des nuages semblent envelopper les yeux, devant lesquels voltigent mille corps imaginaires ; ces organes ne peuvent rien fixer, et la cécité survient assez souvent. L'ouïe est obtuse et tourmentée par des bourdonnements et des tintements importuns. L'odorat, le goût, le tact perdent leur finesse et se pervertissent. Ce n'est pas seulement sur les sensations et leurs instruments que les excès dont nous parlons exercent leurs ravages ; le centre des perceptions, le cerveau, partage cet état déplorable ; la mémoire se perd, l'attention, sans laquelle il ne peut y avoir d'instruction, s'affaiblit et se détruit ; le jugement se détériore : de là l'idiotisme acquis, la manie, la mélancolie, l'hypocondrie, l'hystérie et l'ensemble des affections nerveuses. La partie de l'encéphale qui préside aux mouvements présente les plus graves désordres ; les tremblements nerveux, les spasmes, les convulsions, la catalepsie, l'épilepsie, se manifestent fréquemment, ainsi que la carie de la colonne vertébrale. Tels sont, en un mot, les fruits amers des excès vénériens.

D'après ce triste tableau ne doit-on pas déjà commencer à penser comme nous, que la goutte est un cachet certain que l'on a abusé des plaisirs de l'amour. Quelques anciens et judicieux observateurs et historiens avaient fait la remarque, que la goutte était rare sous l'austère république romaine et qu'elle se répandit davantage avec les mœurs corrompus des derniers siècles. Que l'on examine l'homme qui n'a point abusé des plaisirs de l'amour, il est rempli de vigueur, d'énergie, de fraîcheur, il n'en est pas de même de celui qui passe sa vie avec les femmes ; celui-là est pâle, débile et perclu de douleurs. N'est-ce pas aussi parce que les enfants, les vieillards, les eunuques ne font point de pertes spermatiques qu'ils ne sont jamais atteints de cette maladie?

La goutte n'attaque pas l'enfance ni la jeunesse. Plusieurs auteurs citent quelques exemples d'individus atteints de la goutte dans l'enfance ; mais ces cas sont si peu nombreux, qu'il est presque probable que ce sont des rhumatismes qui ont été pris pour cette maladie. Les jeunes gens qui font leur croissance sont quelquefois atteints de gonflements articulaires. Ceux qui se livrent avec excès à la masturbation et qui font des pertes excessives de liqueur spermatique, sont atteints de douleurs vives dans différentes parties du corps ; ils éprouvent aussi des douleurs vagues dans les extrémités et dans les articulations, qui se gonflent quelquefois ; ces cas peuvent très bien avoir été pris pour la goutte. J'en dirai autant pour les rachitiques qui sont si sujets aux arthrites. Hippocrate a dit que les enfants étaient exempts de cette maladie, et l'expérience journalière confirme cette vérité. Scudamor, qui a très bien étudié cette affection, dit qu'il n'a vu qu'un seul exemple d'un premier accès de goutte avant 20 ans, et aucun après 65 ans. Sydenham n'a jamais vu d'enfants, ni de personnes très jeunes atteints de la véritable goutte. Je n'ai jamais rencontré d'enfants atteints par cette maladie. A l'âge de 30 ans j'en ai vu un seul cas, et encore était-il le résultat d'abus vénériens prématurés.

C'est quand l'homme arrive à l'âge de 30 ans, qu'il a le plus de force ; il s'abandonne sans réserve aux plaisirs de l'amour, et quelques années après, il paye bien cher de s'être livré impunément à ses désirs. Il ressent les premiers symptômes de cette cruelle maladie le plus ordinairement vers l'âge de 35 à 40 ans. Quand la goutte arrive à un âge plus avancé, interrogez bien le malade et il vous apprendra qu'il est devenu libertin beaucoup plus tard. J'ai vu un monsieur avoir son premier accès de goutte à 60 ans. Il me dit qu'il avait toujours été sage jusqu'à l'âge de 57 ans; à cette époque il fit la connaissance d'une femme avec laquelle il se livra à des plaisirs qui n'étaient plus de son âge. Aussi il ne tarda pas à se sentir extrèmement fatigué; éprouvant de grandes lassitudes dans les jambes; de fortes douleurs dans les reins; les urines charoyant des graviers en assez grande quantité; enfin, à 60 ans, il eut son premier accès. D'après les conseils que je lui donnai, il renonça à ses mauvaises habitudes, il se traita convenablement et il retrouva sa santé, car cette maladie ne revint plus.

Les hommes sont beaucoup plus sujets à la goutte que les femmes, et les auteurs prétendent que c'est parce qu'ils font plus fréquemment des excès de table et qu'ils abusent davantage des boissons alcooliques. Les hommes ont plus fréquemment la goutte à cause de leur plus grand libertinage; l'homme dans l'action du coït fatigue bien davantage que la femme, et la perte de la liqueur spermatique qu'il fait l'épuise bien plus vite et lui occasionne toute espèce de douleurs. Un homme ne pourrait pas se prêter aux plaisirs de l'amour comme le font les prostituées sans en éprouver les plus grands dérangements dans sa santé, et promptement la mort.

Personne n'a jamais pu supposer que les filles publiques prissent la moindre part aux plaisirs qu'elles procurent pour de l'argent; leur rôle, dans cette circonstance, ne peut être comparé en aucune manière à celui de l'homme. L'avantage que les femmes ont dans l'acte de la génération tient à la passivité naturelle de leur rôle. Elles procèdent moins à cet acte qu'elles ne s'y prêtent : aussi n'ont-elles besoin de désirs que juste ce qu'il en faut pour ne pas s'y refuser. Les désirs de la femme sont moins violents que chez l'homme. Voyez comme la masturbation est très rare chez elle et comme elle est commune chez les jeunes gens. Il est de fait qu'il y a beaucoup de femmes qui reçoivent les caresses de leur époux sans plaisir, et d'autres qui éprouvent de la répugnance pour l'acte. C'est donc un fait incontestable que la femme est moins sensuelle que l'homme et qu'elle fatigue bien moins dans l'action du coït. Toutes ces circonstances font qu'elle est moins victime que lui des excès vénériens, qui sont d'autant plus nuisibles que les sensations qui les accompagnent sont vives.

M. le professeur Lallemand (de Montpellier), démontre très bien pourquoi le sexe féminin présente beaucoup moins les conséquences fâcheuses des excès vénériens. Le sens génital étant moins susceptible d'exaltations, l'acte vénérien leur cause moins de fatigue; et il dit que cette tièdeur relative de la femme tient à ce que ses organes ne sont pas excités, comme ceux de l'homme, par la présence éminemment stimulante du sperme, et cet acte lui cause moins de fatigue, précisément parce qu'elle n'est pas exposée à cette évacuation, qui est la principale cause de l'affaiblissement qu'éprouve l'homme.

Hippocrate pensait que l'écoulement menstruel préservait les femmes de la goutte. *Mulier non podraga laborat, nisi menses ipsi defecerint.* Beaucoup de médecins ont aussi émis cette opinion, qui n'est point fondée. Sur un très grand nombre de goutteux, nous n'avons vu que trois femmes atteintes de cette maladie; et quoique arrivées à un âge assez avancé, la menstruation se faisait chez elle très régulièrement ; tout ce que l'on pourrait dire de raisonnable à ce sujet, c'est que la présence de cette maladie pourrait rendre précoce la cessation des menstrues. Ces trois femmes avaient des

mœurs corrompues et beaucoup d'analogie avec la
constitution de l'homme.

L'homme qui passe une partie de son existence
dans les plaisirs de l'amour, ne tarde pas à éprouver du trouble dans les fonctions digestives , il s'é-
puise, il mange beaucoup plus qu'il ne peut digérer dans l'intention de soutenir ses forces; il boit de
bons vins pour le même motif , mais il n'en abuse
pas; et voudrait-il le faire, que l'état de ses organes
ne le lui permettrait pas. Ce genre de vie lui devient d'autant plus pernicieux que cela le sur-ex-
cite et le prédispose encore au plaisir pour retom-
ber dans une plus grande prostration. Les auteurs
prétendent que la cause la plus ordinaire de la goutte
est une nourriture trop abondante et trop succulente ; aussi recommandent-ils de ne point choisir
une nourriture trop animalisée, et défendent-ils expressément l'usage d'aliments gras , huileux , de
ragoûts , de viandes rôties , fumées , salées, et en
général d'une digestion difficile. Scaliger a été jusqu'à prétendre que l'usage du fromage pourrait
donner la goutte. Un médecin (Hector Chaussier),
qui a écrit un traité sur cette maladie, prétend mème que le principe de la goutte réside essentiellement dans la truffe. Ils défendent aussi l'usage des
liqueurs spiritueuses et fermentées, comme pou-

vant produire cette maladie. Nous ne pensons pas que le régime sur-excitant et très nutritif puisse occasionner cette affection. Dans un article consacré spécialement à l'examen des causes qui ont été considérées, par les auteurs, comme les plus importantes de cette maladie, nous exposerons longuement nos motifs basés sur le résultat de nos observations.

Nous avons remarqué que la goutte était plus fréquente, plus régulière et plus aiguë, chez les individus d'un tempérament sanguin; qu'elle était plus lente chez ceux qui sont d'un tempéramment lymphatique; que les constitutions nerveuses y étaient les plus disposées, et que chez ces individus elle marchait avec beaucoup plus d'irrégularités et de rapidité.

Nous ne connaissons pas de profession capable de produire la goutte. Quelques auteurs ont cependant dit que les hommes fort adonnés à la danse dans leur jeunesse étaient sujets à la goutte dans leur vieillesse. Nous avons toujours vu que les femmes aimaient et dansaient beaucoup plus que les hommes et qu'elles étaient très rarement atteintes de cette maladie.

Il arrive très fréquemment qu'une douleur au gros orteil se fasse sentir, après une promenade un peu longue, faite avec une chaussure trop étroite. On a vu aussi quelquefois, une première attaque de goutte se développer après l'emploi de vêtements trop légers pour la saison ; mais ces circonstances ne peuvent être regardées comme des causes de la goutte.

C'est à l'influence du froid et de l'humidité que presque tous les auteurs ont attribué la goutte ; les médecins modernes ont dit que c'était une des causes qui méritait le plus d'importance. Aussi à l'article consacré à l'examen des causes, nous l'examinerons avec une attention toute particulière. Comme j'ai étudié la goutte dans le pays le plus humide de France, mes observations pourront sur ce point fixer l'opinion de quelques collègues. L'on attribue aussi la goutte à une habitation insalubre par son exposition et par sa construction. Nous avons vu le plus souvent cette maladie se développer au commencement des froids et de l'humidité, mais suivant nous, ce n'est pas une raison pour la considérer comme cause occasionnelle de la goutte ; cela est tellement vrai, qu'elle paraît pour le première fois en automne, au printemps et en été dans la saison la plus chaude ; cela a été si bien observé par les anciens, qu'on lui a donné le nom d'œtas ; on ne peut donc pas dire, lorsqu'elle paraît dans cette

saison, que c'est le froid et l'humidité qui sont
cause de cette maladie.

Le plus grand nombre des pathologistes ont présenté le défaut d'exercice corporel comme une des
causes les plus actives de la goutte ; d'autres ont
prétendu au contraire que les personnes fort adon-
nées à la danse dans leur jeunesse, étaient plus sujettes à la goutte dans leur vieillesse. Enfin, il y en a
qui ont dit que l'exercice de la chasse prédisposait
à cette maladie ; la vérité est que l'homme qui se
livre avec excès aux plaisirs de l'amour ne tarde
pas à devenir mou, indolent, il ne se trouve à
l'aise que dans un fauteuil, sur un canapé ou dans
son lit ; il est tellement fatigué, qu'il ne peut faire
le plus petit exercice. Il sent toujours le besoin de
se reposer, pour pouvoir reprendre des forces et
satisfaire de nouveaux désirs. Voilà ce qui a fait
dire aux pathologistes que le défaut d'exercice était
une des causes principales de la goutte. Nous avons
remarqué que les hommes naturellement mous,
indolents, d'un tempérament lymphatique, étaient
moins exposés à la goutte que les hommes actifs
qui sont presque toujours d'une constitution sanguine ou nerveuse. Quand l'homme commence à
être pris par la goutte, il devient plus lourd, bien
moins agile, et évite les promenades un peu lon-

gues dans la crainte de faire revenir la douleur.

D'après les opinions des anciens, les affections morales jouent un très grand rôle dans les causes de la goutte. A mesure que l'homme épuise ses forces dans les plaisirs, son moral ne tarde pas aussi à s'en ressentir ; de gai, qu'il était, il devient triste, taciturne, morose, ses facultés intellectuelles diminuent, il perd de sa vivacité, de son esprit ; il devient nonchalant, paresseux, hébété, il n'est plus propre à aucuns travaux, surtout à ceux qui demandent une certaine contention de l'esprit, il perd la mémoire, il devient indifférent pour tous les objets de la vie, il va quelquefois jusqu'à témoigner du dégoût pour l'existence ; il n'aime plus que la table, quand il peut manger, et l'objet qui le séduit, quand il peut satisfaire ses désirs. On voit combien cette cause rend le système nerveux actif, mobile, irritable et irrité ; alors, il n'est pas étonnant de voir sous l'influence d'une émotion vive, profonde, un accès paraître, se modifier et se supprimer. Les auteurs en citent des exemples, et moi aussi je pourrais en citer quelques-uns; mais est-ce une raison pour que cela soit la cause de cette maladie. Pour moi, je ne puis comprendre comment des affections morales pourraient l'occasioner. J'ai bien observé, bien étudié et rencontré dans l'exercice de ma profession, beaucoup de personnes atteintes de grands chagrins et d'affections morales bien vives, et je n'ai jamais vu la goutte les atteindre. Les femmes qui, par leur grande sensibilité, leur constitution toute nerveuse, leur faiblesse, sont bien plus susceptibles aux émotions vives de l'âme, qui ne supportent pas avec courage, comme l'homme, les adversités et le malheur, sont moins fréquemment atteintes de cette maladie que lui. Disons-le donc bien positivement, que chez un individu irritable et irrité, comme celui qui est atteint de la goutte, que les émotions vives peuvent produire diverses modifications dans cette maladie, faire naître même un accès, mais que jamais elles ne peuvent être considérées comme causes occasionelles de cette affection.

La douleur qu'occasione la goutte, réveille l'homme de l'état d'inquiétude, d'engourdissement dans lequel il se trouve ; elle semble venir lui apprendre qu'il existe ; aussi, dans ce moment, son caractère change tout à coup, il devient plus vif, impatient, il s'emporte pour la moindre des choses; il se met en colère, il jure, et aussitôt que la douleur cesse, il éprouve un bien-être si grand qu'il devient plus aimable, plus gai, plus riant, presque joyeux, et c'est alors qu'il dit payer tous ses vieux péchés, et dans ces moments de calme, il finit par avouer qu'il a été un grand pécheur ; on voit qu'il a du plaisir à raconter ses folies, et quelquefois même il finit par s'enorgueillir de ses conquêtes.

L'état de constipation existe généralement chez les personnes menacées des atteintes de la goutte. On sait combien chez elles les fonctions de la digestion se font mal ; ce qui a fait dire à certains médecins que le siége de cette maladie était dans le bas-ventre. Les anciens prétendaient que la constipation déterminait la putréfaction des excréments et que c'était la vraie cause de cette maladie. Bien des médecins modernes ont aussi considéré le trouble des fonctions digestives comme cause de la goutte.

L'altération du sang, soit qu'il contienne trop de matériaux nutritifs, soit qu'il contienne une grande partie d'acide urique,. ou bien que les acides qui y sont contenus ne soient plus en rapport avec les alcalis, ou, pour mieux dire, sa désalcalisation, a été considérée par quelques auteurs modernes comme cause principale de la goutte.

L'on a remarqué aussi que les sécrétions des urines se faisaient moins bien, qu'elles étaient pâles, décolorées.

Toutes les causes capables de troubler les sécrétions de la peau ont joué un rôle bien important comme cause de la goutte ; aussi le défaut de transpiration , son ralentissement , son interruption, l'altération de la transpiration ; en un mot , les troubles produits dans toutes les sécrétions de l'économie, ont été considérés comme autant de causes occasionelles de cette maladie. Nous verrons plus tard quelle importance on doit y attacher et de quelle manière elles agissent sur cette affection.

Quelques auteurs ont aussi considéré comme causes de la goutte, la malpropreté de la peau, l'usage des acides et des astringents , la suppression des menstrues, des lochies, de la sécrétion laiteuse, des flueurs blanches , d'une hémorrhagie habituelle, d'une transpiration partielle , la suppression instantanée d'un exutoire , d'un ulcère, d'une dartre, etc., etc.

DE L'HÉRÉDITÉ DE LA GOUTTE.

La goutte n'est point une maladie contagieuse , malgré l'opinion de Van Helmont, Pietsch, Rudlin et Barthez ; cette question, entièrement résolue par les auteurs modernes, fait que nous ne nous en occuperons pas plus longuement. Il n'en est pas de même de l'hérédité : les opinions sont fortement divisées. Pour expliquer la transmission héréditaire , les auteurs ont été obligés de reconnaître un état goutteux général , un état spécifique des humeurs, un germe, un sang vicié, une diathèse goutteuse. Morgagni, Lieutaud , Portal, ont été jusqu'à admettre une humeur goutteuse , arthritique ou rhumatismale, qui agit morbifiquement sur les os, au point d'en occasioner le ramollissement et la courbure. De nos jours, il est difficile d'admettre et de soutenir de semblables idées; quant à nous, il nous est impossible de croire à l'existence de ces théories, qui ne sont que le résultat de l'imagination, comme nous allons tâcher de le démontrer.

Des médecins, pour prouver l'hérédité de cette maladie, citent quelques exemples, très rares, de parents qui, avant d'être affectés de la goutte, avaient mis au monde des enfants bien portants, et qui, après avoir été atteints de cette maladie, en avaient eu d'autres, qui, par la suite, devinrent goutteux. D'autres disent aussi avoir rencontré quelques cas de goutte chez les enfants de 10, 15 et 20 ans. Voici comment plusieurs auteurs expliquent la transmission de cette maladie. Les goutteux ont eu ordinairement dans leur jeunesse de violentes migraines ; ce mal se prolonge souvent, et revient encore dans un âge avancé. Ces malades sont fréquemment issus de parents qui eux-mêmes eurent la goutte ; très certainement, c'est là une maladie héréditaire, quoique plusieurs auteurs l'aient nié formellement : le fils d'un goutteux est disposé à le devenir lui-même ; il faut que les médecins le sachent, et qu'ils prennent déjà, dès l'enfance, les précautions nécessaires pour étouffer, dans son germe, une maladie qui fait le désespoir de la vieillesse. Leurs efforts doivent redoubler surtout quand, dans une famille de goutteux confiés à leurs soins, les enfants sont sujets à la migraine,

et paraissent devoir acquérir dans leur développement la constitution particulière aux goutteux. Voilà
donc les raisons que l'on donne en faveur de l'hérédité; l'on doit bien penser que cela ne suffit pas pour
consacrer une opinion si importante. Ces mêmes
médecins qui cherchent à prouver l'hérédité de
la goutte s'appuient encore fortement de l'opinion de
Scudamore, parce qu'ils savent qu'il a parfaitement
étudié cette maladie et qu'ils regardent ce qu'il a
avancé comme une sentence infaillible. Scudamore,
en traitant la question de l'hérédité, a offert un tableau dont le nombre des gouttes acquises est beaucoup plus considérable que celles qui venaient de
parents goutteux. C'est ainsi que je l'ai observé,
et, je dirai plus, dans des proportions beaucoup
plus grandes que lui. Si la goutte était réellement
une maladie héréditaire, les gouttes acquises ne seraient pas aussi considérables. Est-ce une raison
plausible de dire que la goutte est héréditaire, parce que l'on provient d'un père ou d'une mère goutteux; les enfants ne peuvent-ils pas se soumettre aux
mêmes causes que leurs parents? L'on dit, et cela
est très vrai, que l'on tient plus ou moins des auteurs de ses jours; eh bien! n'est-ce pas une raison de plus pour avoir les mêmes penchants qu'eux.
Voyons, raisonnons un peu : comment concevoir

l'existence d'une cause matérielle particulière qui resterait enfermée, pendant des années, dans l'économie, sans manifester son action? Comment surtout concevoir la transmission de cette cause de génération en génération? La raison s'y refuse, ou il faudrait, pour être conséquent, rejeter les phénomènes primitifs et essentiels de l'économie vivante, nous voulons dire la nutrition et l'excrétion des matériaux qui ont servi pendant longtemps à constituer les organes. Comment! l'on pourrait porter impunément dans l'économie un sang vicié, jusqu'à l'âge de 35 à 40 ans que la goutte se déclare, sans que les organes si tendres de l'enfance en soient affectés? Si la goutte était réellement une maladie héréditaire, on la verrait se déclarer dans l'enfance; mais nous l'avons déjà répété, et appuyé de très grandes autorités anciennes et modernes, la goutte ne se rencontre jamais à cette époque de la vie; Hippocrate, Scudamore et Sydenham l'affirment aussi. Il n'en est pas de même de la phthisie pulmonaire, du scrofule, des dartres, qui sont des maladies héréditaires. On voit tous les jours des parents phthisiques mettre au monde des enfants phthisiques, et cette maladie n'attend pas toujours l'âge ordinaire où elle se manifeste pour se déclarer : beaucoup d'enfants meurent très

jeunes de la phthisie héréditaire; le scrofule se déclare chez les enfants à la mamelle; il y en a qui
viennent au monde couverts de dartres, d'érup-
tions siphilitiques. Ne voit-on pas aussi des parents goutteux mettre au monde des enfants bien
portants? Ne voit-on pas, à chaque instant, des
hommes arrivés à un âge très avancé, et dont les
ascendants ont eu la goutte , sans jamais avoir
ressenti la plus légère atteinte de cette maladie? Je ferai une objection qui me paraît encore
très spécieuse et à laquelle il nous semble qu'il est
impossible de répondre convenablement. Pourquoi
les femmes qui naissent de parents goutteux, ne
sont-elles pas affectées de cette maladie comme les
hommes? Comment! des parents atteints de la goutte
mettront au monde des enfants, les garçons seuls
contracteront cette maladie et les filles en seront
exemptes ! Si la goutte était vraiment héréditaire,
les proportions devraient être égales. Dans le tableau de Scudamore, sur 55 goutteux, provenant
de parents qui avaient eu la goutte, il ne compte
que quatre femmes; et cette maladie se déclare encore plus tard chez elles que chez l'homme. Toutes
ces raisons nous paraissent plus que suffisantes pour
ne point admettre l'hérédité de la goutte.

Cette maladie ne vient qu'à un certain âge ,

comme je l'ai déjà dit. Elle arrive quand l'homme a joui de la vie ; quand il commence à décliner, quand il est fatigué, alors il devient peu propre à la fécondation ; et quelquefois, quand il est atteint fortement de cette maladie, il se trouve dans l'impossibilité de remplir l'acte du coït : j'en ai connu un qui était devenu tout à fait impuissant. J'ai vu des goutteux avoir des enfants ; j'en ai vu plusieurs mourir en très bas âge. J'en ai vu quelques-uns venir au monde affligés d'une mauvaise constitution, d'autres qui étaient bien portants : c'est le plus petit nombre ; car, le plus ordinairement, les parents goutteux mettent au monde des enfants lymphatiques et rachitiques ; voilà probablement ce qui a fait dire aux anciens qu'il existait un état spécifique de nos humeurs, une constitution goutteuse. Ils dépeignent même ces individus comme ayant la tête volumineuse et les extrémités des os longs d'une dimensions considérables ; la peau blanche peu couverte de poil ; la respiration et la circulation fréquentes, etc. Les personnes qui naissent avec une aussi malheureuse constitution sont sujettes à une foule de maladies, et plus particulièrement à chaque changement de température ; au moindre froid, elles sont atteintes, dans les articulations, de douleurs accompagnées de gonflement, qui ont été prises par bien des médecins pour la goutte. Mais il y a une bien grande différence entre ces deux maladies. Celle-ci est tout simplement une affection rhumatismale qui arrive chez un individu d'une mauvaise constitution, comme j'ai eu occasion de l'observer très souvent : je vais en décrire les principaux phénomènes, et l'on sera à même d'établir la différence qui existe entre elles : c'est depuis l'âge de puberté jusqu'à l'âge de trente ans qu'elle se manifeste ordinairement ; le malade est pris de froid, il ressent un frisson et de la fièvre; il éprouve subitement des douleurs assez vives dans une ou plusieurs grandes articulations, accompagnées de chaleur à la peau, avec un gonflement plus ou moins grand; ces symptômes sont bien moins violents que dans le rhumatisme aigu : ils ressemblent davantage aux rhumatismes chroniques, avec une fièvre plus forte ; le malade est atteint d'une constipation; les urines limpides coulent en assez grande quantité, les sueurs sont générales, abondantes, et fatiguent considérablement le malade. La durée de cette maladie est ordinairement de 8 à dix jours au plus; la terminaison est aussi brusque que son invasion ; son traitement ne ressemble en rien non plus à celui de la goutte et du rhumatisme qui arrivent chez une personne d'une bonne constitution.

On voit de suite combien est grande la différence qui existe entre ces deux maladies : d'abord, la cause n'étant pas la même, cela n'a donc rien de bien étonnant, elle diffère de la goutte par l'époque où elle arrive, par ses phénomènes, par sa marche, par son début, par sa terminaison, etc. Après un accès de cette nature, ces malades sont extrêmement fatigués, épuisés ; ils ont de la peine à revenir à leur état primitif; aussi, quand il leur arrive d'avoir eu plusieurs fois de ces attaques avant l'âge de 30 ans, ils portent, sur leur facies et dans tout leur ensemble, les signes d'une vieillesse précoce; on peut dire d'eux, avec juste raison, que ce sont de jeunes vieillards, qui, ordinairement, n'atteigent pas un âge avancé. On voit combien cette maladie en tout ressemble peu à la goutte ; pour moi, il est impossible de la confondre, d'autant plus que j'ai observé des rachitiques et des enfans lymphatiques qui ne provenaient point de parents goutteux, éprouver la même affection. J'ai vu un jeune homme, provenant d'un père très goutteux qui était d'une constitution rachitique, être atteint, pour la première fois à l'âge de 26 ans, d'une violente douleur au genou droit, accompagnée de gonflements, qui persistèrent pendant 15 mois, et forcèrent le malade à rester au lit pendant tout ce temps, à la suite duquel cette articulation est restée entièrement an-kilosée. J'espère que l'on ne dira pas que cette maladie était la goutte et qu'elle était héréditaire. La goutte n'étant pas une maladie héréditaire, néanmoins, c'est quelquefois une bien triste succession que de naître d'un père atteint de cette affection.

Les jeunes gens de 15 à 20 ans éprouvent souvent des douleurs dans les membres et dans les articulations quand ils font leur développement; mais, quand ces douleurs sont assez vives pour nécessiter des secours, on peut les calmer très facilement : elles ne durent jamais plus d'un à deux jours. Les jeunes gens qui se livrent à la masturbation sont aussi atteints de douleurs dans les lombes, les extrémités inférieures et dans les articulations. Il ne faut pas confondre ces douleurs avec celles de la goutte et des rhumatismes.

Nous ne considérons donc pas la goutte comme une maladie héréditaire ; nous disons seulement que les parents goutteux mettent au monde quelquefois des enfants qui sont d'une mauvaise constitution, et que, par cela même, ils sont plus prédisposés que qui que ce soit à contracter des douleurs articulaires que nous sommes loin de considérer comme la goutte.

COMPLICATIONS DE LA GOUTTE.

— ❖ —

Malgré les vives souffrances que la goutte occasione, elle laisse vivre longtemps, elle ne mine que lentement; on a eu le temps de l'observer et de la voir se compliquer avec presque toutes les maladies. Cela dépend nécessairement de l'impossibilité où l'on se trouve de ne pouvoir la guérir, et de ce que sa cause et son siége ne sont point connus. Une grande quantité de médecins reconnaissent que l'état général de l'homme qui va être atteint de la goutte est mauvais depuis longtemps, qu'il est déjà malade, que certains organes remplissent mal leurs fonctions; il y en a qui attribuent cela à l'altération du sang, à une disposition générale ou particulière de l'individu. Nous avons déjà vu que l'homme, avant d'être atteint de la goutte, éprouve, sous l'influence de la cause que nous lui assignons, du trouble dans toutes les fonctions et particulièrement dans les digestions, la circulation et les fonctions urinaires. Dès que cette maladie commence à se manifester, d'après le siége que nous lui reconnaissons, il n'est pas étonnant de voir ses fonctions se troubler encore davantage et se compliquer d'une foule de névroses ; ce qui a fait dire, avec la plus grande raison, que les individus qui ont à craindre les atteintes de la goutte , c'est-à-dire l'inflammation des petites articulations, étaient déjà malades depuis longtemps ; qu'il existait chez eux une disposition générale, particulière, occulte, que l'on ne connaissait pas, mais que l'on pourrait appeler diathèse goutteuse. On voit aisément combien cela a été cause d'une foule d'erreurs. D'abord, beaucoup de médecins ont considéré ces dérangements comme la cause de la goutte; d'autres ont prétendu que c'était la goutte elle-mème qui parcourait les viscères , et toutes les parties du corps, avant de se fixer sur les articulations; enfin, il y en a qui ont placé son siége principal dans la gastrite, la gastro-entérite, duodénite, la gastro-hépatite, opinion qui avait été publiée avant le célèbre Broussais, par Hoffmann , Haller, Cullen et Sydenham. Tous ces célèbres médecins pensaient que la cause essentielle de la goutte se formait dans l'estomac et les voies digestives. Il est très vrai que

toutes les personnes qui vont être atteintes d'inflammations articulaires éprouvent des digestions
lentes, laborieuses, et des selles très rares. La néphrite existe aussi quelquefois avant que la goutte
ne se déclare sur les articulations ; mais c'est beaucoup plus rare que le trouble des fonctions digestives. J'ai vu aussi , avant cette époque , quelques
malades rendre des graviers.

Un autre organe, qui a échappé à la sagacité des
anciens médecins qui ont étudié la goutte, c'est le
cœur, qui se trouve toujours plus ou moins malade avant l'apparition de cette maladie. J'ai observé un grand nombre de malades qui étaient dans
un état d'énervation générale, éprouver des palpitations du cœur, de la douleur à la région précordiale
et de la gêne dans la respiration, au point que l'on aurait pu les croire atteints d'une affection organique.
S'ils avaient observé ces phénomènes, ils n'eussent
pas manqué d'y placer aussi le siége de la goutte.
On trouve dans certains ouvrages anciens quelques
observations éparpillées d'affections du cœur chez
différents goutteux : dans la *Nosographie* de
Pinel, et l'ouvrage de Corvisart. Portal cite
aussi deux exemples de maladies du cœur développées chez des goutteux. Dans les ouvrages
modernes, Broussais, Gilbert, Happ, Ferrus, An-

Andral, Duringe, ont démontré qu'il existait une certaine coïncidence entre les affections du cœur et les rhumatismes. MM. les professeurs Chomel et Bouillaud citent beaucoup d'observations de maladies organiques du cœur chez les individus affectés de rhumatismes. M. le professeur Bouillaud admet que la maladie du cœur débute en même temps que le rhumatisme ou peu après. C'est un fait aujourd'hui généralement admis que les affections du cœur sont très communes dans le rhumatisme ; il en est de même de la goutte, comme je l'ai dit plus haut, et comme je l'ai observé plusieurs fois. Joignez à cela quelques névroses et du trouble dans les fonctions sécrétoires de la peau, vous aurez le commencement naturel des complications de la goutte. L'hypocondrie est encore une affection que j'ai assez souvent observée avant que la goutte ne se soit portée sur les articulations à l'état d'inflammation.

Quand la goutte se porte sur les articulations, alors il arrive toutes espèces d'altérations, qui varient suivant les tissus, et qui se trouveront décrites à l'article *Anatomie pathologique*.

Les maladies qui compliquent le plus communément la goutte sont : les irritations de la membrane muqueuse de l'estomac et des intestins, l'inflammation des reins, de la vessie, la gravelle, la pierre, les hémorrhoïdes, la paralysie de la vessie, du rectum , les rhumatismes, la sciatique, les érysipèles. Après cela, ce sont les catarrhes pulmonaires, la pleurésie, la pleuro - pneumonie , l'asthme, les congestions cérébrales , l'apoplexie , l'œdème et l'hydropisie. Telles sont les maladies que nous avons observées le plus communément chez les goutteux : souvent ces complications arrivent sous l'influence de causes tout à fait étrangères à cette maladie ; mais souvent aussi elles tiennent à des métastases de cette affection, et alors elles prennent un caractère spécial qui mérite une attention toute particulière de la part de l'observateur et du médecin. Nous avons aussi vu très souvent la goutte se compliquer d'affections siphilitiques , scorbutiques , rachiti-ques et scrofuleuses. Les anciens auteurs l'ont vue accompagnée de presque toutes les maladies. et ils en ont fait autant de gouttes particuliè-res : ainsi, ils ont décrit l'apoplexie goutteuse, les céphalalgies et migraines goutteuses, épilepsies et vertiges goutteux, la gastrite, la colique, le choléra-morbus goutteux, la néphrite, l'hépatite goutteuse, la pleurésie, la phthisie goutteuse, soit pituiteuse , soit tuberculeuse, l'érysipèle goutteux , l'œdème goutteux, la cataracte goutteuse, l'ophthalmie gout-teuse. Je m'arrête , car il faudrait citer toutes les maladies contenues dans le cadre nosografique.

DU DIAGNOSTIC ET PRONOSTIC

DE LA GOUTTE.

Nous avons étudié la goutte avec soin ; nous avons décrit ses phénomènes comme ils se présentent naturellement, nous avons recueilli au lit du malade tous les symptômes qui peuvent la caractériser et la faire facilement distinguer des autres maladies de son genre ; aussi nous n'en dirons pas davantage sur son diagnostic, car il faudrait de nouveau se répéter. Plus loin, nous nous chargeons de faire ressortir toutes les différences qui existent entre cette maladie et le rhumatisme articulaire.

Le pronostic de la goutte est toujours fâcheux, puisqu'on ne guérit pas de cette maladie ; quand la cause sera bien reconnue, bien déterminée, elle sera moins grave, parce que les souffrances seront moins grandes, la maladie moins longue, et l'on aura l'espoir de ne plus la voir revenir, surtout si le malade veut se bien conduire et se soumettre avec sagesse à tous les bons conseils qu'on lui donnera ; mais il lui faut pour cela une volonté bien ferme , une volonté irrésistible. Quand la première douleur se manifeste dans les lombes, et qu'elle se répand dans tous les points de l'économie, si le malade veut se soigner, il se guérit promptement ; mais, si elle est abandonnée à elle-même, elle passe à l'état chronique, et sa position devient plus fâcheuse. Le malade peut encore se guérir ; mais cette douleur est d'autant plus difficile à déraciner qu'elle est ancienne. Si elle passe à l'état aigu, la position devient plus grave, car on a vu des malades y succomber. Quand la goutte se porte sur les articulations à l'état d'inflammation, une première attaque de goutte articulaire aiguë survient, la douleur est quelquefois bien vive ; les accès durent ordinairement de deux à trois semaines ; mais la terminaison n'est point fâcheuse, la douleur cesse, le gonflement disparaît, les symptômes généraux aussi, et le retour d'un sommeil paisible arrive et présage la fin de l'accès ; la santé n'est point encore gravement compromise, le pronostic n'est point encore alarmant. Le malade qui veut se confier entièrement à son médecin et qui consent à exécuter avec la plus scrupu-

leuse exactitude tous les moyens qui lui sont indiqués peut encore se guérir et éviter tous les maux
qui vont venir promptement l'accabler ; dans un
premier accès de goutte, on a arrêté les progrès du
mal, mais on n'a pas guéri la maladie, car elle n'a
pas été attaquée à sa source. Aussi quelquefois elle
ne tarde pas à reparaître. Quand un malade a eu
plusieurs attaques, quand la maladie s'empare tout
à fait d'un individu, quand elle devient chronique,
les accès ont une durée plus ou moins longue, ils
se renouvellent plus fréquemment, la maladie présente des irrégularités, de nombreuses variétés ;
elle se promène d'une articulation à une autre, elle
envahit davantage la constitution, son pronostic
commence à devenir plus inquiétant ; si elle vient
à se fixer sur une ou plusieurs articulations, il est
à craindre qu'il ne survienne des engorgements articulaires chroniques, des contractures, des ankiloses,
des concrétions, des nodosités, et, dans ces cas, la
résolution de ces tumeurs devient presque impossible ; alors le pronostic devient plus fâcheux ;
mais il ne s'exerce que sur le mode de difformité
Si la goutte vient à se porter sur les organes internes essentiels à la vie, ou se compliquer d'une
autre maladie, le pronostic est plus grave encore,
parce que l'existence du malade est constamment
en danger.

Quand la goutte devient invétérée, c'est tout ce qu'il y a de plus terrible, de plus effrayant, c'est là que l'on voit toutes les misères auxquelles nous sommes exposés. On voit ce mal attaquer toute notre économie; on le voit jeter le trouble dans nos fonctions et désorganiser tous nos tissus, sans pouvoir l'arrêter, ni même calmer les nombreuses et différentes douleurs qu'il nous fait endurer; il détruit tout peu à peu, et finit par envahir tellement la constitution qu'il ne laisse plus un instant de repos; les malades souffrent constamment; leur existence est un supplice continu, on a de la peine à concevoir comment la vie peut se prolonger aussi longtemps accompagnée de tant de maux; enfin, quand cette cruelle maladie finit par remonter, comme le disent les anciens auteurs, et par se fixer sur un organe important à la vie, ou qu'il se manifeste une gastrite aiguë, une pleurésie, une pleuro-pneumonie, une fièvre cérébrale, une attaque d'apoplexie, de paralysie, le pronostic est presque toujours funeste.

ANATOMIE PATHOLOGIQUE.

Il ne suffit pas, pour connaître parfaitement une maladie, d'étudier avec soin tous ses symptômes. Le médecin ne peut pas se contenter de voir le mal superficiellement, il faut qu'il pénètre profondément dans l'intérieur, le scapel à la main, pour étudier le changement, le désordre jeté dans nos organes, et qu'il observe avec soin quels sont les tissus affectés pour pouvoir comparer toutes ces différentes altérations avec les phénomènes qui ont existé pendant la vie. C'est en suivant cette marche que l'on réussit à connaître exactement une maladie, que l'on parvient souvent à en découvrir les causes, et que l'on finit par arriver à la découverte de la vérité.

L'anatomie pathologique a été peu cultivée par les anciens, ce n'est guère que dans le siècle dernier que les médecins s'en sont occupés avec zèle ; aujourd'hui tous les bons esprits voient que la médecine ne peut faire de progrès, je dirai même, ne peut exister réellement comme science, que par l'anatomie pathologique ; c'est à elle que la médecine devra sa certitude, et qu'elle pourra désormais être placée parmi les sciences positives ; c'est par elle que nous arriverons au perfection-nement du diagnostic, du pronostic et des indica-tions curatives. La véritable médecine n'est en ef-fet que de l'anatomie pathologique.

Ayant été chargé pendant plusieurs années du service d'anatomie pathologique du professeur Du-puytren avec les docteurs A. Sanson et Payen, c'est là que nous avons appris à connaître toute son im-portance ; c'est là que nous avons été à même de voir tout l'amour du célèbre professeur pour cette science, tout l'intérêt qu'il lui portait, au point que tous ses élèves l'ont toujours considéré non comme l'inventeur, mais comme le véritable fon-dateur de l'anatomie pathologique. Si son génie ne l'avait pas rendu immortel, il le serait devenu par le legs qu'il a fait en mourant à cette célèbre Fa-culté dont il était un des plus beaux ornements, pour la fondation de ce Musée d'anatomie patholo-gique qui, un jour, deviendra la gloire de la pre-mière école du monde, sous les auspices du célèbre professeur qui en est chargé.

Nous attribuons le peu de progrès de la goutte au peu d'observations que nous possédons sur cette maladie ; et cela tient à ce que les malades ne se

rencontrent qu'en ville et chez les personnes aisées, et qu'il est rare que l'on fasse appeler le médecin au début de cette affection; et, comme il ne pro-
met pas de guérir son malade, et que souvent il a
de la peine à le soulager, on ne tarde pas à se débarrasser de lui et l'on va chercher des secours
ailleurs, particulièrement dans les remèdes qui ont
été si vantés par les charlatans et qui promettent
toujours une guérison certaine. Ensuite la plupart
des travaux qui existent sur cette maladie sont faits
dans le cabinet et sont le résultat de l'imagination : ils ne sont point fondés sur l'observation ;
il semble souvent qu'ils ont été créés pour spéculer sur la crédulité publique, et arrangés de ma-
niére à faire triompher telle ou telle opinion au
détriment de la vérité. La médecine est encore
moins riche en autopsie de goutteux, et cela se
conçoit très bien, car cette maladie se trouvant si rarement dans les hôpitaux, on a rencontré peu d'oc-
casions de suivre sur le cadavre les traces qu'elle y a
laissées : les travaux d'anatomie pathologique des
auteurs qui se sont le plus occupés de la goutte ne
nous offrent que des données incertaines, insuffisantes et fort éloignées de ce qu'il faudrait pour arriver à ce degré de précision et d'exactitude ; tout
prouve qu'ils se sont très peu occupés de cette partie de la science qui était la seule capable de faire

arriver à la découverte de la vérité. Cependant nous devons quelques travaux intéressants à Scudamore, Lieutaud, Fernel, Baillou, Musgrave, Morgagni, Portal, Pinel, Dupuytren, Ferrus, Rostan, Guilbert et d'autres médecins encore. Nous allons les réunir aux nôtres et décrire toutes les altérations que laisse après elle cette cruelle maladie dans chacun de nos tissus.

Il y avait déjà longtemps que je m'occupais de cette affection avant d'avoir pu me livrer à l'étude de son anatomie pathologique ; comme j'étais bien convaincu que l'extrémité inférieure de la colonne vertébrale et que les lombes étaient constamment le siége d'une douleur permanente et quelquefois très vive, bien longtemps avant que la douleur de la goutte ne se soit fait sentir ailleurs, et sur les articulations à l'état d'inflammation, et que cette douleur existait chez tous les individus atteints de cette maladie, je résolus, quand la première occasion se présenterait, d'examiner attentivement les organes contenus dans ces régions. C'est en 1828, que se présenta le premier malade duquel il me fut permis de faire l'autopsie.

PREMIÈRE OBSERVATION.

M. G...., âgé de 55 ans, d'une assez forte

constitution, avait la goutte depuis 15 ans ; il avait mené une joyeuse vie ; mais il paya cela bien chèrement, car après avoir été traité cruellement par cete maladie, il succomba à un catarrhe chronique de la vessie au milieu de violentes douleurs.

Ouverture du corps, vingt heures après la mort.

Appareil digestif. — La bouche, le pharynx et l'œsophage n'étaient pas altérés ; la muqueuse de l'estomac et des intestins offrait quelques points flogosés ; le foie était à son état normal.

Appareil respiratoire. — Les poumons étaient sains, le cœur très développé et mou ; on le divisait facilement avec les doigts.

Appareil des voies urinaires. — Les organes génitaux étaient flétris ; le canal de l'urètre offrait un rétrécissement avec des brides anciennes; la prostate était engorgée et présentait le double de son volume ordinaire. La vessie était contractée sur elle-mème; sa muqueuse était d'un rouge violacé dans toute son étendue, ses veines étaient dilatées, gorgées de sang noir; du pus était répandu sur sa surface. Les urétères n'offraient rien de particulier. Les veines spermatiques étaient variqueuses. Les reins étaient gonflés, le gauche plus considérablement que celui du côté droit; ils étaient d'une dureté remarquable ; en les divisant avec le bistouri, on sentait une très grande résistance. Dans les bassinets du rein gauche il y avait du pus, le tissu cellulaire qui enveloppe ce rein était engorgé et très endurci.

Canal rachidien.—La colonne vertébrale n'offrait rien de remarquable, la moelle épinière, dans une étendue de trois pouces et demi environ, à l'endroit correspondant aux trois dernières vertèbres dorsales et à la première lombaire, offrait un ramollissement assez remarquable, de la substance grise ; ses membranes étaient légèrement rosées à l'endroit correspondant à l'altération de la moelle, la pie-mère se laissait déchirer très facilement. Les nerfs, naissant de cette partie de la moelle étaient d'une couleur jaune sale, et se prolongaient encore assez loin, pour reprendre ensuite leur couleur naturelle.

Le cerveau n'offrait rien de particulier, ses vaisseaux seulement étaient gorgés de sang.

Les membres abdominaux étaient œdémateux. Les grandes articulations avaient peu participé à la maladie ; les petites articulations et les parties environnantes étaient le siége d'engorgements chroniques ; les parties fibreuses étaient endurcies et les capsules articulaires ne contenaient pas de synovie.

Le résultat de cette autopsie m'encouragea beaucoup à continuer mes recherches pour approfondir toutes les altérations que laisse après elle cette terrible maladie, et surtout pour voir si je rencontrerais de nouveau des altérations de la moelle épinière.

IIe OBSERVATION.

M. B***, d'un tempérament lymphatique, était atteint de la goutte depuis l'âge de 40 ans ; jusqu'à l'âge de 48, il n'eut pas trop à s'en plaindre ; mais alors il commença à éprouver de grandes infirmités ; ses douleurs étaient atroces, il ne pouvait plus mouvoir ses membres inférieurs, les mains étaient constamment prises. Une de ses grandes incommodités était d'être obligé de se livrer au besoin d'uriner qui se faisait presque constamment sentir ; il était toujours constipé. Cette cruelle existence se prolongea une vingtaine d'années, car il ne succomba qu'à l'âge de 68 ans. Sa table fut toujours modeste; il ne vivait qu'à l'appui de sa retraite, mais il avait été grand libertin pendant sa jeunesse, et ce qui surprendra le plus, c'est que, malgré ses horribles souffrances, son état d'infirmité, ne pouvant exercer aucun mouvement, il est resté le même jusqu'aux derniers moments de sa vie.

Autopsie cadavérique, 18 heures après la mort.

Extérieur du corps. — Sans aucune forme,

tuméfié depuis les pieds jusqu'à la tête. Les jambes, les pieds, les mains ressemblent à ceux d'un éléphant.

Abdomen.—Le tissu cellulaire est infiltré; dans la cavité péritonéale, il y a un peu d'épanchement de liquide jaunâtre; l'épiploon est injecté; les glandes du mésentère ne sont point engorgées ; la muqueuse de l'estomac est d'un rouge vif dans toute son étendue. Ce malade a fait usage de beaucoup de médicaments pernicieux. La muqueuse de l'intestin offre quelques ulcérations près du cœcum ; à l'extrémité inférieure du rectum on rencontre une assez grande quantité de veines hémorrhoïdales très dilatées : le foie est très volumineux et d'une couleur jaune-pâle. La vésicule du fiel contenait un peu de bile verte et trois volumineux calculs. Le canal thorachique était à son état normal, il contenait un peu de chyle; les reins étaient tuméfiés et le gauche présentait sur son enveloppe extérieure un commencement d'ossification ; la vessie et les urétères étaient pâles et décolorés.

Appareil cérébro-spinal.—La dernière vertèbre dorsale et les deux premiers lombaires sont considérablement gonflés, particulièrement le corps et les parties latérales gauches; ces os sont aussi ramollis. La moelle épinière qui correspond à cet endroit est le siège d'une espèce de renflement ou de gonflement avec un léger ramollissement; ses vaisseaux sanguins sont injectés, ses membranes sont d'un rouge violacé et les vaisseaux très dilatés et gorgés de sang; entre la moelle et la pie-mère il y avait un peu de sérosité coagulée qui paraissait avoir contracté un peu d'adhérence; le cerveau était à son état normal.

Thorax. — Poumon droit hépatisé dans sa partie supérieure; le cœur très volumineux et très mou, ses parois amincies; le péricarde contient un peu de sérosité jaunâtre et liquide.

Appareil de la locomotion.—La peau a perdu sa couleur naturelle, elle est jaune, on y remarque, dans plusieurs endroits, des taches violacées; le tissu cellulaire est généralement infiltré. Les tendons et les muscles du pied n'offrent rien de particulier; il y a ankylose de toutes les articulations des orteils et des os du métatarse avec ces derniers. Les os du tarse sont ramollis, on les coupe avec facilité. L'articulation du pied contient peu de synovie; la capsule synoviale est blanche et dure, les cartilages sont d'une couleur grise. L'articulation du genou du côté gauche est gonflée; la séreuse synoviale est rosée et laisse apercevoir quelques vaisseaux injectés; elle contient un peu de synovie ; les cartilages sont d'une couleur brune foncée. Les parties fibreuses qui entourent cette articulation paraissent dans un état d'épaississement et d'endurcissement. L'extrémité supérieure du tibia est gonflée et tellement ramollie, qu'avec une grosse aiguille on pénètre dans la substance spongieuse avec la plus grande facilité ; l'extrémité inférieure de cet os est de même; en sciant cet os en deux, j'ai trouvé la moelle à l'état liquide comme de l'huile, la membrane qui tapisse le canal médullaire injectée, et dans la substance spongieuse de l'os qui était ramollie, une assez grande quantité de sang épanché. L'extrémité inférieure du fémur était un peu gonflée ; les extrémités du péroné étaient aussi gonflées et ramollies. Je trouvai dans l'articulation du genou opposé et sur le tibia les mêmes altérations, mais moins avancées ; les extrémités supérieures n'offraient rien de bien remarquable, si ce n'est l'ankylose des articulations des dernières phalanges ; celles des poignets étaient mobiles ; les séreuses articulaires étaient légèrement rosées et contenaient de la synovie.

IIIe OBSERVATION.

M. C***, atteint de la goutte, depuis l'âge de 42 ans, succomba à une péritonite à l'âge de 49 ans.

Pendant cette période d'années, il éprouvait assez fréquemment des accès de cette maladie. Ce dont il se
plaignait le plus, c'était un lumbago qui était continu et que rien ne pouvait calmer. C'est ainsi qu'il
appelait une douleur constante, assez vive qu'il
ressentait dans la région lombaire. Il éprouvait
continuellement des vomissements bilieux, des indigestions, de la constipation et des transpirations
nocturnes qui l'affaiblissaient considérablement. Il
attribuait cette douleur ainsi que tous ses maux à un
naufrage qu'il venait de faire, et qui le força de renoncer à la navigation. La vérité est que M. C*** fut
un excellent vivant, qu'il avait abusé des femmes
tout autant que cela lui avait été possible; après s'être
bien épuisé, il lui prit encore la fantaisie de se rema-
rier et c'est quelque temps après ce second mariage
qu'il a commencé à éprouver des douleurs dans la
région lombaire; plus tard il en ressentit dans les
orteils, les pieds, les genoux, les mains et les poignets. Son dernier voyage et son naufrage contri-
buèrent effectivement à aggraver considérablement
son état; mais ce ne fut point la cause de sa maladie. Pendant les quatre dernières années de son
existence, il a vécu dans la position la plus déplorable; quelque temps avant sa mort il éprouvait
une grande insensibilité dans les membres infé-

rieurs avec beaucoup de gène dans les mouvements.

Extérieur du corps. — Amaigrissement considérable du sujet, ce qui fait ressortir d'avantage le gonflement des articulations.

Abdomen. — Le ventre est un peu balonné; la cavité péritonéale contient la valeur d'un grand verre de pus très fétide; le péritoine est fortement injecté dans toute son étendue ; les glandes du mésentère ne sont point engorgées. Le canal thorachique n'offre rien de remarquable. La muqueuse de l'estomac est peu irritée, malgré les nombreux vomissements et les fortes douleurs que le malade éprouvait dans la région épigastrique. Les intestins sont distendus par des gazes et ne présentent aucune altération ; le foie est à l'état normal. Les reins sont gorgés de sang noirâtre et très volumineux ; la vessie et les urétères n'offrent rien de particulier.

Appareil cérébro-spinal. — Le côté gauche de la colonne vertébrale présente une tumeur assez volumineuse formée par le muscle grand-psoas, qui a contracté des adhérences avec les parties environnantes; à son bord interne on remarque une destruction qui a donné issu au pus contenu dans l'abdomen, et qui a déterminé la péritonite qui a

causé la mort; en l'incisant largement, on le trouve
entièrement détruit dans son épaisseur et il laisse
échapper une grande quantité de pus semblable à
celui trouvé dans la cavité péritonéale; en enlevant
entièrement tous les tissus désorganisés qui entourent la colonne vertébrale, on aperçoit la carie des deux dernières vertèbres dorsales et des deux
premières lombaires. Dans le canal médullaire l'on
trouve un peu de pus qui a décollé la dure-mère
dans une assez grande étendue. Les autres membranes paraissent plutôt endurcies qu'enflammées.
la moelle épinière est ramollie dans toute son épaisseur et dans la longueur de 5 pouces ; le tissu médullaire du renflement lombaire est ramolli; il est
d'une consistance semi-fluide, jaunâtre, mêlé de
stries de sang ; ce ramollissement correspond à la
carie des vertèbres; les nerfs qui naissent de cette
partie de la moelle sont aussi ramollis et pulpeux;
dans le reste de son étendue la moëlle épinière est
dure, et ses vaisseaux sanguins sont injectés. Le
cerveau n'offre rien de remarquable, ses vaisseaux
sont presque vides de sang.

Appareil de la locomotion. — Les extrémités
des os sont en général assez volumineuses, sans ramollissement. L'intérieur des articulations est lu-
brifié par de la synovie ; les parties molles qui en

vironnent les articulations sont engorgées, endurcies et n'offrent point d'autres particularités. Dans
les extrémités des tibias , des péronnés et l'extrémité inférieure des fémurs qui sont évidemment
gonflés, les cellules du tissu spongieux sont beaucoup plus grandes que dans l'état ordinaire; rien de
particulier dans le canal médullaire de ces os.

IVe OBSERVATION.

M. T***, riche propriétaire, ne provenant point
de parents goutteux, était d'une excellente constitution , d'un tempérament sanguin. Il mena une
joyeuse vie ; il ne semblait exister que pour les
femmes. A l'âge de 44 ans, au commencement du
printemps, il fut atteint dans les lombes d'une douleur aiguë qui nécessita un traitement actif; sangsues, bains, ventouses scarifiées, liniments, pédiluves sinapisés. Cet état fut promptement calmé,
mais non guéri : la douleur existait toujours, aussi
le malade se détermina-t-il à se laisser appliquer
deux grands vésicatoires sur les lombes. Ce moyen
fut tellement douloureux et se porta avec tant de
violence sur les voies urinaires, que l'on fut obligé
de le supprimer de suite, et l'on resta près de
soixante-douze heures avant d'avoir pu calmer cet

état. La violence du remède n'augmenta pas son mal ; il fit alors usage des bains généraux qui furent continués pendant quelque temps; et, sous l'influence de ce moyen, il éprouva du mieux ; mais la douleur ne disparut point entièrement. Son état fut supportable pendant la belle saison , quoiqu'il éprouvait de temps en temps des douleurs à la région épigastrique, et il maigrissait un peu. Au commencement de l'hiver, la douleur lombaire se fit davantage sentir, et il commença à souffrir aux gros orteils, aux pieds, à la jambe, aux genoux, dans différentes parties du corps; alors il se vit atteint par la goutte. Dès ce moment, époque à laquelle il pouvait se guérir, il cessa de se soigner régulièrement, et ne pouvant plus satisfaire sa passion avec les femmes, il se livra aux plaisirs de la table, ce qui lui occasiona un très grand dérangement dans les fonctions digestives. Il chercha du soulagement à sa position dans un traitement empyrique; il essaya de tous les remèdes violents qui ont été vantés pour la goutte; le dernier, dont il fit un usage immodéré, fut la médecine curative dont il était fanatique; et, tout en se voyant dépérir tous les jours, il ne persistait pas moins à vouloir prouver à ses amis que ce moyen le soulageait, et qu'il était certain qu'il en obtiendrait sa guérison ; enfin, sa santé s'altéra au point qu'il ne lui était plus possible de manger, il vomissait tout ce qu'il prenait ; alors, il rechercha de nouveau mes conseils ; mais il n'était plus temps ; quelques jours après, il succomba, à l'âge de 53 ans, à une affection organique de l'estomac. La goutte fut très irrégulière et ses accès fréquents : cela dépendit probablement de la manière ridicule dont il se gouverna. Pendant le cours de sa maladie, il rendit une très grande quantité de graviers.

Autopsie cadavérique, vingt-quatre heures après la mort.

Extérieur du corps.— Amaigrissement général, couleur ictérique, les organes de la génération flétris.

Abdomen.— La cavité péritonéale contient un demi-verre de liquide séreux. La muqueuse de l'estomac est entièrement désorganisée, réduite en bouillie, détruite dans une grande étendue ; le pylore ulcéré. La muqueuse du duodénum est d'un rouge vif dans toute son étendue ; ses vaisseaux sont gorgés de sang ; le reste de la muqueuse des intestins grêles est ulcéré dans une grande étendue, et les ulcérations vont en augmentant en approchant du sécum : il y en a de la largeur d'une pièce d'un sol. Les gros intestins sont distendus par des gazes, et leur muqueuse est légèrement injectée dans quelques points. Le foie est très volumineux, il est d'une couleur jaunâtre et mou ; les canaux biliaires n'offrent rien de particulier ; la vésicule du fiel contient un peu de bile d'une couleur jaune verdâtre. Les reins sont un peu tuméfiés ; le tissu cellulaire qui les environne est infiltré. La vessie est à son état normal ; elle contient un peu d'urine limpide et quelques graviers.

Thorax. — Les poumons ne présentent aucune altération appréciable. Le péricarde contient un peu de sérosité liquide jaunâtre. Le cœur est très volumineux et mou ; ses parois sont épaissis et les cavités gauches un peu dilatées.

Appareil cérébro-spinal. — La moelle épinière lombaire paraît le siége d'une irritation chronique ; ses vaisseaux sont gorgés de sang ; elle est plus dure qu'à l'état normal ; cette altération s'étend depuis sa terminaison jusqu'à la dixième vertèbre dorsale. Dans le reste de son étendue, elle n'offre rien de remarquable, sa consistance est ordinaire. La pie-mère est aussi injectée ; elle est d'une couleur violacée ; entre cette membrane et la moelle, il y a un peu de sérosité sanguinolente d'épanchée. L'encéphale n'offre rien de particulier.

Appareil de la commotion. — Les extrémités

inférieures sont œdémateuses, infiltrées. Les extrémités des os gonflées et ramollies. Les canaux médullaires des tibias laissent apercevoir la trace évidente d'une inflammation assez vive; la moelle est à l'état liquide, et mêlée d'un peu de sang; les vaisseaux sanguins de la membrane médullaire sont fortement injectés. Les articulations sont raides; les capsules synoviales sont blanches, décolorées, épaissies; elles contiennent peu de synovie; les parties fibreuses qui environnent les articulations ne laissent apercevoir aucun changement. Le tissu cellulaire est infiltré; les muscles sont grêles et pâles. Les articulations des orteils sont entièrement dépourvues de synovie. Les extrémités supérieures, ayant été peu affectées par la goutte, n'offrent rien de remarquable à noter.

Ve OBSERVATION.

M. C***, célibataire, fut atteint de la goutte à l'âge de 32 ans. Il était d'un tempérament lymphatique et nerveux; son existence fut toujours très modeste; il vivait à l'appui d'une petite rente. Sa conduite fut tellement irrégulière, après comme avant, qu'il ne tarda pas à être perclus de tous ses membres; il ne pouvait sortir qu'avec le secours de deux béquilles ou de deux bras ; sa marche était très pénible, et il n'aurait pas pu se tenir debout longtemps. Il contracta l'habitude de boire, et il ne sortait que pour aller passer ses soirées au café avec ses amis, et très souvent on le ramenait chez lui dans un état de sur-excitation qui approchait beaucoup de l'ivresse. Les boissons dont il faisait plus particulièrement usage, étaient le café, l'eau-de-vie et le punch. Quand il ne pouvait pas se rendre au café, il s'y faisait porter. Un jour il lui prit la fantaisie de voir s'il serait encore propre à l'acte de la génération ; il fit venir chez lui une fille prostituée, et ne tarda pas à se convaincre qu'il n'était plus bon à rien. Il lui restait toujours une consolation dans l'usage des boissons alcoolisées, et il ne s'en faisait pas faute. Une seconde fois il tenta encore de satisfaire son caprice ; mais il le paya bien chèrement, car dans la nuit qui suivit sa téméraire entreprise, il mourut subitement : le lendemain on le trouva mort dans son lit ; il n'était âgé que de 48 ans. Je fus requis par le substitut du procureur du roi, pour constater son décès et savoir qu'elle avait été la cause de sa mort.

Autopsie cadavérique, vingt-quatre heures après la mort.

Extérieur du corps. — Le tronc, la tête, les

extrémités supérieures amaigris. Les extrémités inférieures tuméfiées, particulièrement les articulations.

Thorax. — Le péricarde est distendu ; une fois incisé, on le trouve rempli de sang coagulé et liquide ; le cœur présente un volume très considérable, ses parois sont ramollis et très amincis ; le ventricule gauche n'a pas plus de deux lignes d'épaisseur à sa base, et pas plus d'une ligne vers sa pointe, qui était le siége d'une rupture dans laquelle on pouvait aisément passer le petit doigt ; les bords de cette ouverture sont frangés ; la face interne du ventricule n'offre aucune trace d'altération. Le cœur, dans son ensemble est ramolli ; les poumons qui sont sains contiennent encore assez de sang, le gauche est un peu épatisé à sa partie postérieure.

Abdomen. — L'estomac est rétréci et contracté, sa muqueuse est d'un rouge violacé et ramolli ; la muqueuse intestinale de l'intestin grêle offre aussi dans son étendue divers points de phlegmasie. Le foie est peu volumineux ; la vésicule biliaire et ses canaux n'offrent rien de particulier, ainsi que le canal thorachique. Les reins sont le siége d'un gonflement assez considérable du côté gauche ; la vessie offre des points d'irritation chronique, elle est épaissie, rougeâtre, marbrée, ardoisée, contenant de l'urine fétide et épaisse. Les organes de la génération sont dans un état de flaccidité remarquable ; les deux testicules atrophiés; les veines du cordon des vaisseaux spermatiques du côté gauche sont variqueuses, et cette dilatation des veines se continue jusqu'aux reins du même côté.

Le crâne et le canal vertébral. — Le cerveau est peu volumineux, ses vaisseaux sont presque vides de sang; la substance cérébrale est molle, particulièrement la substance grise; le cervelet est mou aussi. Au niveau des deux dernières vertèbres dorsales et des deux premières lombaires, la moëlle épinière offre un ramollissement palpable mêlé de stries de sang ; les membranes de la moelle qui la recouvre dans cet endroit sont d'une couleur rouge foncé, et les vaisseaux gorgés de sang. Au-dessus de la septième paire dorsale, la moelle épinière présente une fermeté qui contraste avec le ramollissement que nous avons rencontré plus bas, et qui s'arrête au renflement cervical. Il me fut impossible d'examiner les articulations qui devaient se trouver dans un bien mauvais état ; car sa vie fut très irrégulière, et il y avait longtemps qu'il était dans l'impossibilité de se servir de ses extrémités inférieures.

VIe OBSERVATION.

M. C***, homme fort, vigoureux, d'un tempérament sanguin, s'étant livré pendant sa jeunesse à la masturbation, et plus tard ayant commis des excès avec les femmes, fut pris à l'âge de 35 ans, de douleurs tout le long de la colonne vertébrale, avec un engourdissement dans les extrémités supérieures, des palpitations du cœur, une très grande gêne dans la respiration, accompagnée d'une toux nerveuse. Malgré tous les soins qui lui furent donnés pendant deux années tout entières, il n'éprouva que peu d'amélioration. Au bout de ce temps, il se développa en quelques jours, une tumeur assez volumineuse dans la région dorsale gauche, au point de soulever l'omoplate de ce côté. Dès ce moment, la toux et la difficulté de respirer augmentèrent, les digestions se troublèrent ; il éprouva de la faiblesse dans les jambes, des douleurs dans toutes les parties du corps et particulièrement dans les os des pieds, de la jambe, aux genoux, dans les bras, les reins, les épaules. Il accusait les os d'être le siége de ses douleurs. Ce qu'il y a de certain, c'est que le gonflement des articulations était peu important ; rien ne pouvait le calmer, il lui était impossible de sortir de dessous ses couvertures, car il était continuellement en transpiration et extrèmement susceptible au moindre froid ; dès qu'il tombait de l'eau où qu'il régnait une grande humidité dans l'atmosphère, on était bien sûr de voir ses douleurs s'exaspérer. Vers la fin de la 3e année il éprouva un très grand soulagement, ses douleurs se calmèrent au point de pouvoir lui permettre de se promener et de se livrer à quelques travaux pour se distraire. Un jour. il lui prit la fantaisie d'aller à la pêche, où il se fatigua et fut saisi par le froid : on le transporta chez lui immédiatement. Il ressentait, dans la tumeur du dos et au côté droit de la poitrine, de violentes douleurs accompagnées d'une très grande difficulté de respirer et de beaucoup de fièvre; les articulations qui se gonflèrent devinrent aussi très douloureuses. Malgré les soins les plus empressés et le traitement le plus actif, le malade expira 48 heures après dans les angoisses les plus pénibles.

Autopsie, vingt heures après la mort.

Thorax.— Les poumons sont emphysémateux, les cellules pulmonaires très dilatées. Le poumon droit est gorgé de sang à sa partie postérieure et latérale droite, malgré le développement des cellules pulmonaires. La plèvre du côté droit est d'un rouge vif ; ses vaisseaux sont fortement injectés;

elle est légèrement adhérente au poumon dans une grande partie de son étendue; le péricarde contient trois grandes cuillerées d'un liquide séreu x et le cœur est d'un volume prodigieux; ses parois sont fortement épaissies, sans dilatation des cavités.

Abdomen. — Les organes contenus dans la cavité abdominale n'offraient rien de remarquable.

Appareil cérébro-spinal. — La tumeur du dos est assez volumineuse , elle a une étendue assez considérable ; elle est dure et laisse pressentir qu'il y a fort peu de liquide. En effet, en l'incisant dans toute son épaisseur on y trouva un peu de pus jaunàtre ; les apophyses épineuses de la 3e et 4e vertèbre dorsale qui correspondent et communiquent avec cet abcès , sont légèrement gonflées. La substance grise de la moelle épinière dans toute la région dorsale et jusqu'au renflement lombaire est ramollie et mêlée de stries de sang. Les vaisseaux des méninges rachidiennes sont très injectés ; la substance cérébrale est dure, ferme ; ses vaisseaux sont gorgés de sang ; les ventricules latéraux contiennent un peu de liquide. Les os des pieds, l'extrémité supérieure du tibia et du péroné, la rotule sont légèrement gonflés. La membrane médullaire du tibia du côté gauche laisse apercevoir toutes les traces bien évidentes d'une

violente inflammation ; l'injection de ses vaisseaux
est on ne peut plus remarquable.

VIIe OBSERVATION.

N***, jeune homme de 30 ans, d'une constitution scrophuleuse, se livrait à la masturbation,
et de temps en temps il voyait des filles prostituées. Il vint me consulter pour un gonflement considérable des deux pieds et des genoux et pour une
douleur qu'il éprouvait depuis longtemps dans la
région lombaire. Il était pâle, maigre ; sa figure
annonçait parfaitement les excès auxquels il se livrait ; il éprouvait une peine extrême à marcher,
de la faiblesse dans les reins et dans les extrémités inférieures, des palpitations de cœur et une petite fièvre lente. Je lui donnai des soins pendant
cinq années ; dans cet espace de temps, il s'ouvrit
à peu près une soixantaine d'abcès dans diverses
parties du corps, principalement au bas ventre,
aux aines, aux fesses, aux cuisses ; le pus fusa jusqu'aux jambes en traversant le tissu cellulaire de
la partie postérieure de l'articulation du genou.
Ce malheureux, dont toute la vie fut remplie de
douleurs, éprouva, six semaines avant de mourir,
une paralysie des extrémités inférieures avec une

contracture des cuisses et des jambes tellement considérable que rien ne put la faire revenir; il ne pouvait plus exercer aucun mouvement dans son lit et il était obligé de rester dans la position dans laquelle on le mettait ; il fallait le changer à chaque instant, car quelque soit celle dans laquelle on le plaçait, il souffrait toujours de ses plaies. Malgré cette violente contracture et sa paralysie, les membres jouissaient encore d'une assez grande sensibilité. Une diarrhée abondante vint mettre fin à ce triste drame.

Ouverture cadavérique, vingt heures après la mort.

Extérieur du corps. — Amaigrissement général, impossibilité de faire cesser la contraction. Ce n'est qu'après avoir coupé les tendons des muscles que l'on a pu réussir à étendre les membres, et encore avec de la difficulté. Flétrissure des organes génitaux ; sur la surface du corps on aperçoit plusieurs ouvertures fistuleuses et des ulcérations.

Abdomen. — La muqueuse de l'estomac et des intestins grêles offre quelque points flogosés ; la muqueuse du rectum quelques tâches violacées ; le foie est petit, décoloré ; les reins sont petits, mous, décolorés; la vessie est contractée, sa muqueuse pâle, blanche ; le bassin contient plusieurs foyers puru-

lents qui suivent diverses directions ; les muscles
psoas du côté gauche sont entièrement détruits ;
une partie du tissu cellulaire qui enveloppe le rein
du même côté est en suppuration. Les trois dernières vertèbres dorsales et la première lombaire sont
cariées ; la moelle épinière, en cet endroit, est
réduite en bouillie ; elle est d'une couleur rougeà-
tre ; il est impossible d'y reconnaître la trace de
son organisation. Cette destruction a lieu particulièrement à l'endroit où elle donne naissance aux
deux premières paires lombaires et deux dernières
dorsales qui paraissent ramollies à leur origine.
Ensuite la moelle épinière est injectée dans son
cordon antérieur et postérieur jusqu'à la sixième
vertèbre dorsale ; les membranes rachidiennes sont
aussi injectées dans une assez grande étendue, et
se laissent déchirer facilement surtout à l'endroit qui
correspond au ramollissement de la moelle ; la dure-
mère est décollée dans l'étendue d'environ 4 pouces, et entre elle et la colonne vertébrale il y a du pus.
Le cerveau et le cervelet sont mous, leurs vaisseaux
vides de sang, les méninges cérébrales sont saines.

Thorax. — Poumon droit hépatisé dans la partie supérieure ; les bronches contiennent des mucosités. Le cœur conserve son volume ordinaire,
mais il est excessivement mou.

Le système osseux offre, en général, un très grand ramollissement; les os du tarse se laissent couper par le bistouri avec une très grande facilité.

VIIIe OBSERVATION.

M***, d'une constitution nerveuse, fort beau militaire, fit en grande partie les guerres de l'empire. Il éprouva dans beaucoup de circonstances de très grandes privations relativement à la vie animale; d'un autre côté, comme il fallait se battre tous les jours, et qu'il y avait de grandes probabilités pour penser que le lendemain on n'existerait plus, on ne négligeait aucune circonstance de s'amuser, et pendant longtemps il abusa des femmes. Après la paix, il rentra dans la vie privée et se maria à une très jolie demoiselle; cinq ou six ans après son mariage il ressentit, dans la région lombaire, des douleurs qui se continuaient le long du dos; plus tard, les pieds et les articulations devinrent le siége de douleurs accompagnées de gonflement et de fièvre; cet état durait depuis deux années, lorsqu'il fut aux eaux de Barrèges. Voyant qu'il n'avait obtenu aucun soulagement de ce moyen à son retour, il réclama mes soins; il était déjà gravement hypothéqué; les pieds, les genoux, quelques

petites articulations de la main étaient atteintes de
gonflements chroniques ; il y avait un commencement d'amaigrissement, et ce que je regardai
comme très grave, c'est que le malade éprouvait
des douleurs le long de la colonne épinière, qui
commençait à se courber; il y avait aussi de la faiblesse dans les extrémités inférieures et il se plaignait très souvent d'avoir les bras morts et froids.
Je ne me dissimulais point la grande responsabi-
lité que je prenais en me chargeant de ce malade ;
mais elle fut bientôt mise à l'abri, car j'eus affaire
à l'homme le plus indocile qu'il fût possible de
rencontrer. Non seulement il refusait l'emploi des
moyens qui pouvaient le plus contribuer à sa guérison, mais dans le régime c'était des écarts continuels;
le matin, sa première occupation était de recomman-
der tous ses repas pour la journée et il n'en faisait pas
moins de quatre; il continua ce genre de vie jusqu'à
ses derniers moments. Il a aussi usé des plaisirs de l'a-
mour tant que ses forces ont pu le lui permettre. Il était
très accessible au froid et se couvrait de flanelle; une
nuit il fut pris d'une toux assez forte, qui amena au
bout de quelques jours des crachats purulents avec un
redoublement de fièvre. Il survint des sueurs nocturnes et de la diarrhée qui le conduisirent très promptement au tombeau. Dans les six derniers mois de

son existence il se courba considérablement, il n'avait plus de force dans les bras ni dans les jambes; on était obligé de lui donner à manger, de le tenir à deux pour lui faire prendre un peu d'exercice dans sa chambre; il ne pouvait pas se tenir debout tout seul, ses extrémités supérieures et inférieures avaient beaucoup perdu de leur sensibilité, sa maigreur était extrème.

Autopsie cadavérique, vingt-quatre heures après la mort.

Extérieur du corps.- La maigreur est si grande qu'il ne reste plus que la peau et les os. Les organes de la génération sont dans un état de flaccidité remarquable.

Thorax.- Les poumons sont farcis de tubercules; il y en a une très grande quantité de ramollis ; le poumon gauche présente à son sommet une caverne tuberculeuse assez étendue qui contient du pus ; il y a un peu d'hépatisation dans la partie postérieure des deux poumons ; la plèvre est adhérente à ces organes dans une très grande étendue ; les bronches contiennent des mucosités épaisses et d'une odeur tuberculeuse ; le cœur est à l'état normal.

Abdomen. — L'estomac est très dilaté, sa membrane muqueuse est pointillée en rouge tout le long de sa grande courbure. La muqueuse intestinale présente quelques traces de phlegmasie. Le foie, les reins, la vessie n'offrent rien de remarquable.

Appareil cérébro-spinal. - La moelle épinière présente, depuis la sixième vertèbre cervicale jusqu'à sa terminaison, un ramollissement qui occupe les cordons antérieurs dont la couleur est d'un blanc grisâtre. Les cordons postérieurs paraissent moins ramollis. La pie-mère est d'un rouge manifeste, elle est couverte de nombreux vaisseaux remplis de sang; entre elle et la moelle épinière il y a un peu de liquide séreux et sanguinolent. Le cervelet et le cerveau sont dans leur état normal ; les ventricules latéraux contiennent une grande cuillerée à bouche de sérosité limpide et légèrement rosée.

Appareil de la locomotion. — Les extrémités des os longs sont généralement très gonflées , sans ramollissement. Les capsules synoviales sont blanches, sèches , épaissies, point lubrefiées par la synovie; les tissus extérieurs sont engorgés, endurcis; les parties fibreuses sont celles qui paraissent toujours les moins affectées.

IXe OBSERVATION.

M. L. P.*** d'un tempérament nerveux, s'abandonna sans réserve au commerce des femmes, ensuite il se maria à l'âge de 32 ans ; peu de temps après, il ressentit une douleur assez vive le long de la colonne épinière avec de la gène dans les mouvements des bras , de l'engourdissement , et des palpitations du cœur. Malgré un traitement rationel et actif, cette maladie fit des progrès, et, en quelques jours , il finit par perdre tout à fait l'usage des extrémités supérieures ; la sensibilité de ses membres diminua beaucoup sans être entièrement perdue; ses mains devinrent raides , ses doigts crochus et tellement contractés, qu'il était impossible de les redresser pour les faire revenir à leur position naturelle. Après trois mois d'un traitement bien suivi , il était parfaitement rétabli ; tous ces phénomènes cessèrent et il retrouva l'usage de ses bras et de ses mains comme par le passé.

Quoique M. L. P. fût vigoureusement frappé pour une première fois , il n'en tint aucun compte et ne tarda pas à se livrer de nouveau à l'usage du coït. Aussitôt il en éprouva de la fatigue , de la faiblesse et un dérangement dans ses fonctions digestives, et pour remédier à tous les malaises qu'il éprouvait, il pensa qu'il n'y avait pas de meilleur moyen à employer que de se mettre à l'usage de bons vins vieux, du café et de la liqueur, ce qui lui avait été expressément défendu. Il se traîna comme cela, très péniblement, jusqu'au commencement de la mauvaise saison, époque à laquelle il ressentit de nouveau des douleurs sourdes dans la région lombaire, dans le dos et dans différentes parties du corps, les bras redevinrent raides, les doigts contractés et les jambes paresseuses.

Ces douleurs n'étaient point vives; il ne s'en plaignit point, mais il ne tarda pas à en éprouver de plus fortes dans les orteils, les genoux, les hanches, les fesses, les poignets et les épaules, et voyant toutes ces parties se gonfler, il se décida à réclamer mes soins. Nous employâmes tout l'hiver et toute la belle saison suivante qu'il passa à la campagne pour le rétablir de cette affection si grave ; mais, malgré l'amélioration qu'il éprouva dans sa santé, sa constitution en resta altérée, ses digestions se dérangeaient pour la moindre des choses; il éprouvait des palpitations de cœur pour la plus petite émotion ou le plus petit mouvement, et souvent un tremblement général.

Cet état ne dura point longtemps ; à l'arrivée des pluies et du froid, suivant un régime peu convenable, il fut pris de douleurs dans les orteils, dans l'articulation tibio-tarsienne et fémoro-tibiale avec un gonflement assez considérable et de la fièvre. Une fois que le mal fut calmé sur ces articulations, il se porta sur les mains, les poignets, les épaules; les doigts des mains devinrent crochus, les bras raides et presque sans mouvement, les extrémités inférieures très paresseuses et presque insensibles. Il éprouva encore un peu d'amélioration de cet état ; mais son existence était tout à fait compromise. Ce malheureux resta une dizaine d'années dans cette cruelle position, éprouvant des alternatives fréquentes ; quelquefois il était un peu mieux, d'autres fois il était très mal, mais jamais bien ; car on peut dire que ses attaques étaient devenues presque continues. La dernière année de son existence fut des plus affreuses ; il resta tout à fait alité, ses digestions se troublèrent totalement, il ne pouvait plus aller à la garde-robe que par des lavements, et encore il n'allait que tous les cinq ou six jours ; les urines coulaient avec difficulté, il perdit l'usage de l'œil gauche à la suite de plusieurs ophthalmies. Il était d'une maigreur extrême, les muscles fessiers avaient entièrement disparu, ce qui rendit son séjour continu au lit très pénible et douloureux. Il devint sourd, paralytique des quatre membres. Un jour, étant étendu sur un canapé où l'on avait l'habitude de le mettre pour le faire reposer des fatigues du lit, il fut pris d'une convulsion qui dura une heure. Après cet accident, il ne put recouvrer la parole ni sa connaissance ; il resta plongé dans un état de stupeur , d'imbécillité avec une contracture des jambes, des cuisses et des bras. Il resta dans cet état jusqu'au lendemain, où il lui survint une autre convulsion qui dura bien moins longtemps que la première, et il succomba.

Autopsie cadavérique, dix-huit heures après la mort.

Extérieur du corps. Les muscles de la face sont convulsivement contractés, le visage est pâle, jaune; les vaisseaux vides de sang , tous les membres sont contournés , contractés ; la maigreur est très grande et fait ressortir le gonflement des articulations ; les organes génitaux sont flétris et le testicule gauche athrophié.

Appareil cérébro-spinal. La dure-mère est adhérente à la boite osseuse du crâne ; les vaisseaux de l'arachnoïde et de la pie-mère sont remplis de sang; la substance cérébrale est très molle et ses vaisseaux sont gorgés de sang. Il y a un peu de liquide limpide dans les ventricules. Le cervelet est aussi très mou , ainsi que le bulbe céphalique et la protubérance annulaire. La partie antérieure de la moelle épinière est ramollie dans toute son étendue et convertie en une sorte de pulpe grisâtre. Ce ramollissement paraît plus considérable à la partie supérieure de la région dorsale ; il s'étend un peu dans l'épaisseur des faisceaux fibreux qui la forment. En remontant vers l'encéphale , on peut suivre ce ramollissement à travers la commissure du cervelet , les pédoncules cérébraux , les couches optiques, les corps striés et les circonvolutions cérébrales. La partie postérieure de la moelle est moins ferme que dans son état normal. Les nerfs rachidiens n'ont pas aussi leur consistance naturelle, leur névrilème paraît bien ramolli. Les membranes de la moelle épinière sont fortement injectées; la pie-mère est très rouge ; elle est un peu adhérente à la moelle, à la région lombaire et dorsale. Dans le canal vertébral , il y a un peu de sérosité sanguinolente.

Thorax. — Il y a quelques tubercules disséminés dans les poumons ; ils sont gorgés de sang à leur partie postérieure. Le cœur est d'un volume ordinaire , mais il est peu consistant.

Abdomen. — On remarque quelques taches rougeâtres sur le péritoine; la membrane muqueuse de l'estomac est pointillée en rouge dans toute son étendue, quelques unes de ces petites taches sont violacées ; quelques injections se remarquent sur la muqueuse intestinale. Le foie, plus volumineux qu'à l'ordinaire , adhère fortement par sa face convexe au diaphragme ; son tissu est injecté. La vésicule biliaire contient une bile épaisse et noirâtre. Les reins n'offrent rien de remarquable ; la vessie est pâle, décolorée et rétractée.

Appareil de la locomotion. — Toutes les articulations des orteils et des doigts de la main sont tuméfiées ; la peau qui les recouvre est de couleur bleuâtre, dans l'intérieur il n'y a pas de synovie ; malgré cet engorgement, les doigts sont fléchis et contractés, au point de ne pouvoir les ramener dans leur position naturelle. Les capsules synoviales des grandes articulations sont légèrement rosées et contiennent un peu de synovie ; les ligaments sont d'une dureté remarquable, ainsi que les autres tissus qui recouvrent les articulations. Les extrémités des os longs sont généralement plus volumineuses qu'à l'ordinaire. Les membres sont tellement contractés, qu'en coupant les tendons des muscles fléchisseurs, on a de la peine à les étendre. Nous ferons ici la même remarque que pour les doigts : c'est que l'engorgement des articulations n'a pas empêché la contraction de se faire ; il a fallu une puissance bien grande, qui aurait occasioné probablement de violentes douleurs, si le malade avait joui de toute sa sensibilité.

Xᵉ OBSERVATION.

M. B***, d'une assez forte constitution, mais lymphatique, atteint de la goutte et de la gravelle depuis dix ans, se plaignait constamment de douleurs dans les reins, qui faisaient tout le tour du ventre. Il éprouvait fréquemment des coliques et des dérangements dans ses digestions. Les urines étaient claires, limpides, elles coulaient assez abondamment et charriaient des graviers rougeâtres, et parfois très volumineux. Il éprouvait de la paresse et de la difficulté à marcher, et cependant le gonflement des articulations n'était pas considérable. Il était extrêmement gourmand et gourmet ; il avait habituellement une bonne table et d'excellents vins, il faisait usage, après le dîner, du café et de son petit verre de liqueur. Il coïtait quelquefois, et c'était presque toujours après le repas que se manifestaient ses désirs. Un jour, en sortant de table, et voulant se livrer à cet acte, il tomba sur le parquet de son salon frappé d'une attaque d'apoplexie foudroyante. Il perdit subitement toute sa connaissance ; la respiration devint stertoreuse, les membres froids et ne donnant aucun signe de mouvement, mais ils jouissaient encore d'un peu de sensibilité, et dans la soirée, il expira à l'âge de 55 ans.

Autopsie cadavérique, vingt-deux heures après la mort.

Extérieur du corps. — Embonpoint, pâleur générale ; articulations peu gonflées.

Appareil cérébro-spinal. — En sciant les os du crâne, il s'échappe une grande quantité de sang noirâtre ; les sinus cérébraux sont gorgés de sang ; les membranes du cerveau sont fortement injectées. La substance cérébrale du lobe droit est ramollie ; son centre contient un foyer apoplectique ; le sang épanché est noir et peut être évalué à trois onces ; le lobe du côté gauche est plus ferme ; en le coupant par tranche, on remarque que la substance blanche est pointillée de rouge dans toute sa surface ; tous les vaisseaux du cerveau sont gorgés de sang : le cervelet est mou et injecté. Les vaisseaux du rachis sont aussi généralement remplis de sang. La substance médullaire à la région lombaire et à la partie inférieure de la région dorsale jusqu'à la dixième vertèbre, est le siège d'un ramollissement d'une couleur rougeâtre ; on dirait du sang épanché parmi les molécules nerveuses. Les nerfs qui naissent de la moelle à cet endroit ne sont point affectés. Au-dessus de la dixième vertèbre dorsale, la moelle épinière est plus ferme. La pie-mère rachidienne qui correspond à l'endroit où la moelle se trouve ramollie, présente un réseau de vaisseaux gorgés de sang d'un rouge vermeil. Le canal rachidien contient un peu de sang épanché.

Thorax. — Les organes contenus dans la poitrine sont sains.

Abdomen. — L'estomac est dilaté considérablement : il est plein d'aliments ; sa muqueuse est d'un rouge violacé dans une grande partie de son étendue ; celle du duodénum est d'un rouge plus vermeil ; le reste du canal intestinal n'offre rien de particulier. Le foie est très volumineux ; la vésicule du foie est remplie de bile noirâtre. Le canal thorachique contient beaucoup de chyle. Les reins sont très gonflés, durs, difficiles à inciser ; il y a une très grande quantité de graviers adhérents aux parois des bassinets ; les urétères sont très dilatés ; celui de gauche présente sur sa surface intérieure des points violacés. La vessie est très dilatée, et sa muqueuse est très rouge et présente des veines gonflées et gorgées de sang noirâtre ; elle contient de l'urine trouble et quelques graviers dans son bas-fond ; le tissu cellulaire qui enveloppe les reins est dur, comme lardacé ; la rate est fort adhérente aux tissus qui l'environnent.

Appareil de la locomotion. — Les membres inférieurs sont légèrement tuméfiés et n'offrent rien de particulier dans les muscles, les vaisseaux et les nerfs ; les articulations des genoux, des pieds avec la jambe, sont le siége d'engorgements chroniques peu volumineux. Ces articulations contiennent de la synovie qui est trouble et qui laisse déposer une petite quantité de matière blanchâtre comme crayeuse. La capsule synoviale est blanche et dure; les parties qui environnent aussi ces articulations sont endurcies ; les articulations des orteils sont aussi gonflées, les os ne présentent point de tuméfaction apparente.

XIe OBSERVATION.

M. L. B***, célibataire, d'un tempérament lymphatique, âgé de 47 ans, était goutteux depuis plusieurs années, et ne s'était jamais soigné, il vivait seul, sans domestique, il était atteint d'engorgements chroniques des articulations des pieds, des genoux, des mains et des poignets. Il éprouvait très souvent des attaques de goutte, et quand cela lui arrivait, il se bornait à se mettre tout simplement dans son lit en attendant que la nature vînt mettre fin à ses souffrances ; aussi passait-il une grande partie de son existence dans sa chambre ; il était devenu d'une si grande susceptibilité pour le froid, qu'il ne pouvait plus sortir sans être ma-

lade; il prétendait qu'il suffisait d'ouvrir sa croi-
sée pour lui faire éprouver un frémissement et
faire revenir ses douleurs. Il était extrèmement sobre, mais il usait beaucoup des femmes
de bas étage et il avait l'habitude de les voir debout, quoiqu'il sût combien cela lui était pernicieux; à la suite d'une de ces orgies, il fut pris
d'une violente douleur dans la région lombaire,
accompagnée d'une chaleur brûlante le long de
l'épine avec un tremblement général, des douleurs
dans toutes les articulations et les membres; une
fièvre très forte, un fourmillement dans les bras et
les mains. Le malade fut mis dans son lit bien
chauffé; la figure devint rouge, vultueuse, le pouls
dur, vif; le cœur battait très fortement, la respiration était extrèmement gênée. Voilà l'état où je
le trouvai quand je fus appelé près de lui. Une
petite saignée du bras fut pratiquée de suite; on
appliqua trente sangsues sur les lombes, le petit-lait
émétisé lui fut donné pour boisson; et un lavement
avec 32 grammes de sulfate de soude amena une
selle très copieuse. Le soir, le petit-lait fut remplacé par une tisane légèrement diaphorétique et
une potion anti-spasmodique avec l'acétate de morphine; la nuit fut très agitée, très fatigante; le
lendemain au matin, il ne pouvait plus remuer ses

membres inférieurs, il y avait paralysie complète du mouvement; la respiration était stertoreuse, le pouls petit et faible, presque insensible; une sueur froide se répandait sur le corps, le bas-ventre était un peu balonné, il y avait suppression des urines et des matières fécales; la face était altérée, la peau devint froide et il succomba à trois heures de l'après-midi.

Autopsie cadavérique, trente-deux heures après la mort.

Habitude extérieure. — Taille élevée, embonpoint, peau pâle, chairs flasques, articulations tuméfiées, parties génitales flétries.

Appareil cérébro-spinal. — Le cerveau, volume et consistance ordinaires; ses vaisseaux sont peu gorgés de sang; dans les ventricules on remarque un peu de sérosité limpide, entre la pie-mère et le cerveau on trouve un liquide épaissi et coagulé de la consistance de la gelée. Les veines rachidiennes sont gorgées de sang noirâtre extrèmement épais; les membranes rachidiennes sont aussi très injectées; entre la pie-mère et la moelle épinière on trouve une assez grande quantité de sang noir épanché, depuis le bulbe lombaire jusqu'à la 8ᵉ vertèbre dorsale; la moelle est recouverte de plusieurs caillots de sang; dans presque toute cette étendue, sa consistance est aussi diminuée, vers le renflement lombaire; ce ramollissement est plus considérable et il occupe toute l'épaisseur de la moelle, dans la longueur d'environ quatre pouces; en coupant la moelle par tranches au-dessus de ce ramollissement, ses vaisseaux laissent couler du sang fluide; sa substance blanche est pictée de points roses; à leur origine seulement les nerfs lombaires paraissent un peu ramollis et ils sont d'une couleur plus terne; la partie supérieure de la moelle, à commencer de la 8ᵉ vertèbre dorsale, n'offre rien de remarquable.

Thorax. — Les poumons sont gorgés de sang ; celui du côté droit est hépatisé dans sa partie supérieure, la plèvre y est adhérente dans une assez grande étendue; le cœur est volumineux et mou, sans offrir d'autres particularités.

Abdomen. — L'estomac, les intestins et le foie sont sains, les reins sont très volumineux et adhérents au tissu cellulaire qui environne; la rate est adhérente à l'estomac et au diaphragme par une fausse membrane; la vessie est distendue par une grande quantité d'urine rouge foncé ; sa muqueuse est rosée dans toute son étendue. Les testicules sont atrophiés; les vaisseaux du cordon spermatique du côté gauche sont variqueux.

Appareil de la locomotion. — Les petites articulations et les grandes sont lubréfiées par de la synovie ; les parties molles qui les recouvrent sont décolorées et un peu infiltrées ; les parties fibreuses ne présentent rien à noter. La capsule cotyloïdienne du côté droit, qui avait été le siége d'une douleur assez vive avant cet événement, était rouge ; ses vaisseaux injectés, et son intérieur contenait un peu de liquide rougeâtre sanieux.

Voulant éviter bien des répétitions, je ne rapporterai point ici cinq observations d'individus qui étaient atteints de la goutte depuis plusieurs années, et qui ont succombé à diverses affections ; je me bornerai seulement à citer les faits les plus importants qui ont été remarqués. Ils avaient tous plus ou moins abusé du coït, et nous avons rencontré chez eux une altération, que nous appelons irritation chronique spinale, qui est caractérisée par les phénomènes suivants : les vaisseaux de la moelle épinière sont injectés, la substance grise est d'une couleur rosée, ou d'un rouge foncé ; la substance blanche est d'une rougeur comme sablée, pointillée, sans ramollissement. Les membranes rachidiennes, particulièrement la pie-mère, sont d'un rouge violacé, plus ou moins foncé ; elles laissent apercevoir un réseau vasculaire très développé et gorgé de sang. Les veines du rachis sont aussi gorgées de sang noirâtre. On peut en dire autant de toutes les parties environnantes de la moelle épinière lombaire ; elles sont dans un état de turgescence et d'engorgement chronique. Les symptômes les plus remarquables qui ont été observés chez ces malades pendant leur vie, sont : une douleur dans la région lombaire et dorsale, accompagnée de chaleur dans ces parties, de l'engourdissement dans les membres, gène dans les mouvements, diminution dans la sensibilité, douleurs dans les différentes parties du corps , gonflement des articulations, trouble des digestions, de la circulation , des sécrétions , etc. J'ai vu mourir bien des goutteux sans pouvoir en faire l'autopsie ; on concevra facilement tout ce qu'il peut y avoir d'incomplet dans mes observations qui ont été faites à la hâte dans des maisons particulières , au milieu de personnes dans le chagrin ; mais je pense qu'elles suffiront grandement pour mettre sur la voie et pour engager les observateurs et particulièrement ceux qui se sont occupés spécialement de l'étude de cette maladie , de continuer des recherches qui pourront par la suite ramener des opinions si divergentes, et, en les ralliant, faire cesser notre incertitude sur cette cruelle maladie et lui faire prendre enfin une place invariable dans le cadre nosographique.

Ces résultats pathologiques que nous venons de décrire, nous forcent à faire quelques observations importantes sur les altérations de la moelle épinière.

1° C'est que l'abus du coït doit être considéré comme une des principales causes de l'irritation de la moelle épinière lombaire et de ses membranes.

2° C'est que l'irritation, l'inflammation de la moelle épinière ou de ses membranes, arrivant à la suite de l'abus du coït, sans avoir été précédées d'un état aigu, détermine une douleur dont les malades se plaignent peu; elle est obscure dans son principe, et devient plus forte à la longue ; elle n'est jamais accompagnée de fièvre, à moins de devenir aiguë, ce qui lui arrive quelquefois.

3° Cette douleur a été souvent prise pour une affection rhumatismale sans conséquence.

4° Cette douleur des lombes existe toujours chez les individus qui doivent être atteints de la goutte; elle est facile à suivre.

5° Les individus atteints d'une irritation de la moelle épinière, sont tellement sensibles au froid, qu'ils sont pris de douleurs articulaires au moindre changement de température.

6° Sous l'influence de cette irritation, les malades éprouvent aussi des douleurs névralgiques dans toutes les parties du corps, mais particulièrement dans les extrémités inférieures.

7° Les membres deviennent tellement douloureux à la moindre pression, que cet état a été souvent pris pour une affection rhumatismale.

8° Des phénomènes remarquables accompagnent presque toujours cette affection, tels que le tremblement des extrémités inférieures, de la raideur dans les membres, de la faiblesse et de la diminution dans les mouvements et dans la sensibilité.

9° Le ramollissement de la moelle lombaire peut exister sans paralysie des extrémités inférieures.

10° Les goutteux deviennent paralytiques sans avoir éprouvé d'apoplexie.

11° La circulation, la respiration, les fonctions digestives et les sécrétions sont toujours plus ou moins troublées, sous l'influence d'une irritation de la moelle épinière et de ses membranes.

12° La peau, la vessie, le rectum cessent quelquefois entièrement leurs fonctions sous l'influence de cette maladie.

13° C'est presque toujours la portion lombaire de la moelle épinière qui est plus particulièrement malade chez les goutteux, ce qui prouve que ce sont les abus vénériens qui en sont la véritable cause C'est pour cela aussi que, dans cette maladie, les extrémités inférieures sont toujours les premières malades et qu'elles le sont toujours beaucoup plus que les supérieures. C'est aussi dans les extrémités inférieures que l'on rencontre le plus de phénomènes nerveux dépendant de cette altération.

14° L'altération de la moelle épinière à la région lombaire est moins grave que lorsqu'elle a son siége à la région dorsale, et beaucoup plus grave à la région cervicale qu'à cette dernière.

15° La portion lombaire de la moelle épinière, peut être altérée assez fortement, sans que la vie d'un malade soit en danger, et quelquefois sans qu'il en résulte de graves inconvénients.

Maintenant nous allons décrire en particulier les différentes altérations que nous avons trouvées dans chaque tissu.

Moelle épinière. — J'ai rencontré plusieurs fois la moelle épinière d'une couleur rosée, ayant un réseau vasculaire développé et fortement injecté, surtout à l'endroit qui correspondait au siége de la douleur lombaire que j'ai signalé dans les phénomènes de la goutte. Je suis bien convaincu, d'après mes nombreuses observations, que cette douleur qui est constante à la région lombaire, se continue

quelquefois le long de la colonne dorsale et dans le
sacrum jusqu'à la pointe du coxis, dans les portions
charnues des fesses, des cuisses, est le résultat de
cet état pathologique que je viens de décrire. J'ai
trouvé la moelle épinière à la région lombaire et
dorsale qui était ramollie dans sa couche superfi-
cielle et dans toute son épaisseur; je l'ai trouvée
aussi transformée en une espèce de pulpe liquide
dans laquelle on ne trouve plus aucune espèce de
trace d'organisation, sans cependant qu'il y ait
interruption dans sa continuité. Cet état pathologique est le résultat de l'irritation spinale qui a été
méconnue dans le principe. On n'attache pas assez
d'importance à cette douleur lombaire qui est toujours sourde à son début et qui plus tard se trouve
obscurcie par celle de la goutte articulaire. Je n'ai
jamais trouvé la moelle ramollie dans toute sa longueur; mais presque toujours dans une étendue de
trois à six pouces, et le plus ordinairement dans
la partie inférieure. J'ai vu aussi la moelle bour-
soufflée, gonflée, comme ecchymosée et endurcie.

J'ai trouvé les membranes enveloppant la
moelle épinière d'une couleur rosée, d'un rouge
vif et violacé; leurs vaisseaux gravement injectés :
nous les avons vues aussi endurcies, ramollies.
Entre ces membranes, nous avons rencontré du

sang épanché, de la sérosité limpide, coagulée, endurcie, du pus, des adhérences entre ces membranes et entre la pie-mère et la moelle. Toutes ces diverses altérations prouvent suffisamment qu'elles ont été le siége d'une inflammation chronique. Nous avons trouvé aussi du sang épanché dans le canal vertébral et de la sérosité sanguinolente.

J'ai observé plusieurs fois l'état de la membrane médullaire des os chez les goutteux, et je l'ai trouvée injectée; son réseau vasculaire très développé, gorgé de sang et d'une couleur vermeille ; je l'ai vu boursoufflé. J'ai trouvé la moelle à l'état liquide, ressemblant à de l'huile ; j'ai remarqué du sang épanché dans le canal médullaire. Dans les petits os longs, j'ai rencontré le canal médullaire obstrué et ossifié. Les douleurs extrêmement aiguës que les goutteux accusent ressentir dans les os ont évidemment leur siége dans la membrane médullaire. Les différents phénomènes que je viens de décrire, et ceux que j'ai observés dans une autre circonstance, et que je vais citer, ne permettent pas de douter que cette membrane est susceptible de s'enflammer.

Dans les pièces d'anatomie pathologique que je préparai pour les leçons du professeur Dupuytren, pour démontrer la théorie du cal dans les fractures, j'ai vu la moelle des os offrir trois états bien distincts : celui qui correspondait à la fracture était dans un état d'induration ; plus haut une inflammation nouvelle , et le reste de la moelle dans l'état sain. A une époque plus éloignée, le canal médullaire est rempli par une cheville osseuse qui tient en rapport les extrémités des os fracturés. Après un temps plus ou moins long , cette cheville osseuse disparaît ; le canal se rétablit insensiblement. Il ne tarde pas à se former des cellules qui, dans le principe, sont très petites ; puis elles s'agrandissent, se réunissent ; leurs cloisons deviennent chaque jour plus minces , et se changent en un véritable filet réticulaire, qui lui-même disparaît à la longue. Enfin, lorsque le canal est rétabli, on observe une moelle de nouvelle formation qui le remplit et qui est reconnaissable par l'ensemble des caractères propres à ce genre de tissu.

Des nerfs. — Les phénomènes nerveux qui se sont présentés pendant la vie, chez les goutteux, sont très nombreux ; il y en a de très importants, et de fugaces ; mais, en général , ils laissent peu de lésions appréciables après la mort. Ce que j'ai rencontré le plus communément, c'est la couleur jaune des nerfs, que j'ai attribuée à une inflammation chronique de ce tissu ; c'est principalement aux nerfs lombaires naissant de la partie antérieure de la moelle,

à ceux qui environnent les grandes articulations.
et qui étaient malades depuis longtemps, qne j'ai
remarqué plus particulièrement cette altération.
Béclard et d'autres pathologistes ont dit que,
lorsque l'irritation se prolongeait dans les nerfs.
ceux-ci passaient de la couleur rouge à la couleur
jaune.

Je n'ai jamais rencontré, chez les goutteux, l'injection sanguine et la couleur rouge des nerfs qui
puissent caractériser un véritable état inflammatoire, cela tient probablement à ceque les autopsies
que j'ai eu occasion de faire étaient pratiquées chez
des individus malades depuis très longtemps. M. le
professeur Andral a trouvé le nerf sciatique fortement injecté chez un individu atteint de sciatique,
et M. Martinet cite plusieurs exemples de nerfs
injectés de sang et d'une couleur rouge violacée.
chez des individus atteints aussi de cette même
maladie. M. Sanson rencontra une altération à peu
près semblable dans le nerf crural; M. A. Gou-
pil eut occasion de faire la même remarque;
mais on voit que ce n'est que dans les principaux
troncs nerveux que cet état pathologique a été
observé; les altérations que l'on rencontre dans les
branches nerveuses d'un ordre inférieur prouvent
bien aussi qu'elles doivent s'enflammer comme les

principaux troncs. L'état de la science n'est point
encore assez avancé pour permettre de démontrer
que ces diverses altérations sont véritablement le
résultat d'une inflammation du nerf ; mais l'on
peut fortement le présumer, parce que la nature suit
la même marche dans beaucoup de tissus de notre
économie. J'ai rencontré chez quelques goutteux le
ramollissement et l'induration des nerfs qui ne sont
que le résultat de l'inflammation. Le premier de ces
états, je l'ai rencontré à l'origine des nerfs lombaires,
lorsque la moelle épinière était elle-même ramollie,
et dans la carie de la colonne vertébrale. Je ne puis
affirmer que ce ramollissement etait dans certains
cas, un état de suppuration. Cet état pathologique
ne s'étendait jamais bien loin. Il m'est arrivé deux
fois de ne pouvoir distinguer l'origine du nerf,
tant le ramollissement était grand ; l'état d'induration, je l'ai trouvé fréquemment dans les filets
nerveux qui entourent les articulations, qui avaient
été souvent le siége d'inflammations, particulièrement à ceux des pieds et des mains. Chez les
goutteux qui sont malades depuis longtemps, les
nerfs des pieds ont subi une si grande désorganisation, qu'il est impossible d'en suivre la trace et
de savoir ce qu'ils sont devenus. Les auteurs citent
un assez grand nombre d'exemples de nerfs passés

à l'état d'induration et de ramollissement résultant des névralgies.

Quelques médecins citent des exemples d'atrophie des nerfs. MM. Gendrin et Martinet ont observé la suppuration des nerfs dans les gros troncs nerveux à la suite des névralgies. D'autres altérations ont été rencontrées dans le système nerveux ; mais comme elles se trouvent en dehors de la maladie qui m'occupe, je n'en ferai point mention.

Système osseux. — On serait tenté de croire que l'inflammation de la moelle épinière se communique quelquefois au système osseux, car nous avons trouvé plusieurs fois les vertèbres légèrement gonflées, cariées à l'endroit correspondant où la moelle était altérée. Nous ne pensons pas que cela arrive même dans ces exemples-ci. Notre opinion est que l'altération de la moelle précède la carie : elle est fondée sur ce que nous avons trouvé la moelle ramollie et les vertèbres peu altérées ; ensuite c'est que les symptômes précurseurs annoncent évidemment une altération de la moelle et que rien ne pouvait faire supposer celle des vertèbres. Pour les os longs, nous pensons tout le contraire ; il est très rare que l'inflammation de la membrane médullaire existe sans que cet état pathologique ne se communique à l'os.

Les douleurs que les malades atteints de la goutte se plaignent d'éprouver dans les os et les altérations que l'on rencontre après la mort dans ce tissu, prouvent bien évidemment que pendant la vie, il est le siége d'une inflammation, plus ou moins vive, suivant les individus. Nous avons dit en décrivant les phénomènes de la goutte, que ces douleurs affectaient principalement les extrémités des os longs et qu'elles étaient indépendantes du mal articulaire; nos résultats d'anatomie pathologique le confirment. Nous avons trouvé des altérations aux extrémités des os qui étaient fort peu en rapport avec l'état des articulations peu malades; et, dans d'autres circonstances, nous avons trouvé des articulations bien désorganisées, sans que les os fussent grandement affectés.

Nous avons été à même d'observer très souvent le gonflement et le ramollissement des os; quelquefois le gonflement est considérable; les os prennent un développement, une distention remarquable; on le rencontre aux os du tarse, du carpe à la rotule, aux extrémités de tous les os longs, mais c'est particulièrement aux malléoles, à l'extrémité supérieure du tibia, aux condyles du fémur qu'on l'aperçoit le plus souvent. Le ramollissement peut être considéré comme une termi

naison de l'inflammation et du gonflement ; il se
rencontre aussi le plus fréquemment dans les os où
il y a le plus de substance spongieuse. Cela s'explique d'autant plus facilement, que sa composition est plus délicate et que le développement de
son système vasculaire sanguin est beaucoup plus
grand. Nous avons vu des os ramollis et passés à
l'état de cartilage d'une consistance molle ; nous
en avons remarqué qui ressemblaient beaucoup à
une espèce d'état graisseux.

En sciant des os longs, nous avons trouvé, dans
leur intérieur, des vaisseaux sanguins développés
et gorgés de sang ; nous avons remarqué sur un tibia du sang épanché dans la substance spongieuse,
et nous avons fréquemment vu les cellules de cette
substance très dilatées et quelquefois obstruées et
passées à l'état compacte. Quelques auteurs disent
avoir observé chez des goutteux , la friabilité des os.

Nous ferons observer, que ce sont les os des extrémités inférieures qui sont presque toujours affectés.

Plater et Rœderer disent qu'ils ont trouvé des
os comme rongés et vermoulus, chez des personnes qui avaient été longtemps tourmentées par
la goutte. Cheselden, Ruysch , Albinus , Haller ,
Winzel et plusieurs autres médecins modernes ont
recueilli diverses observations de lésions du tissu

osseux, coïncidant avec la goutte, dont elles étaient l'effet immédiat.

Cartilage. — Voilà un tissu dans lequel on découvre difficilement des traces d'organisation, et cependant la goutte ne manque pas d'y laisser des marques de son passage. Serait-ce à son affinité avec le système osseux qu'il devrait d'être aussi fréquent et profondément attéré? Nous le pensons.

Les phénomènes inflammatoires des cartilages sont peu connus, il est probable qu'ils ont une marche lente, obscure, toujours chronique, on ne les rencontre jamais rouges, injectés; l'irritation y reste obscure comme sa vitalité. Cependant, on les trouve gonflés, ramollis, altérés dans leur couleur, érodés, ulcérés; ils suppurent, se désorganisent et passent à l'état d'ossification.

Quand nous avons rencontré le ramollissement des vertèbres, nous avons trouvé les ligaments intervertébraux gonflés, ramollis; quand les vertèbres étaient cariées, ces mêmes ligaments étaient en suppuration et détruits. Nous avons vu chez un vieillard atteint de la goutte et qui a succombé à l'âge de 75 ans, les ligaments inter-vertébraux; des vertèbres lombaires, des dernières dorsales entièrement ossifiées; dans les petites articulations, on les trouve encore passées à l'état d'ossification, surtout lorsque ces articulations sont ankilosées.

Dans les grandes articulations, ils offrent encore différentes altérations ; c'est là ordinairement que nous les avons trouvés gonflés, ramollis ; quelquesfois, ils avaient tout simplement perdu leur belle couleur nacrée ; ils étaient devenus jaunes, brunâtres. J'ai vu cette teinte affecter toute l'épaisseur du cartilage ; d'autres fois, ils se sont présentés érodés, ulcérés, suppurés. Plusieurs auteurs citent des exemples de cartilages articulaires entièrement détruits, et il s'élevait à la surface de l'os dénudé des bourgeons charnus très volumineux. Les articulations dans lesquelles nous avons le plus ordinairement trouvé les cartilages altérés, sont l'articulation fémoro-tibial, fémoro-cotyloïdienne et tibio-tarssienne. Ceux aussi qui servent à l'union des os du tarse entre eux, éprouvent beaucoup d'altérations.

Des capsules articulaires.—Quoique l'inflammation des membranes synoviales soit encore peu connue, beaucoup de médecins, tant anciens que modernes, pensent que le rhumatisme articulaire consiste dans cette phlegmasie ; d'autres la regardent comme la source des phénomènes morbides auxquels on a donné le nom de goutte, et y ont placé le siége de cette maladie. Nous pensons aussi que lors-

que la goutte se porte sur les articulations à l'état
d'inflammation , c'est cette membrane qui est
primitivement affectée, et que les autres tissus qui
l'enveloppent finissent aussi par participer à cette
inflammation. Du reste, les résultats pathologiques
ne permettent plus de douter un seul instant que
cette membrane ne soit susceptible de s'enflammer,
et très vivement.

Chez les goutteux, les capsules articulaires sont
souvent le siége de violentes inflammations ; aussi,
après la mort en trouve-t-on des traces bien mani-
festes. Nous avons vu plusieurs fois sur des articulations qui n'avaient point été fréquemment atteintes , la face interne de cette membrane légèrement
rosée avec un réseau vasculaire assez bien dessiné
sans être très développé , mais qui annonçait assez
bien que cette membrane avait été enflammée et
que l'on pouvait la considérer comme le siége de
cette douleur qui avait existé pendant la vie. Une
fois seulement j'y ai trouvé des vaisseaux plus développés et plus injectés ; mais cela est fort rare ; car
la goutte est toujours une affection très ancienne ;
on la trouve aussi pointillée de granulations rouges
ou violacées. Quand ces membranes ont été souvent
le siége d'inflammation, elles sont ordinairement d'une couleur blanchâtre terne ; l'on n'y re-

marque aucune trace de vaisseaux vasculaires; on dirait même qu'il n'en existe pas, elles sont épaisses, dures, quelquefois très difficiles à inciser. D'autres fois elles sont sèches, privées de leur transparence naturelle, ne sécrétant plus et ne pouvant plus absorber la synovie épanchée dans l'articulation. Plusieurs fois elles nous ont offert sur un point de sa surface du pus d'une belle couleur jaunâtre que nous avons enlevé sans rencontrer sur les parties qu'il recouvrait d'autres altérations qu'une tache violacée. Nous avons rencontré aussi du sang épanché dans les articulations, sans reconnaître d'où il venait : nous pensions que cela pouvait dépendre de la rupture d'une veine inter-articulaire. Dans la désorganisation des grandes articulations nous avons vu cette membrane détruite en partie, décollée d'avec les cartilages qu'elle recouvre et dans les petites articulations. Très souvent nous l'avons trouvée ossifiée, ne laissant apercevoir aucune trace de son existence. L'inflammation chronique des capsules articulaires et l'immobilité prolongée que les malades sont obligés de conserver dans certaines circonstances, sont les principales causes des ankiloses que l'on rencontre si fréquemment chez les goutteux. Elles sont très communes dans les petites articulations, surtout aux orteils et aux métatarses. Je les ai rencontrées aussi dans les petites articulations des mains. Dans les grandes, elles sont plus **rares** : l'ankilose de l'articulation femoro-tibial est la plus commune. J'en ai observé d'incomplettes à l'**articu**lation tibio-tarsienne, à celle de la main avec le bras et à l'articulation huméro-cubitale.

Lorsque l'ankilose arrive par l'inflammation de la membrane, elle laisse d'abord exsuder une lymphe plastique et coagulable, qui forme des brides, et réunit les surfaces contigües en différents points de leur étendue, comme on l'observe lors de la formation des adhérences dans les membranes séreuses enflammées; ensuite l'exhalation de la synovie diminue, ou bien quelquefois augmente; mais dans ce dernier cas, le liquide finit par être absorbé entièrement, et les adhérences d'abord molles et gélatineuses deviennent solides et se transforment en tissu cellulaire ; enfin l'ossification s'empare des fausses membranes comme des liens cellulaires.

Dans les articulations des orteils et des doigts où elles sont très fréquentes, elles reconnaissent plutôt pour cause l'immobilité. L'empâtement et le gonflement des téguments sont quelquefois très considérables et ne permettent plus à ces articulations d'exercer aucun mouvement. Alors la souplesse des liens fibreux qui les unissent, diminue ainsi que la sécrétion de

l'humeur synoviale qui lubrifie les surfaces corres-
pondantes des os. Lorsqu'une articulation est rete-
nue longtemps dans une parfaite immobilité, voici les
phénomènes qui s'y passent. Pour que l'enkilose ait
lieu, les ligaments se raccourcissent, ils reviennent
sur eux mêmes ; ils ne sont plus alternativement
tendus et relâchés, pliés et redressés par les mouvements ; ils deviennent de plus en plus raides, ils
rapprochent et serrent fortement les unes contre les
autres les surfaces articulaires. L'exhalation de la
synovie est de moins en moins abondante ; cette liqueur devient très tenue ; la membrane synoviale
semble revenir sur elle-même, et éprouver, ainsi que
les autres parties de l'articulation, une véritable
athrophie ; les surfaces articulaires se rétrécissent ;
la synovie finit par se tarir entièrement; les feuillets
contigus de la membrane qui la sécrétait, perdent
leur poli, deviennent rugueux et ne tardent pas à
contracter des adhérences entre eux ; il se fait une
véritable transformation celluleuse de la membrane
synoviale. On ne la retrouve plus dans beaucoup d'articulations ainsi ankilosées ; on observe seulement
un tissu filamenteux, celluleux, blanchâtre qui
réunit les surfaces articulaires. Les cartilages d'in-
crustation presque toujours aussi ont diminué d'é-
paisseur, et quelquefois même ont été absorbés et

ont entièrement disparu sur plusieurs articulations : on rencontre encore dans quelques endroits des portions de la membrane synoviale, qui n'ont point été oblitérées. Après un temps plus ou moins long le tissu cellulaire serré qui réunit les surfaces articulaires, est envahi par l'ossification. Le plus ordinairement, dans ces ankiloses l'on ne reconnaît plus que le tissu osseux ; ces parties sont tellement soudées entre elles que le tout ne forme qu'une seule pièce. Nous l'avons rencontré très fréquemment et il paraît que ce travail se fait très promptement, car on le trouve souvent chez des individus qui n'étaient atteints de la goutte que depuis quelques années : cela s'explique facilement par l'immobilité complète que les malades sont obligés de conserver dans une foule de circonstances.

De la synovie. — La synovie contenue dans les articulations des goutteux, a été analysée par les auteurs qui ont pensé que l'altération de ce fluide pouvait être la cause de cette maladie. Le résultat de ces expériences a appris qu'elle contenait quelquefois un excès de bases alcalines, d'autres fois des éléments acides et le plus souvent des proportions communes des uns et des autres. Cajétan a trouvé que tantôt elle rougissait et tantôt verdissait le sirop de violette, d'où il a conclu que quelquefois la goutte était alcaline ou acide ; mais les expériences de Cajétan paraissent aussi superficielles que ses conclusions sont hasardées. Pinelli a fait aussi des.expériences qui ne sont pas plus satisfaisantes ; on voit combien ses travaux sont peu importants pour la science.

La synovie contenue dans les capsules articulaires est quelquefois très abondante, elle dépasse de beaucoup la quantité nécessaire pour lubréfier les surfaces articulaires et faciliter les mouvements; cette surabondance de synovie constitue la maladie connue sous le nom d'hydropisie articulaire, qui n'est pas rare chez les goutteux ; d'autres fois, on en trouve très peu, et souvent il n'y en a pas du tout. Les capsules articulaires sont quelquefois humectées par un fluide aqueux sans cohésion et bien différent de l'humeur onctueuse qui les lubrifie dans l'état de santé. Portal, dans son anatomie médicale, assure avoir vu chez des goutteux, le suc synovial épaissi en consistance de gelée. MM. Rostan et Ferrus ont trouvé des caillots de sang et du sang épanché dans l'articulation fémoro-tibial; dans cette même articulation j'ai rencontré une fois du pus, et dans une autre circonstance, c'était un liquide blanchâtre, trouble, ressemblant à du plâtre ou de la craie délayés par de la synovie.

L'on trouve quelquefois dans les articulations des personnes qui ont longtemps souffert de la goutte, des concrétions tophacées, crayeuses, plâtreuses, gypseuses ; elles se forment dans la cavité de la membrane synoviale, ou entre cette membrane et les cartilages qu'elles recouvrent ; ou enfin encore plus en dehors de l'articulation, entre les parties fibreuses voisines et dans le tissu cellulaire; leur volume varie infiniment, depuis celui d'un grain de millet jusqu'à celui d'une forte noix. Colbatch raconte en avoir trouvé une qui pesait deux gros ; Séverinus a décrit des calculs arthritiques qui avaient le volume d'un œuf. Gassendi dit que le célèbre Peiresc avait les pieds chargés de ces tufs, dont le poids était bien plus considérable que celui des pieds eux-mêmes. Leur surface est ordinairement rugueuse, si ce n'est aux points qui touchent d'autres concrétions. Il est en effet commun de voir un grand nombre de ces corps très rapprochés les uns des autres, et formant des lignes ou des sortes de chapelets en différentes directions. Ces tumeurs sont quelquefois apparentes sous la peau.

La présence de ces corps étrangers dans l'intérieur de l'articulation produit une douleur excessivement vive, à-peu-près continue, et détermine un état goutteux habituel, auquel les auteurs ont bien voulu donner le nom de goutte fixe. Ces concrétions finissent par déterminer des ouvertures fistuleuses, et sont entraînées à la longue par une suppuration éliminatoire, sans que tout cela ait été précédé d'inflammation bien manifeste ; aux pieds et aux mains, il se forme très lentement des ulcérations qui de temps en temps livrent passage à ces concrétions. J'ai vu un malade, qui était atteint de la goutte depuis quarante ans, en rendre considérablement. Elles sont ordinairement très molles, friables, faciles à écraser avec les doigts. Rivière cite cependant une observation : qu'un goutteux en avait rendu plus de deux cents de la grosseur d'un pois, et tellement dures qu'elles résistaient au marteau. Voici comment plusieurs pathologistes distingués expliquent les phénomènes qui se passent dans la formation des concrétions arthritiques ; opinion que nous partageons, malgré que certains chimistes prétendent que, quand on connaît la nature de ces concrétions et le peu de solubilité de la plupart des sels qui les composent, ils ne peuvent avoir été en dissolution dans la quantité de liquide primitivement épanché. Il est très probable qu'à la suite de plusieurs inflammations de la capsule synoviale, elle perd toutes ses facultés absorbantes : nous l'avons vue ayant perdu sa couleur naturelle; nous l'avons trouvée endurcie : alors le liquide contenu dans sa cavité ne pouvant plus être absorbé, s'altère et change de nature, devient une substance crayeuse, plâtreuse, qui finit à la longue par se dessécher et former ces concrétions thopacées ; on a vu cette matière encore à l'état liquide, se faire jour, à travers la capsule synoviale, se répandre dans les mailles du tissu cellulaire et venir jusqu'à la peau faire reconnaître sa présence par de petites tumeurs molles qui finissent par devenir dures lorsqu'elles se concrètent dans cet endroit. On a vu cette matière souvent percer la peau et sortir sous la forme d'un liquide aqueux chargé de petites granulations calculeuses. Les plaies des articula-tions qui sont si dangereuses, en général, quand elles ont été occasionées par des corps extérieurs, n'ont aucune suite fâcheuse, quand l'articulation est remplie de cette matière. Nous avons trouvé dans l'articulation fémoro-tibial de la synovie blanche trouble, laissant déposer une substance crayeuse. Il est bien évident que ce sont là les phénomènes qui se passent pour la formation de ces concrétions thopacées articulaires ; personne ne peut en douter ; dans ces observations, la nature est prise sur le fait. Tant qu'aux concrétions qui se forment ailleurs et qui ne viennent pas des produits de la sécrétion des serreuses synoviales, elles se développent d'une autre manière : il se forme un épanchement de liquide dans le tissu cellulaire ; cet épanchement produit une tumeur molle indolente, comme œdemateuse, conservant l'impression du doigt ; elle diminue peu à peu de volume en prenant de la consistance : au bout de quelque temps, il ne reste plus qu'un noyeau plus ou moins dur : en incisant les parties molles qui le recouvrent, l'on trouve une concrétion , un tophus. Dans ces différentes manières d'agir de la nature, on ne peut pas préciser la quantité de liquide qui a été épanché pour la formation de ces concrétions , il n'est donc pas juste de dire que cette quantité ne pourrait contenir en dissolution tous les sels qui contribuaient à leur composition.

Avant que la chimie fût élevée au degré où nous la voyons aujourd'hui . elle avait déjà tenté diverses expériences pour connaître la nature de la composition de ces concrétions. Kerkringins, Schenckin , Hales , Whytt , Waston , Pinelli , s'étaient livrés à des essais plus ou moins ingénieux sur ce point qu'ils considèraient comme devant être très important ; mais , on n'a commencé à avoir quelque chose d'exact, à cet égard, que par l'analyse que Tennan , chimiste anglais , a faite de certaines concrétions arthritiques ; il les a trouvées composées d'urate de soude. Fourcroy a obtenu les mêmes résultats, et annonça qu'indépendamment de l'urate de soude, les tophus arthritiques contenaient une quantité de matière animale. Fourcroy, d'après cette analyse, crut pouvoir conclure que la goutte dépend d'un excès d'acide urique répandu dans la masse de nos humeurs. Vauquelin a reconnu qu'elles étaient composées : 1° de d'urate de soude qui en formait la plus grande partie ; 2° d'une petite quantité d'urate de chaux ; 3° de phosphate de chaux , et d'une petite partie de matière animale ; il en trouva moins que Woallaston et Pearson , qui , en Angleterre, obtinrent des résultats analogues à ceux de Fourcroy. Vogel trouva de l'urate calcique ; plusieurs autres chimistes firent des recherches plus minutieuses et y démontrèrent, quelque temps après, l'existence d'un peu d'urate de potasse et d'une notable quantité de chlorure de sodium.

Laugier a obtenu des résultats tout à fait opposés, puisqu'au lieu du sururate de soude trouvé par Vauquelin ; il y a rencontré de l'acide urique , saturé par un grand excès de bases. Voici le résultat de son analyse : eau enlevée par la dessication, 2 ; uratre de chaux, 1 ; hydrochlorate de soude, 2 ; pertes, 2. Warzer, de son côté, a trouvé 20 d'acide urique, 20 de soude, 10 de chaux, 18 de chlorure de sodium ; 2,2 de chlorure de potassium ; 19,5 de matière animale ; 10,3 d'eau.

M. Baruel fils a fait l'analyse de concrétions trouvées par M. Cruveilhier sur un goutteux, et a reconnu qu'elles étaient formées par un mélange d'urate de soude et de phosphate de chaux. Ces analyses chimiques ont fourni à M. le professeur Cruveilhier quelques rapprochements. Dans son *Anatomie pathologique*, il dit : l'acide urique. le phosphate de chaux, se trouvent aussi dans l'urine. Cet auteur en conclut qu'il existe entre la goutte et les fonctions urinaires des points de connexion, prouvés déjà par la pathologie. Se fondant ensuite sur ce que l'on voit souvent une urine rouge, chargée d'une quantité énorme d'acide urique, ou bien de graviers, terminer un accès de goutte, il établit une grande affinité entre la gravelle, la pierre vésicale et cette maladie.

M. le professeur Andral rapporte que chez un sujet mort à la Charité, il a trouvé des dépôts d'acide urique dans les articulations, dans les tissus fibreux qui les entourent, entre les faisceaux de plusieurs muscles, dans le tissu cellulaire sous-cutané et jusque dans les extrémités spongieuses des os.

Indépendamment des différences qui se remarquent entre les divers travaux que je viens de citer, ces mêmes chimistes ont encore analysé des concrétions goutteuses, et n'ont pas toujours obtenu les mêmes résultats. Ainsi, comme on le voit, ces recherches ne peuvent, selon nous, rien apprendre sur la cause de la goutte, comme nous le démontrerons à l'examen des causes de cette maladie.

Système fibreux.—Les parties essentiellement fibreuses, les plus extérieures dans la plupart des articulations, sont sans doute moins gravement atteintes par la goutte ; car ce sont celles qui après la mort, en conservent le moins de traces. Ce système est à peine pénétré par quelques vaisseaux sanguins excessivement déliés; aussi les causes d'irritation ne peuvent que difficilement y déterminer l'afflux sanguin nécessaire pour constituer un état inflammatoire. Dans nos recherches, nous n'avons jamais pu déterminer cet état pathologique.

Nous avons trouvé quelquefois les ligaments des articulations, d'un dureté extraordinaire, tendus ou contractés, ramollis. Ils passent assez facilement à l'état d'ossification ; c'est surtout dans les articulations des phalanges et des os du métatarse, que ces changements se rencontrent le plus fréquemment. Parmi les tissus fibreux, le périoste est celui qui passe aussi le plus facilement à l'état d'ossification. J'ai rencontré plusieurs fois celui qui recouvre le tibia grandement ossifié et dans une très grande étendue. Les lames fibreuses que l'on remarque autour de quelques articulations sont, parmi les tissus analogues, les moins fréquemment altérées. Cependant elles présentent quelquefois un peu d'épaississement, de dureté, ou bien leurs fibres sont légèrement écartées par de petites masses de tissu cellulaire infiltrées de sérosité. On voit ordinairement les nodosités propres aux goutteux se former dans l'épaisseur des tendons ou à la surface de ces cordes fibreuses. Ces engorgements ont plus ou moins de consistance et deviennent quelquefois d'une sensibilité extrême; elles sont de nature fibreuse et renferment quelquefois au centre une petite quantité de liquide serreux. Quelques personnes ont pensé qu'elles étaient dues à un suintement de la synovie par la surface externe des capsules serreuses articulaires ou des capsules qui entourent quelques tendons très mobiles; mais l'observation cadavérique a démontré que ces kistes se formaient naturellement dans le tissu cellulaire qui environne les articulations ainsi que les gaînes des tendons. Nous avons vu fréquemment ces gaînes dépourvues de synovie ; les tendons qui y étaient renfermés étaient grêles, durs et entièrement desséchés, et avaient perdu leur belle couleur de blanc argenté; nous avons remarqué aussi que ces parties fibreuses, au milieu du pus contenu dans les abcès qui se forment autour des articulations , n'avaient subi la plus petite altération et conservaient leur couleur naturelle. Nous n'avons jamais trouvé d'altération à la dure-mère que chez les goutteux qui ont succombé à une attaque d'apoplexie. Nous avons décrit les altérations du tissu fibreux qui recouvre les reins ; nous l'avons trouvé à l'état de fibro-cartilage et ossifié ; mais ces altérations sont tout à fait indépendantes de la goutte; elles sont le résultat des maladies des voies urinaires et de la viellesse. Plusieurs auteurs disent avoir rencontré chez des goutteux différentes altérations des corps caverneux.

Système musculaire. — Les muscles voisins des articulations goutteuses sont, en général, restés sains ; dans quelques cas cependant, si le membre a perdu ses mouvements, on les trouve atrophiés, moux, pâles, décolorés; d'autres fois ils sont d'une couleur rouge foncé, et présentent une rigidité, une contracture, rebelle aux efforts les plus considérables ; et les aponévroses qui les recouvrent, paraissent avoir perdu cette blancheur resplendissante qui les caractérise. On voit que les lésions du système musculaire, dans la goutte, sont encore plus rares que celles du système fibreux ; quelques auteurs prétendent avoir trouvé chez des personnes goutteuses des concrétions dans l'épaisseur des muscles.

Le système sanguin. — Le système sanguin, en général, ne nous a jamais offert de grandes particularités. J'ai trouvé souvent des veines très dilatées, très variqueuses, particulièrement à l'extrémité inférieure du rectum et aux reins, les veines rachidiennes lombaires gorgées de sang ; les veines des cuisses, des jambes, les veines spermatiques variqueuses et presque toujours du côté gauche. Je n'ai jamais rencontré cette surabondance de sang dans la veine-porte, qui avait fait dire à certains auteurs que la goutte dépendait de cette cause : je n'ai jamais remarqué de traces de phlébite. Les artères ne nous ont jamais rien offert de particulier ; nous les avons trouvées ossifiées chez des individus morts dans un âge très avancé ; mais nous n'avons jamais attribué cet état pathologique à la goutte. On voit que toutes ces altérations sont peu importantes ; il n'en est pas de même du principal organe de la circulation. Nous l'avons trouvé presque toujours plus ou moins malade, et cela se conçoit très facilement, quand on pense à tout ce qu'une personne atteinte de la goutte a éprouvé avant de succomber. D'abord, avant d'avoir contracté cette maladie, la cause qui la détermine a déjà occasioné une énervation générale et quelque fois des palpitations de cœur si violentes, que l'on pourrait croire qu'elle est déjà atteinte d'une affection grave de cet organe. Ensuite, pendant toute cette longue carrière de douleur, le cœur éprouve tant de secousses si diverses, sans compter toutes les irrégularités dans le régime et toutes les erreurs commises : toutes ces causes puissantes expliquent suffisamment la fréquence des altérations de cet organe dans la goutte.

Souvent il est le siége d'une douleur aiguë, qui ne fait que paraître et disparaître : je l'ai vue tellement violente qu'elle arrêtait le cours de la circulation, et il serait impossible à n'importe quel malade de la supporter plus d'un quart-d'heure. Les caractères pathologiques de cet organe que nous avons remarqués le plus ordinairement chez les goutteux, c'est un développement plus considérable que dans l'état naturel, sans que sa substance musculaire soit altérée ; elle conserve sa texture, sa coloration et sa consistance normale Quelquefois les parois ont acquis une épaisseur plus considérable que dans l'état naturel, sans augmentation des cavités qu'elles forment. Tantôt elles sont dilatées en même temps que leurs parois sont épaissies et endurcies, au point d'être très crépitantes sous l'instrument qui les divise. L'état pathologique que j'ai rencontré le plus souvent, et qui est on ne peut plus remarquable, c'est un développement assez considérable de cet organe avec épaississement de ses parois et un très grand ramollissement, au point qu'avec les doigts on pouvait le déchirer en petits morceaux et même le réduire en une espèce de pâte molle. Cet état se rencontrait particulièrement chez des individus qui avaient été d'une forte constitution, qui avaient très bien vécu, et qui ont fini par s'épuiser dans les plaisirs de l'amour. J'ai rencontré plusieurs fois les parois de cet organe amincies et ramollies, et un amincissement tellement considérable qu'une fois la rupture s'en est suivie, et qu'elle a occasioné une mort subite.

L'urine des goutteux a été analysée : *Bertholet* lui a trouvé un caractère particulier ; qu'elle perdait de son acidité quelques jours avant l'accès, et que cette acidité reparaissait vers la fin du même accès ; pendant son cours , l'urine ne contenait point d'acide phosphorique. *Trampel* a fait les mêmes essais que Bertholet, et il assure avoir observé que l'urine ne teint point en rouge le papier bleu, dans la période où se prépare le travail de l'attaque de goutte, ni même durant cette attaque, avant qu'il ne se fasse des évacuations critiques et que l'urine dépose un sédiment. *Ideler* ayant observé aussi que l'acidité de l'urine reparaissait sur la fin de l'attaque, a prétendu en faire un moyen pour pronostiquer la fin prochaine de l'accès, moyen de pronostic qui a été reconnu peu fidèle, puisque le papier bleu a été rougi par l'urine du goutteux, longtemps avant qu'elle devînt sédimenteuse et que l'attaque se terminât. Bertholet a aussi fait des expériences sur la sueur des goutteux, et il a remarqué qu'un papier bleu appliqué à un membre, sous l'influence d'un paroxisme goutteux, devenait toujours rouge.

Les chimistes qui ont analysé le sperme, lui ont reconnu les propriétés suivantes : il est incolore et épais ; abandonné à lui-même, il devient liquide au bout de vingt à vingt-cinq minutes, et même plutôt, si on l'a soumis à une douce chaleur ; distillé, il fournit beaucoup de sous-carbonate d'ammoniaque : il s'épaissit et se prend en écailles solides, fragiles, demi-transparentes, semblables à la corne, lorsqu'il est exposé à l'air sec et chaud, et fournit du phosphate de chaux cristallisé; si l'air est chaud et humide, au contraire, il s'altère, jaunit, exhale l'odeur du poisson pourri, devient acide, et se recouvre d'une grande quantité de bissus septica : l'eau ne le dissout qu'en partie ; il est très soluble dans les acides et moins soluble dans les alcalis.

Lors de l'éjaculation, il est mêlé à l'humeur liquide et laiteuse de la prostate et de la muqueuse urétrale. Ainsi mélangé, il est composé, d'après le célèbre Vauquelin, de 900 parties d'eau, de 60 parties de mucus animal d'une nature particulière, de 10 parties de soude, de 30 parties de phosphate de chaux, et de quelques traces d'hydrochlorate, et peut-être de nitrate de chaux. D'autres chimistes ont annoncé l'existence de deux ou de trois matières animales dans le sperme, sans les bien caractériser.

J'ai voulu compléter mon travail sur l'anatomie pathologique, en donnant les recherches qui ont été faites sur l'analyse de l'urine, de la sueur des goutteux et l'analyse de la liqueur séminale qui joue un nouveau rôle dans cette maladie ; l'on voit

très clairement que tous ces travaux ne peuvent
servir en rien aux progrès de cette affection.

Nous avons dit au commencement de cet article
que la médecine ne pouvait devenir une science
exacte que par l'anatomie pathologique, et que
c'était le meilleur moyen pour arriver à la découverte de la vérité; examinons un peu les différentes
altérations que nous avons rencontrées, et voyons
si nos travaux sont suffisants pour expliquer tous
les phénomènes qui se passent dans cette maladie,
qui offre tant de variétés, qui est si douloureuse,
si longue et si cruelle, et qui, à cette époque, est
encore inconnue. Ce n'est pas dans les altérations
qui résultent des inflammations des articulations
que nous devons trouver le véritable siége de la
goutte, puisque l'arthrite ne doit être considéré
que comme une affection symptômatique. Il faut
aller ailleurs et profondément dans l'intérieur du
corps, examiner quels sont les organes qui sont les
plus lésés et qui peuvent être la cause de phénomènes si divers, de si grands désordres dans nos
tissus, et de si grands troubles dans toutes les
fonctions de l'économie. Voyons un peu les altérations de l'estomac et du ventre, elles ne sont pas
assez considérables pour cela, et tous les jours on
rencontre de nombreuses affections de de ces organes

et qui ne déterminent point la goutte; il en est de même des altérations du cœur, du foie, de la rate. Les organes que nous avons constamment trouvés altérés sont les parties génitales, l'atrophie des testicules, l'altération de la moelle épinière des reins, quelquefois de la vessie : la fréquence de l'altération des voies urinaires dans cette maladie, explique aussi la fréquence de la gravelle et de la pierre. On voit de suite la grande connexion, la grande simpathie qui existent entre tous ces organes les plus altérés et entre leurs fonctions. Il me semble que cela résout parfaitement le problème que l'on cherche depuis si longtemps, et que le moindre doute n'est plus possible : la flétrissure des organes génitaux prouve évidemment l'abus que l'on a fait des plaisirs de l'amour. Existe-t-il réellement parmi les mille causes que l'on a bien voulu donner à la goutte, une seule capable d'occasioner dans l'économie, tous les désordres que celle-ci produit journellement? je ne pense pas que personne puisse contester une semblable évidence. Une fois la cause reconnue, nous voyons que l'abus des excès vénériens a une influence tellement considérable sur la moelle épinière, qu'il doit être considéré comme la cause la plus puissante de son altération. Ainsi, maintenant que nous connaissons la cause et le siége de la maladie, ses effets deviennent très faciles à expliquer par les grandes sympaties de la moelle avec toutes les parties de l'économie, et particulièrement avec les organes qui se trouvent aussi évidemment les plus altérés. Je compléterai ce travail en citant une foule d'expériences et d'observations qui prouveront jusqu'à l'évidence l'exactitude la plus complète de mes opinions.

EXAMEN

DES DIVERSES THÉORIES SUR LA GOUTTE.

Disons avec les médecins anciens et avec nos contemporains, qu'il n'est rien de plus vrai, que l'étude de la goutte est remplie des plus grandes difficultés du côté de son histoire; la goutte telle que les Grecs l'ont décrite, n'est plus la goutte de Baillon, de Rivière, de Chesneau. Ces médecins qui brillaient au dix-septième siècle, ôtèrent à cette maladie une partie de son antique domaine, pour l'attribuer aux rhumatismes, tandis que les médecins grecs paraissent avoir considéré indistinctement comme douleurs goutteuses toutes celles qui affectent les jointures et les articulations, même les parties musculaires ; nous avons fait voir, dans notre Historique sur cette maladie, combien les opinions des anciens médecins étaient variées. Parmi les auteurs modernes, la même confusion, la même divergence existent encore : elle a été classée et reclassée tant de fois, que l'on ne sait encore lui assigner une place dans le cadre nosographique. On la considère comme une inflammation des tissus fibreux; on place aussi son siége dans le système lymphatique : d'autres veulent que ce soit une inflammation des serreuses articulaires avec une prédisposition dans les organes de la digestion. Il y en a qui disent que ce n'est qu'un rhumatisme chronique, d'autres qui la font dépendre d'un état général, particulier, d'une diathèse générale, d'un sang vicié, etc. Nous allons seulement examiner les théories les plus importantes, celles qui ont régné longtemps dans le domaine de la science, qui jouissent encore d'une certaine célébrité et qui trouvent encore des partisans. Nous ne nous occuperons pas des autres, car il y aurait de quoi faire un très gros volume rempli d'inutilités.

Une des opinions qui a le plus régné chez les anciens, et qui, de tous les temps, a eu des partisants nombreux chez les modernes, c'est celle des humoristes, et c'est cependant celle qui mérite le moins d'attention. L'on conçoit combien des idées semblables peuvent avoir existé dans l'enfance de la médecine, et plus tard, lorsqu'il était encore impossible d'avoir des idées exactes sur la composition des

humeurs ; mais aujourd'hui, d'après nos connaissances , ces théories doivent être entièrement abandonnées. J'en dirai tout autant de la bile et de
l'atrabile ; dans aucune circonstance , ces humeurs
n'ont joué aucun rôle dans cette maladie; et pour en
donner une preuve bien évidente, il suffit de donner
seulement l'explication de leur théorie. Voici comment ils s'exprimaient : l'humeur peccante déposée sur les articulations y cause par son acrimo-
nie, des picottements et des douleurs très graves.
De là l'inflammation et la tumeur douloureuse
produite par les humeurs les plus tenues, qui
s'échappent des extrémités artérielles et nerveuses.

Quoique cette opinion ne soit pas soutenable, je
ferai remarquer que, dans cette théorie des temps
les plus reculés, les médecins disaient que l'humeur
peccante déposée sur les articulations, commence
d'abord par y déterminer des picotements et des
douleurs très graves qui précèdent l'inflammation et
la tumeur. Ils avaient parfaitement observé une douleur nerveuse existante avant l'état inflammatoire.

Combien les médecins de l'antiquité étaient de
judicieux observateurs; il est rare de ne pas trouver, dans leurs écrits, des observations qui sont
toujours là pour venir à l'appui des travaux des
médecins modernes : par exemple, ceux qui ont dit

que la goutte était une maladie de tout l'organisme, provenant de la faiblesse des organes digestifs, qui entraîne celle des articulations, sur lesquelles la nature lui paraît diriger le principe morbifique. Que de vérités dans ce peu de mots : ils reconnaissent parfaitement un état général de tout l'organisme, qu'ils font dépendre de la faiblesse des organes digestifs, et pourquoi cela, parce que les malades ne se plaignent que quand ces fonctions commencent à se déranger; mais ils étaient plus ou moins incommodés auparavant. Le dérangement des fonctions digestives existe toujours quand un malade va être atteint de la goutte; mais il est toujours la conséquence de l'état général : quand à la faiblesse des articulations, elle existe aussi, plus, celle des extrémités inférieures. Mais elle ne dépend pas de la faiblesse des organes digestifs; nous avons démontré que l'homme qui abuse du coït et qui va être atteint de la goutte éprouve tous ces phénomènes.

En examinant les opinions des auteurs plus rapprochés de nous, on trouve encore des idées des doctrines humorales; mais parmi les médecins célèbres de cette époque, il y en a qui ont avancé de nouvelles idées, en disant que c'était dans les voies digestives que se formait, que se distillait la goutte. Les uns ont prétendu que cette maladie était le résultat des acidités formées dans les premières voies, d'autres ont attribué le mal aux glaires ; il y en a qui ont cru voir de l'inflammation où les autres n'ont trouvé que de la débilité ; enfin, beaucoup de praticiens ont pensé que la maladie qui nous occupe dépend d'une trop grande activité des fonctions digestives. Comme quelques-unes de ces opinions ont été considérées par les médecins modernes comme pouvant occasioner la goutte, nous les examinerons à l'article consacré à l'examen des causes de cette maladie. L'exposition des théories que je viens de donner est une preuve de la légèreté avec laquelle on établit des doctrines médicales. Je pourrai en citer encore un très grand nombre qui, aujourd'hui ne sauraient supporter le plus petit examen.

Passons à des opinions plus sérieuses, parce que les auteurs ont voulu les appuyer sur des faits d'anatomie pathologique. Sœmering, Allard, Musgrave, Boerrhave, Cullen, et quelques médecins modernes prétendent qu'il est impossible que la goutte ne soit pas une altération du système lymphatique, que c'est la seule opinion raisonnable qui puisse être admise, et qui permet d'expliquer les différents phénomènes de cette maladie. Une

croyance aussi exclusive de la part d'hommes si
célèbres mérite une attention toute particulière,
d'autant plus que ces théories sont tellement bien
présentées, tellement ingénieuses, qu'elles nous
séduisent et nous font regretter d'être obligés d'aller
chercher la vérité ailleurs. Dans toutes les autopsies que nous avons eu occasion de faire, nous
nous sommes livrés avec un soin particulier et
l'attention la plus scrupuleuse, à l'examen de tout
ce qui pourrait avoir rapport au système lymphatique. Dans toutes les altérations que nous
avons rencontrées, telles que celles de la moelle
épinière, de la colonne vertébrale, des reins,
de l'estomac, des intestins, du foie, même dans
un cas de péritonite, nous n'avons jamais eu
occasion de trouver un engorgement manifeste des glandes mésentériques. J'ai ouvert plusieurs fois le canal thoracique, sans y rien remarquer de particulier, et quand j'ai pu y ramasser
du chyle, je lui ai trouvé tous ses caractères physiques; les digestions sont constamment troublées
chez les goutteux, mais la cause en est plutôt due
à un état nerveux, à un état sympatique qu'à une
altération de la muqueuse de l'estomac, quand la
goutte se manifeste avec des douleurs assez vives
aux gros orteils, au pied, ou à la jambe. Nous ne

voyons pas l'inflammation des vaisseaux lymphatiques se manifester, comme on le remarque, dans
la plus petite blessure faite aux pieds ou aux jambes ; il en est de même des glandes inguinales :
elles ne s'engorgent pas, elles ne deviennent point
douloureuses. Nous n'avons j'amais rencontré une
inflammation particulière des glandes chez les
goutteux.

La goutte, dans toutes ses variétés, ne paraît
avoir aucune espèce de particularités avec les
maladies réputées lymphatiques, telles que le
carreau, le cancer, les affections scrophuleuses. On
voit que l'anatomie pathologique n'a pu rien faire
découvrir sur le système lymphatique des individus
qui ont succombé à la goutte. J'ajouterai de plus
que les vives douleurs occasionées par cette maladie, sont ordinairement éloignées des branches
les plus considérables des vaisseaux de cet ordre,
et quand ces douleurs se propagent, ce n'est jamais
dans la direction des vaisseaux lymphatiques.
Enfin, je terminerai en disant que les maladies
lymphatiques les mieux caractérisées, les plus généralement avancées ne revêtent en aucun temps,
en aucune circonstance, une nuance de sensibilité
analogue à celles que présentent les affections goutteuses. Toutes ces raisons ne suffisent-elles pas pour

démontrer bien positivement que la goutte n'est pas une altération particulière de ce système.

Dans nos recherches d'anatomie pathologique sur le système fibreux, nous n'avons jamais rencontré des altérations assez générales, assez évidentes, pour nous faire croire que ce système pouvait être le siége spécial de la goutte, comme l'ont prétendu beaucoup d'auteurs. Ceux qui ont avancé cette opinion n'ont pas pu créer une théorie aussi séduisante que celle des vaisseaux lymphatiques. Ce système, par ses fonctions, ne prête pas autant à l'imagination ; et ils se sont bornés à y placer le siége de la goutte, parce qu'ils ont trouvé des altérations assez rares dans les muscles obliques du ventre, dans l'enveloppe des reins, les uretères, les corps caverneux, le tendon d'Achile ; ils citent encore pour appuyer cette opinion, les douleurs que les malades éprouvent dans le tibia, les malléoles, la clavicule, le sternum, l'inflammation du périoste, son ossification et les exostoses. On voit de suite que, dans beaucoup de ces altérations, les unes ne dépendent pas de la goutte, et que les autres sont le résultat de l'altération des organes qu'elles enveloppent, ou bien l'effet d'une complication de la maladie. Les parties essentiellement fibreuses, les plus extérieures, dans la plupart

des articulations, sont sans doute les moins gravement atteintes, comme nous l'avons démontré par
nos recherches pathologiques ; et cela se conçoit
facilement, quand on pense au peu de vitalité de
ce tissu, à la lenteur et au peu d'irradiation de ces
maladies, ainsi qu'au mode de douleur qu'elles
occasionent ; c'est un des tissus de toute l'économie
qui laisse le moins de traces après la mort.

Parmi les médecins qui ont considéré la goutte
comme un rhumatisme chronique, il y en a beaucoup qui affirment que la prédisposition à cette maladie consiste dans une inflammation de l'estomac,
surtout du duodénum, réagissant sur le foie et
troublant les sécrétions biliaires. Un grand nom--
bre de médecins anciens ont signalé l'inflammation
de l'estomac avant le début de la goutte ; ils disaient même que cela arrivait très fréquemment, et
ils prétendaient que le principe essentiel de cette
maladie se formait dans cet organe. Hoffmann a
publié un traité qu'il a intitulé : *De inflammatione
ventriculi frequentissimæ.* Les anciens ont tellement bien observé cette particularité, qu'ils ont
décrit une goutte muqueuse, une gastrite goutteuse,
l'entérite, la dysenterie, le choléra-morbus goutteux, etc. Les médecins modernes qui ont voulu
réduire la médecine en système, et faire dépendre

toutes les affections de l'inflammation de l'estomac
ou du tube digestif, ont été complètement dans
l'erreur pour ce qui a rapport à la goutte; car l'observation n'est point venue confirmer ces faits.
J'avouerai moi-même que je l'ai cru pendant
quelque temps, surtout quand j'ai commencé à
m'occuper de l'étude de cette maladie; en effet, je n'ai
jamais vu un malade sous l'influence de la cause de
la goutte, sans qu'il n'éprouvât des dérangements
considérables dans toutes les fonctions digestives,
au point que j'en ai remarqué qui ne pouvaient
prendre un peu d'aliments, sans en être gravement incommodés, et qui éprouvaient de fréquents vomissements. Un état semblable peut bien
faire supposer une altération grave de l'estomac ou
des intestins, et donner les plus vives inquiétudes ;
mais ce qui prouve que cela n'existe pas, c'est qu'il
est étonnant de voir ces individus revenir promptement à la santé, quand ils sont traités convenablement et quand ils se défont de leurs mauvaises habitudes. Quand la goutte vient à se déclarer sur
les articulations, on voit quelquefois ces phénomènes gastriques cesser entièrement, pour reprendre plus tard vers la fin de l'accès; car, en général,
dans cette maladie si longue et si douloureuse, il
est rare de trouver des malades dociles: ils se laissent

ordinairement entraîner à tous les écarts de leur
imagination; c'est un dérèglement continuel dans
le régime et dans toute leur manière d'être, et il
n'en est pas un seul qui ne cherche sa guérison
ou du soulagement dans tout ces remèdes pernicieux qui ont été inventés par les charlatans pour
spéculer sur la crédulité et la cruelle position de
ces pauvres malheureux. Toutes ces causes encore
sont bien propres à entretenir la mauvaise disposition des organes digestifs qui précède toujours la
goutte, à l'augmenter dans beaucoup de circonstances et à la faire naîte si elle n'existait pas. Eh
bien, malgré tous ces principes de destruction, sans
tenir compte des complications de la goutte, on est
étonné, à l'autopsie de ces personnes, de ne rencontrer dans ces organes que des altérations peu
importantes, qui ne suffisent pas pour être considérées comme cause de la maladie, et encore bien
moins comme cause de mort, et qui ne sont point
en rapport du tout avec toute cette série de symptômes parfois assez effrayants que l'on rencontre
pendant la vie. Je n'ai trouvé qu'une seule fois
une désorganisation de l'estomac, accompagnée
d'ulcérations nombreuses de l'intestin grêle qui
a été la cause véritable de la mort, et qui
ne doit être attribuée qu'à l'abus des purgatifs

dangereux , aux irrégularités et aux excès dans le régime et à des habitudes pernicieuses. Chez presque tous les malades atteints de la goutte , on trouve des irritations plus ou moins fortes de la muqueuse de l'estomac et des intestins, mais jamais assez considérables pour constituer un état grave. Nous ne pouvons pas croire que ces inflammations réagissent sur le foie , ni considérer cet organe comme chargé de distiller le principe de la goutte, d'abord parce qu'elles sont trop peu importantes, et ensuite parce que nous n'avons jamais trouvé, à cet organe, d'altérations qui puissent même permettre de le supposer. Il en est ainsi de la vésicule, du fiel et de ses canaux excréteurs. La plupart des symptômes que les malades éprouvent du côté de l'estomac et du ventre, dans une foule de circonstances, tiennent plutôt à un état sympatique et nerveux , à la gas - tralgie, à la gastrodynie , à l'épigastralgie, aux vomissements nerveux , qu'à un état inflamma- toire de ces organes. Les auteurs qui ont voulu voir dans la gastro-duodénite , la gastro-entérite et la gastro-hépatite , la prédisposition ou le siége de la goutte, ont été jusqu'à dire que cette maladie arrivait le plus ordinairement chez les personnes âgées, dont les parents étaient d'une constitution phlétorique , et qui portaient depuis un certain temps une irritation gastro-duodénale avec plus ou moins de turgescence du foie. On ne s'est pas contenté d'attribuer la goutte à une inflammation de l'estomac ; plusieurs ont fait résulter des mauvaises digestions l'altération de la bile, du chyle et du sang, et après les avoir fait se promener dans l'économie pendant un temps plus ou moins long, ils les font ensuite aller se reposer sur les petites articulations , pour les enflammer et envahir tous les tissus qui les environnent.

Plusieurs médecins célèbres de notre époque ne veulent pas faire deux maladies distinctes de la goutte et du rhumatisme ; ils prétendent que le rhumatisme articulaire aigu, quand il devient chronique , n'est autre chose que la goutte. Nous sommes bien loin de partager cette opinion , et nous établissons une très grande différence entre ces deux maladies , comme nous allons le démontrer.

L'invasion du rhumatisme est ordinairement subite, sans prodrome ; quelquefois il en existe , mais ils sont moins importants et ils ne datent que de trois ou quatre jours. C'est bien différent pour la goutte ; ces prodromes existent depuis bien longtemps, quelquefois depuis deux ou trois ans, et ils se font violemment sentir avant qu'elle ne se déclare sur les articulations à l'état d'inflammation. Cet état de malaise, ce trouble dans l'économie, cet état général ont été décrits par un très grand nombre d'auteurs comme précédant toujours cette maladie, et considérés par quelques-uns comme étant indispensables au développement de la goutte. Nous avons démontré que toutes les fonctions de la vie étaient déjà troublées avant le début de cette maladie, et certainement il n'y a rien de semblable à cela chez celui qui est atteint d'un rhumatisme. Les douleurs lombaires, l'énervation générale, le trouble dans la circulation, dans les fonctions digestives, les céphalalgies, les migraines, l'exaltation de la sensibilité, des douleurs vagues, des crampes, les altérations des sécrétions, etc., voilà des phénomènes qui existent toujours avant la goutte, et jamais avant le rhumatisme : il suffit, chez un personne en bonne santé, d'attraper du froid, pour qu'il se déclare subitement une arthritis aigu.

Le rhumatisme débute toujours à l'état aigu, et attaque de préférence une grande articulation. Celles qui sont ordinairement le siége des rhumatismes sont : l'articulation de l'épaule, du poignet, du genou, du coude, de la hanche. Voilà celles qui sont le plus fréquemment atteintes par cette maladie. La goutte au contraire, débute toujours par le gros orteil, sous l'apparence d'une douleur névralgique qui n'a rien de commun avec les inflammations ; plus tard elle prend le caractère inflammatoire ; mais c'est toujours par les petites articulations qu'elle commence , et par l'articulation du gros orteil avec l'os du métatars correspondant ; elle ne varie point dans son début , ou ce n'est pas la goutte. Le rhumatisme débute toujours avec des symptômes plus violents, plus forts ; le gonflement seulement est moins considérable, la douleur est tensive, pongitive , la fièvre est très forte. Dans la goutte, le gonflement est plus considérable , mais la chaleur, la rougeur, la fièvre sont bien moins violentes. La douleur est lancinante, vibrante ; le malade a souvent de la peine à la supporter.

Le rhumatisme est très souvent arrêté dans sa marche ; un rhumatisme aigu bien traité se guérit en très peu de temps, quelquefois en vingt-quatre et quarante-huit heures ; d'autres fois, cela est plus long ; mais il est rare que sa durée soit de plus de huit à dix jours ; la fièvre est presque toujours continue. Un accès de goutte dure toujours de vingt à trente jours ; il est accompagné d'exacerbations bien marquées qui arrivent presque tous les soirs. Quelque soit le traitement que l'on adopte, on ne le guérit point comme un rhumatisme.

Dans cette maladie , les douleurs disparaissent graduellement ; sa terminaison s'accompagne de phénomènes appelés critiques, c'est une véritable résolution. Dans la goutte , au contraire, les douleurs décroissent inégalement, et s'exaspèrent dans quelques cas, le lendemain de leur disparition. La terminaison de la goutte est une sorte de délitescence : le travail morbide est incomplet. Voilà une bien grande différence de terminaison entre ces deux maladies ; il faut ajouter aussi que si un rhumatisme aigu est abandonné à lui-même, ou s'il est mal soigné, il pourra en résulter un engorgement chronique et avoir nécessairement une autre terminaison. Si c'est un rhumatisme général articulaire et chez un individu malsain, dans de mauvaises conditions, il peut se terminer de différentes manières , il peut même avoir une terminaison funeste ; mais quelque soit sa terminaison, on ne confondra jamais ces résultats avec la goutte.

On a souvent qu'une fois un rhumatisme dans sa vie ; la goutte revient toujours. Les retours du rhumatisme sont rares et non périodiques ; ceux de la goutte ne se font jamais attendre bien longtemps et sont souvent régulièrement annuels , tant que cette maladie n'est pas devenue continue. Le rhumatisme est une affection idiopathique, tandis que la goutte est une affection symptômatique.

Les rhumatismes articulaires ne provoquent pas un aussi grand nombre de complications que la goutte, et celles qu'ils déterminent, présentent un caractère inflammatoire plus prononcé que celui que l'on rencontre dans les maladies goutteuses. Le rhumatisme ne se complique pas des mêmes maladies que la goutte, telles que la gravelle, la pierre, les maladies des voies urinaires, de la faiblesse, la diminution de la sensibilité et des mouvements des extrémitées inférieures, de la paralysie de la vessie et du rectum, etc.

Non, la goutte n'est point un rhumatisme articulaire chronique ; elle n'est point une affection propre à un genre de tissus ou d'organes. Nous l'avons observé sur tous les tissus et les organes de notre économie : si c'était un simple rhumatisme, elle n'offrirait pas autant d'irrégularités et de phénomènes si extraordinaires ; c'est une maladie *sui generis*.

Dans le traitement du rhumatisme articulaire aigu, les évacuations sanguines abondantes enlèvent souvent le mal à l'instant, tandis que dans la goutte, elles entraînent souvent des accidents consécutifs qui deviennent quelquefois très graves.

M. le professeur Bouillaud dit que, depuis huit ans, tous les cas de rhumatismes admis dans son service ont été recueillis avec soin, et il n'a point eu l'occasion de faire une seule fois l'examen cadavérique d'une articulation affectée d'un rhumatisme articulaire chronique ; il attribue cela au traitement bien combiné qu'il emploie dans le rhumatisme articulaire aigu. Ainsi, d'après ces observations, si l'opinion des médecins qui ne considèrent la goutte que comme un rhumatisme articulaire chronique était fondée, l'on ne devrait plus rencontrer un seul goutteux.

Une preuve bien convaincante que la goutte n'est point un rhumatisme chronique, que cette opinion a été hasardée, et qu'elle n'est point le résultat de l'observation, c'est que, d'après l'opinion des médecins les plus distingués, le rhumatisme est très commun dans les hôpitaux et que la goutte ne s'y rencontre pas.

J'ai donné, pendant vingt ans, des soins à bien des individus atteints de rhumatismes aigus, et je déclare bien franchement que je n'en ai jamais vu un seul passer à l'état chronique, de manière à pouvoir être confondu avec la goutte.

Ce qui prouve encore la grande différence qui existe entre le rhumatisme et la goutte, c'est que la première de ces maladies se guérit très facilement, comme nous l'avons déjà observé, ce qui fait que l'on n'a pas été obligé de chercher des moyens dans la pharmacologie, tandis que dans l'autre, l'impossibilité de la guérir fait qu'il n'y a pas de remèdes qui n'aient été essayés, même à son début, pour tâcher d'en venir à bout et d'en arrêter les progrès.

Les mauvais effets des narcotiques dans le rhumatisme articulaire ont été signalés par une quantité de médecins célèbres, *Sydenham, Cullen, Quarin, Van-Swieten* et mille autres observateurs modernes; et cependant ces médecins ordonnaient, dans une première attaque de goutte, l'opium, et ils en obtenaient un succès très marqué. De nos jours, c'est dans ce médicament que l'on trouve encore le plus de ressources pour soulager ces malades. Cette substance, employée par la méthode endermique, réussit à calmer des douleurs intolérables : la poudre de Douwer, qui n'est qu'un composé d'opium et d'ipéca, et qui a joui avec raison d'une si grande célébrité, est encore employée avec succès dans un premier accès de goutte.

Plus nous nous arrêtons sur cette question, plus nous avons de la peine à comprendre comment l'on a voulu ne point faire de distinction entre ces deux maladies; il est pourtant bien évident que la goutte n'atteint point l'enfance, ni la jeunesse, et il est excessivement rare, qu'elle débute à un âge avancé. Eh bien ! le rhumatisme est très fréquent à ces diverses périodes de la vie ; il se manifeste indistinctement à tous les âges. La goutte, au contraire, n'arrive que de trente-cinq à quarante-cinq ans ; enfin, si cette maladie était un rhumatisme chronique, elle serait plus commune, surtout chez les femmes, qui sont souvent atteintes de rhumatismes et à toutes les périodes de leur existence : on sait combien elles sont particulièrement sujettes à ces affections à la suite de couches, l'arthritis lactea des anciens ; et a-t-on jamais vu aussi cette maladie dégénérer en goutte ?

Revenons un peu maintenant sur le début de ces deux maladies. On dit que ce n'est pas une différence, parce que le rhumatisme débute par une grande articulation, et la goutte par une petite. Est-on bien sûr que la douleur que tout goutteux éprouve au gros orteil ait son siége dans la séreuse articulaire de cet os avec celui du métatarse correspondant ? Cela n'est pas. Il a bien fallu le dire pour appuyer cette opinion ; mais quand on observe sérieusement cette douleur, on voit qu'elle est toute névralgique ; elle se présente sous la forme d'une crampe, d'un coup de pointe ; elle paraît et disparaît pendant bien longtemps avant de se fixer : si elle était due à l'inflammation de la capsule synoviale, comme on le dit, il y aurait du gonflement à l'articulation, de la chaleur et de la rougeur à la peau, la douleur serait continue ; il y aurait de la fièvre, le malade ne pourrait pas fléchir les orteils, il aurait de la peine à mettre le pied à terre, tandis que l'autre douleur ne l'empêche pas de marcher et de vaquer à ses occupations. Cette douleur qui paraît aux gros orteils, se manifeste quelquefois pendant deux ou trois ans avant le début de la goutte. On la voit souvent parcourir diverses parties, telles que les os du pied, de la main, du tibia, des condyles, du fémur, de la rotule, de la clavicule, du sternum, des côtes, et plusieurs autres points de l'économie, avant de se fixer sur les articulations à l'état d'inflammation. Quand à nous, qui avons fait une étude spéciale de cette maladie, nous trouvons une très grande différence entre elle et le rhumatisme articulaire.

Hyppocrate, Arretée, Gallien, Paul d'Egine, Fernel, Baillou, Maudui, Musgrave, Hoffmann, Haller, Scudamore, Sæmmering, Allard, Bœrrhaave, Wan-Swieten, Sydenham, Cullen, Pinel, Handré-Beauvais, Ferrus, Guilbert, et presque tous les médecins qui ont écrit sur cette maladie l'ont considérée comme une affection bien distincte du rhumatisme. Beaucoup de ces célèbres médecins ont décrit la goutte hors des articulations et ils l'ont appelée anomale, irrégulière, viscérale, interne, abarticulaire. Musgrave a dit : la goutte articulaire est celle qui fait souffrir, et la goutte anomale est celle dont on meurt.

M. le docteur Robert, dans son *Traité sur la Goutte*, dit : Si, dans l'affection goutteuse, on ne considérait que l'état des articulations seul, on trouverait ordinairement les plus grands rapports dans la marche, la durée et les symptômes les plus saillants, et l'on serait bien tenté de la confondre avec le rhumatisme articulaire : erreur commise par plusieurs médecins; elle présente néan-moins, en général, dans sa nature, une différence notable, puisque la goutte dépend essentiellement d'un état spécial de toute l'économie, par suite de l'altération du fluide sanguin, tandis que l'autre est le plus communément une affection purement locale.

Les médecins qui attribuent la goutte à l'altéra-tion du sang, trouvent une grande différence entre le sang d'un goutteux et celui qui est atteint d'un rhumatisme articulaire. Tant qu'à nous, nous n'a-vons pas cherché à établir cette différence par des

expériences : nous avons toujours pensé qu'il de—
vait en exister une assez notable, suivant une foule
de circonstances, par exemple, si l'on soumet à
l'expérience chimique le sang d'un individu dans
la force de l'âge, d'un tempéramment sanguin,
d'un homme qui se nourrit très bien, atteint d'un
rhumatisme aigü. Que l'on soumette en suite celui
d'un individu épuisé dans les plaisirs, dont la santé
est altérée depuis longtemps, chez qui les sécrétions se font mal ainsi que les fonctions digestives, et qui est atteint de la goutte; certainement
vous trouverez une différence bien notable dans les
résultats de vos expériences; mais de semblables
travaux l'on ne peut rien conclure, lors même
que l'on opérerait sur deux individus que l'on sup-
poserait parfaitement identiques, ce qui est impossible. Plusieurs auteurs prétendent que le mode
d'inflammation des articulations dans la goutte à
l'état aigu a un caractère tout spécial, qui ne res—
semble en rien au rhumatisme aigu.

D'autres disent que les terminaisons du rhumatisme n'ont point d'analogie avec la goutte articulaire et qu'il ne se termine jamais par suppuration.

Certains auteurs s'expriment encore ainsi : comment! la goutte ne diffère point du rhumatisme
qui arrive subitement chez un individu qui était

bien portant la veille, et qui a été surpris par le froid, de l'arthrite idiopathique, de celle produite par un coup, une chute, etc.? N'est-elle pas encore différente de celle qui survient chez un sujet lymphatique, rachitique, scrophuleux et vénérien, de l'arthritis-chlorotica, de l'arthritis qui survient à la suite de couche. Si un accès de goutte articulaire chronique peut avoir quelquefois de l'analogie avec un rhumatisme articulaire chronique, ce n'est pas une raison pour affirmer que la goutte n'est autre chose qu'un rhumatisme chronique.

Un grand nombre d'auteurs anciens et modernes, et particulièrement ceux qui n'ont vu dans la goutte qu'un rhumatisme articulaire chronique, ont nécessairement placé son siége dans la membrane serreuse des articulations, et ont considéré cette maladie comme une inflammation de cette membrane; il y en a d'autres qui la regardent comme la source de tous les phénomènes morbides auxquels on a donné le nom de goutte. Ces membranes sont composées d'un tissu cellulaire condensé, dense et serré ; elles semblent n'être qu'un entrelacement d'exhalants et d'absorbants ; elles sont destinées à sécréter la synovie qui sert a lubréfier l'intérieur des articulations. Quelques pathologistes ont pensé que, d'après leur organisation,

elles devaient très rarement s'enflammer, et prétendent qu'il est extrêmement difficile de reconnaître dans une tumeur articulaire, si l'inflammation existe plutôt dans la synoviale que dans
les appareils fibreux, cartilagineux et osseux,
ou dans toutes ces parties ensemble. Quoique nous
ne placions pas le siége principal de la goutte dans
ces tissus, nous ne craignons pas de nous pro-
noncer d'une manière affirmative, et nous disons
que, dans le rhumatisme articulaire, comme dans la
goutte, lorsqu'elle a son siége sur une articulation,
la membrane synoviale et les autres tissus qui
environnent l'articulation sont enflammés plus
ou moins, suivant l'intensité de la maladie, leur
mode de sensibilité et leur organisation. Dans
nos recherches pathologiques, nous avons trouvé
dans les capsules synoviales des altérations plus
nombreuses et plus graves que celles des tissus
fibreux et lymphatiques. Ces membranes, malgré
l'opinion de quelques auteurs, laissent des traces
bien évidentes de leur inflammation; nous les avons
trouvées injectées, rosées, pointillées, ramollies,
endurcies, épaissies, distendues, du pus sur leur
surface, des fausses membranes, des brides, des
adhérences; on conçoit que, d'après de semblables
altérations, on ait pu placer le siége de la goutte dans

ces membranes, et d'autant plus que cette maladie se fixe sur les articulations avec une ténacité tellement remarquable que rien ne peut l'en débarrasser. Malgré tout cela, nous ne pouvons considérer les synoviales comme le siége de la goutte, puisque nous avons démontré bien positivement que leur inflammation n'était qu'une affection symptomatique.

Quelques auteurs ont voulu aussi faire dépendre la goutte de l'altération de la synovie. Nous avons fait remarquer combien ces travaux étaient peu importants, qu'ils n'avaient amené aucun résultat favorable pour la science, et qu'il était impossible de partager cette opinion.

EXAMEN

DES PRINCIPALES CAUSES DE LA GOUTTE.

Quand on lit la description de la goutte par les anciens auteurs et par une grande partie des médecins modernes, on y retrouve toute la série obligée des causes qui peuvent produire toutes les maladies. Elles produisent très souvent des effets opposés, se contrariant entre elles ; néanmoins, elles peuvent toutes produire les mêmes symptômes et la même maladie. Parmi, il y en a quelques-unes de très insignifiantes auxquelles les anciens attachaient beaucoup d'importance. Quelques médecins modernes ont présenté des hypothèses tellement ingénieuses, qu'en les lisant, on croirait qu'ils sont arrivés à la découverte du grand mystère. L'obscurité qui a toujours régné dans cette maladie a dû nécessairement occuper un très grand nombre de médecins ; chacun a voulu chercher à découvrir qu'elle pouvait en être la cause : car une fois connue, les moyens curatifs deviennent faciles et la guérison plus certaine. Mon intention, en examinant les causes de la goutte, est de laisser de côté toutes celles qui sont sans importance et de ne m'occuper que des causes qui sont considérées, proclamées et adoptées aujourd'hui comme les seules véritables, les seules capables d'occasioner cette maladie, qui sont le froid, la suppression de la transpiration, son altération, l'abus des boissons spiritueuses, une nourriture trop succulente et trop abandante et l'altération du sang.

Du froid et de l'humidité. — C'est sous l'influence d'un ciel chargé d'eau, sous une température froide que l'on voit ordinairement la goutte se déclarer, c'est ce qui fait que beaucoup de médecins ont avancé que le froid et l'humidité étaient les principales causes de cette maladie. Un célèbre médecin a même été jusqu'à dire : « La goutte peut saisir l'enfant par un froid aux pieds. »

Ayant étudié la goutte sous le ciel le plus humide de France, j'ai examiné avec le plus grand soin, l'influence de l'humidité et du froid sur toutes les classes de la société et l'action qu'ils pouvaient avoir sur cette maladie et sur son développement. J'ai examiné, pendant bien des années, toutes les classes exposées journellement au froid, à l'humidité, à toutes les intempéries de l'atmosphère, et j'ai toujours vu qu'elles n'étaient jamais atteintes le moindrement par cette affection ; j'ai vu le froid occasioner des rhumatismes, mais jamais la goutte.

Les soldats, les matelots ne sont point sujets à la goutte : les cultivateurs qui passent leur vie dans les champs, continuellement exposés à toutes les injures de l'atmosphère, ne connaissent point cette maladie. Une fois sorti des murs de la ville et des faubourgs, vous ne rencontrez plus cette affection. Dans nos ports maritimes, où l'on fait fréquemment usage des bains de mer qui sont excessivement froids et que l'on prend souvent étant en transpiration, je ne les ai jamais vu occasioner la goutte. Les mendiants que l'on voit dans les hivers les plus rigoureux parcourir les rues pendant toute la journée pour chercher leur subsistance, ayant les pieds nus, sans vêtements pour se couvrir, ne possédant pas de bois pour se chauffer, logeant dans des habitations malsaines, où la pluie et le vent entrent de tous les côtés ; couchant sur de la paille humide, et n'ayant absolument rien pour se couvrir : eh bien ! c'est gens-là ne sont jamais atteints par la goutte. Les blanchisseuses qui sont constamment dans l'eau ne sont point atteintes de cette maladie. Nos pêcheurs qui passent leur vie sur l'eau, quel temps qu'il fasse, et qui n'ont d'autres habitations que leur petit bateau ne sont à coup-sûr jamais atteints de la goutte. Il en est de même de cette nombreuse population qui habite sur nos côtes maritimes, dans de petites cahuttes battues de tous les vents, constamment exposées aux plus grands froids et à la plus grande humidité ; toutes les personnes de ces classes sont fréquemment atteintes de rhumatismes aigus, mais jamais de la goutte.

Malgré toutes ces observations, nous ajouterons que si le froid et l'humidité étaient la cause réelle de cette maladie, on la verrait se déclarer indistinctement à tous les âges, dans l'enfance, l'âge adulte, et tout le monde sait qu'elle ne se déclare bien positivement que de 35 à 45 ans. Nous en dirons autant pour les femmes ; si c'était la véritable cause de cette maladie, il n'y aurait pas de raison pour que la goutte ne fût aussi commune chez elles que chez l'homme, et l'on sait que cette maladie est rare chez les femmes et le rhumatisme assez commun. Une dernière raison encore très puissante, c'est qu'on ne peut pas dire que c'est le froid qui est cause de la goutte qui se manifeste dans la saison la plus chaude. Le froid et l'humidité sont les véritables causes du rhumatisme; aussi cette affection attaque-t-elle indistinctement les sexes et se manifeste-t-elle à tous les âges de la vie, il n'en est pas de même de la goutte : c'est d'après toutes ces observations faites avec la plus scrupuleuse exactitude qu'il nous est impossible de considérer le froid et l'humidité comme cause occasionelle de cette maladie.

L'on a avancé aussi qu'une habitation malsaine pouvait occasioner la goutte, et ces mêmes auteurs ont dit : «Cette maladie ne se rencontre pas chez les malheureux; elle n'atteint que les gens riches. » Il est évident pour tout le monde que ce n'est pas dans la classe aisée de la société que l'on rencontre les habitations malsaines ; de semblables contradictions prouvent le peu d'importance qu'on doit attacher à ces causes, et attestent aussi, de la manière la plus évidente, leur impossibilité à produire cette maladie.

De la suppression de la transpiration. — La suppression de la transpiration joue un rôle bien important dans toutes les maladies, et particulièrement dans la goutte. Divers médecins considèrent comme causes occasionelles de cette maladie : 1° la suppression de la transpiration insensible, occasionée par un froid très vif; 2° la suppres-

sion de la transpiration générale ou partielle; 3° l'altération de la transpiration; 4° les troubles de la digestion qui ont une action spéciale sur la transpiration cutanée qui se ralentit sous leur empire et dont
le ralentissement prolongé ou très fréquemment
répété, n'est pas sans influence sur la goutte; 5° le
défaut de transpiration.

Nous avons vu tout à l'heure que le froid n'était
pas la cause de la goutte , il en est de même de la
suppression de la transpiration insensible, sensible.
générale ou partielle. L'hiver , les fonctions de la
peau se font plus difficilement, la transpiration est
bien moins abondante et quelquefois elle ne se fait
pas du tout , c'est ainsi pour tout le monde , c'est
général ; c'est aussi dans l'hiver que cette maladie
paraît le plus ordinairement, mais ce n'est pas une
raison , parce que la goutte se manifeste le plus
souvent dans cette saison, pour dire que c'est la
suppression de la transpiration insensible ou non
occasionée par le froid qui en est la cause principale; cette opinion est tout-à-fait illusoire, puisque
nous avons demontré tout à l'heure que les personnes qui étaient constamment exposées au froid
et à l'humidité n'étaient point atteintes par cette
maladie. Nous avons vu, comme tout le monde, un
accès de goutte se développer sous l'influence du

froid et de l'humidité et à la suite de la suppression de la transpiration; mais il y a une bien grande différence entre produire un accès d'une maladie et entre la possibilité de la faire naître, il faut très peu de chose pour faire venir un accès de goutte, et il en faut beaucoup pour occasioner cette maladie. Tant qu'à nous, pour que la suppression de la transpiration fasse naître un accès de goutte, il faut pour cela que le malade ait été déjà atteint de cette maladie, ou qu'il se trouve sous l'influence de la cause qui doit la produire, il faut qu'il existe ce que quelques auteurs appellent un état général, une prédisposition particulière, une diathèse goutteuse. Voyons, prenons quelques exemples : Un homme qui jouit d'une bonne santé, se jette à l'eau étant en sueur ou non, il est saisi par le froid ; eh bien ! il pourra contracter des rhumatismes ou d'autres maladies, mais non la goutte: à moins qu'il n'ait été déjà atteint par cette maladie, ou qu'il soit sous l'influence de ce que l'on appelle la diathèse goutteuse; car il serait bien extraordinaire, et la chose ne pourrait s'expliquer, qu'il fût atteint d'une inflammation de l'articulation du gros orteil, après s'être jeté entièrement à l'eau étant en sueur et après avoir éprouvé un saisissement général. Un individu qui transpire pendant la nuit et qui, en dormant, se découvre le bras, l'épaule, eh bien ! cet individu sera pris d'un rhumatisme aigu à l'épaule ou au bras, mais il ne sera pas atteint de la goutte pour cela. Un homme qui appuiera son poignet ou son coude sur une table de marbre pourra contracter un rhumatisme de ces articulations , mais pas une inflammation de l'articulation du gros orteil. Un individu qui est couché bien chaudement dans son lit, dans l'hiver ou dans l'été, qui transpire et qui se réveille pour la première fois avec la goutte, peut-on dire que c'est la suppression de la transpiration qui est cause principale de ce phénomène, non sans doute; disons vrai , le froid , la suppression de la transpiration peuvent déterminer un accès de goutte, mais ils ne peuvent jamais être considérés comme causes occasionelles de cette maladie.

De l'altération de la transpiration. — L'altération de la transpiration a été aussi considérée comme cause de la goutte ; l'on a remarqué que , pendant une attaque, les sueurs avaient une odeur aigre très prononcée, qu'elles étaient acides. Bertholet, par ses expériences, a prouvé qu'elles contenaient de l'acide urique ; on a remarqué qu'un papier bleu, appliqué à un membre sous l'influence d'un paroxysme goutteux, devenait toujours rouge ;

on a déduit de là que, lorsque la transpiration ne se faisait que très imparfaitement, ces matériaux malfaisants étant retenus dans le sang, contribuaient à le corrompre davantage, et, par conséquent, à produire cette maladie. La présence de l'acide urique, dans la sueur des goutteux, ne peut être considérée que comme un phénomène, et non comme une cause.

Puisque ces auteurs considèrent l'altération du sang par cet acide comme la cause principale de la la goutte, le sang des goutteux étant chargé d'acide urique, on doit en rencontrer dans les sueurs et les urines; nous nous expliquerons plus longuement sur ce point en nous occupant de l'altération du sang, résultant d'une nourriture trop abondante et trop succulente : nous dirons de plus que ce qui doit empêcher de considérer l'altération de la sueur comme cause de cette maladie, c'est qu'elle n'existe pas toujours chez les goutteux et que ce phénomène se rencontre dans beaucoup d'autres maladies.

Influence de la moelle épinière sur diverses fonctions. — Quelques médecins ont prétendu que les troubles de la digestion, chez les goutteux, avaient une action spéciale sur la transpiration cutanée, qu'elle se ralentissait sous leur empire, et que cela n'était pas sans influence sur la goutte. Le défaut de transpiration a été aussi donné comme la cause la plus puissante de cette maladie. Nous allons démontrer à quoi est dû le ralentissement et le défaut de la transpiration, chez un individu qui va être atteint de la goutte, et l'on verra que cela tient à une seule et unique cause.

Les belles expériences de Legallois ne permettent plus de douter de l'influence de la moelle épinière sur la respiration, résultats confirmés par les intéressantes expériences de MM. Flourens et Calmeil, qui démontrent clairement que la moelle épinière, dans ses portions cervicale et dorsale, constitue le centre nerveux où résident tous les agents qui produisent les phénomènes de la respiration.

L'influence de la moelle épinière sur les mouvements du cœur et sur la circulation est moins grande que sur la respiration ; mais cela n'empêche que des expériences et des observations assez nombreuses viennent prouver d'une manière bien évidente ce que nous avons avancé ; d'ailleurs, il existe tant de connexité entre ces deux fonctions qu'il est impossible que l'une soit influencée sans que l'autre ne s'en ressente un peu.

Dans toutes les observations que j'ai citées sur la goutte, l'on a vu que les fonctions digestives étaient toujours plus ou moins troublées, lorsque le malade se trouvait sous l'influence de la cause qui devait la déterminer. Les auteurs ont démontré d'une manière bien positive combien les fonctions digestives s'opèrent lentement et avec difficulté, chez les individus affectés d'une lésion à la moelle épinière : ces faits sont très nombreux, et s'expliquent facilement par les liaisons multipliées de la moelle épinière avec les nerfs de la vie végétative ; ces communications sont prouvées par tous les anatomistes et les physiologistes les plus distingués. Les communications de ce centre nerveux avec le nerf trisplanchnique sont telles que Legallois n'a pas hésité à avancer « que ce nerf a ses racines dans la moelle », c'est-à-dire, qu'il y puise en grande partie l'énergie qui lui est propre.

L'influence de la moelle épinière sur la chaleur animale est très grande : quelle que soit la source qu'on admette, qu'elle soit dans le système capillaire pulmonaire, ou dans le système capillaire général, c'est toujours avec la moelle épinière que communiquent les nerfs nombreux qui animent ces deux systèmes ; aussi le changement que les altérations de cet organe apportent à la tempéra-

ture des parties du corps qui correspondent à la
partie altérée, annonce que ce centre nerveux
exerce une influence réelle sur la production de ce
phénomène. N'est-ce pas ce que nous avons toujours rencontré dans nos observations au début
de la goutte, douleurs plus ou moins vives dans la
région lombaire, accompagnées de sensations plus
ou moins prononcées de froid, d'engourdissement,
de formication, de tremblements continuels, de
faiblesse, etc., particulièrement dans les membres
inférieurs? J'en citerai un exemple des plus frap-
pants dans la myelite chronique avec perte de sentiment et de mouvement; on sait combien, dans ces
cas, le membre est froid, et combien il est difficile
de rétablir la chaleur au point que le malade ne sent
pas quelquefois la brûlure qu'on lui fait en voulant
le réchauffer. On voit qu'il est constant que la chaleur animale est liée particulièrement à l'intégrité du
système nerveux : les expériences de M. Magendie
et des physiologistes les plus distingués viennent à
l'appui des observations pathologiques qu'on peut
invoquer pour démontrer cette vérité. Legallois,
dans ses œuvres complètes, donne la véritable explication de l'abaissement de la température qu'on
observe à la suite des altérations de la moelle épinière, et montre quelle est l'influence réelle de

ce centre nerveux sur la calorification. Cet illustre physiologiste a prouvé expérimentalement que tout ce qui gêne ou dénature la respiration entraîne l'abaissement de la température du corps des animaux, ainsi l'acte respiratoire et circulatoire étaient intimement liés et sous la dépendance de la moelle épinière et de la moelle allongée. Alors on comprend parfaitement comment les maladies de ce centre nerveux peuvent influer sur la chaleur animale.

Nous avons vu l'influence de la moelle épinière sur la chaleur animale ; examinons aussi son influence sur la transpiration cutanée. Les expériences faites sur les animaux vivants s'accordent à prouver que la destruction de la moelle épinière entraînait la suspension de la circulation dans les petits vaisseaux de la partie qui reçoit ses nerfs de la portion détruite. Les belles expériences de MM. Flourens et Legallois ont surtout démontré cette action de la moelle épinière sur le système capillaire. Ainsi, si l'on réfléchit à tous les phénomènes qui ont leur source dans cette partie si importante de l'appareil circulatoire, on concevra facilement que ces phénomènes puissent être modifiés, diminués, suspendus, ou qu'ils cessent d'exister, quand il y a une altération plus ou moins

grande du centre nerveux rachidien. Nous pour-
rions appuyer ces expériences des observations qui
nous appartiennent, nous en choisirons un seul
exemple dans les faits pathologiques. Telle est la
cause de l'absence de toute transpiration cutanée
dans la paraplégie; l'infiltration des membres pa-
ralysés en est aussi la conséquence.

Nous avons démontré par les expériences des
physiologistes les plus distingués et par des faits
pathologiques, l'influence de la moelle allongée et
de la moelle épinière sur la respiration, la circulation, sur les digestions, sur la chaleur animale et
la transpiration cutanée. Tout cela ne se trouve-
t-il pas parfaitement en rapport avec tout ce que
nous avons observé et décrit dans les phénomènes
de la goutte ? N'avons-nous pas vu l'homme qui a
abusé du coït et qui va être atteint de cette maladie
éprouver des douleurs plus ou moins vives à la région lombaire qui s'étendent quelquefois le long du
dos, ainsi que de la gêne dans la respiration, des
palpitations du cœur, les fonctions digestives troublées, une foule de phénomènes nerveux, des sensations de froid ; sa chaleur a tellement diminué,
qu'il est devenu sensible au plus petit changemen
atmosphérique, il a de la peine à se réchauffer, on
peut dire, avec raison, qu'il a consommé toute sa

chaleur animale dans les plaisirs de l'amour ; les fonctions de la peau se font très difficilement et la transpiration se trouve ralentie ou ne se fait plus. Tous ces phénomènes ne sont-ils pas la preuve évidente que la moelle épinière est atteinte ? N'est-ce pas avec raison que l'on doit considérer cette altération comme la cause de tous ces symptômes et de la goutte, plutôt que de les attribuer au froid, à la suppression de la transpiration insensible, ou de la transpiration sensible, générale ou partielle, aux mauvaises digestions et à l'altération de la transpiration ? Il est bien certain que, ne connaissant pas le siége de la goutte et sa cause, les auteurs ont pris les effets pour des causes.

Si chacun de ces phénomènes pouvait produire la goutte, cette maladie serait encore bien plus commune, et on la guérirait plus facilement.

Le rhumatisme, qui reconnaît pour cause principale le froid, la suppression de la transpiration, se guérit très facilement par la chaleur, les bains d'enveloppes ; quelquefois il ne faut pas plus de deux à trois jours pour le guérir, il n'en est pas de même de la goutte. Nous avons dit plus haut que cette maladie apparaissait quelquefois dans la saison la plus chaude, sans que le malade ait été atteint par

le froid, et sans qu'il ait éprouvé une suppression
de la transpiration.

Si toutes ces raisons ne suffisaient pas pour
prouver que le froid, la suppression de la transpiration et son altération ne sont pas les causes principales de la goutte, nous ferions encore observer
que tous les auteurs qui ont décrit cette maladie
disent qu'elle débute toujours par le gros orteil,
et que c'est particulièrement la nuit, le malade
étant couché. Eh bien ! peut-on dire véritablement
que c'est lorsque l'on est dans son lit que l'on est
saisi par le froid et que la transpiration se suppri -
me? Vous dites encore que ce sont les gens aisés
qui sont particulièrement atteints de cette maladie : mais ils ont tout ce qu'il faut pour se garantir du froid ; d'ailleurs, nous avons démontré
d'une manière bien positive que toutes les classes
de la société les plus exposées au froid et à l'humidité n'avaient jamais la goutte. En admettant qu'il y
eût suppression de la transpiration dans une partie
quelconque du corps, comment ce phénomène pour-
rait-il produire l'inflammation de l'articulation du
gros orteil? cela ne peut s'expliquer d'aucune ma -
nière; il faut admettre absolument que ce soit seulement la suppression de la transpiration des pieds
pour qu'elle puisse produire cette inflammation

articulaire. Mais voilà encore l'observation la plus
scrupuleuse qui vient détruire cette opinion : c'est
que la douleur que l'on éprouve au gros orteil, au
début de la goutte, est toute névralgique, et elle
se manifeste à plusieurs reprises, et quelquefois
pendant une ou deux années avant qu'une véritable inflammation ne se déclare. On conçoit que
cette douleur névralgique tient à une autre cause
que celles énoncées ci-dessus, et sa récidive constante le prouve bien. La préférence qu'a la goutte
de débuter toujours ainsi, et de se porter particulièrement sur les extrémités inférieures qui sont
constamment le siége de tous les phénomènes nerveux que l'on rencontre chez tous les goutteux,
explique suffisamment que le principal siége de
cette maladie est dans une irritation plus ou moins
vive de la moelle épinière lombaire et de ses membranes, et que le froid, la diminution de la transpiration, son défaut, son altération, la diminution
de la chaleur, le trouble dans les digestions, etc.,
ne sont que les conséquences de cette altération,
comme je l'ai démontré, et qu'elles ne peuvent
point être considérées comme des causes occasionelles de la goutte.

Abus des boissons spiritueuses. — L'abus des
boissons spiritueuses a été de tous les temps consi-

déré par tous les auteurs comme la cause occasionelle de la goutte. Aussi avons-nous voulu étudier
particulièrement toutes les classes de la société qui
font abus des liqueurs fortes, et dans lesquelles on
rencontre les ivrognes. Ces classes sont : les marins,
les soldats, les gardes-chiourmes, les forçats, les
ouvriers de toutes les professions, particulièrement
les boulangers, les cordonniers, les musiciens, les
forgerons, les jardiniers : parmi toutes ces conditions, ceux qui se livrent davantage aux boissons
spiritueuses, et chez lesquels on rencontre le plus
d'ivrognes, ce sont les portefaix, les charretiers,
les cultivateurs, les habitants de la campagne, les
ouvriers des ports. Nous avons observé toutes ces
classes en général, et examiné en particulier
un très grand nombre de ces individus que
nous connaissions parfaitement pour faire un
usage immodéré des boissons alcooliques, et
nous n'en avons jamais rencontré un seul qui fût
goutteux. Nous en avons connu un nombre très
considérable qui étaient constamment ivres par
l'eau-de-vie, qui avaient l'habitude de coucher
dans les rues et de rester constamment exposés à
toutes les intempéries, eh bien ! le froid, l'humidité,
l'usage immodéré de l'alcool ne leur occasionaient
point la goutte. J'ai connu des portefaix qui étaient
tellement habitués à boire de l'eau-de-vie, qu'ils

avalaient cela comme de l'eau, et en aussi grande
quantité; ils ne lui trouvaient plus aucun goût, et
quand ils voulaient se régaler, ce qui leur arrivait
assez souvent, ils buvaient plein un verre ordinaire
d'alcool à 36 degrés sans faire la moindre gri-
mace et sans éprouver la plus légère irritation.
Ces individus, qui avaient contracté ces mauvaises
habitudes depuis bien des années, et qui étaient
déjà avancés en âge, n'ont jamais été atteints
par la goutte. Je pourrai citer encore un très grand
nombre de jeunes gens de bonnes familles faisant
aussi abus des alcooliques, et qui n'ont jamais
eu cette maladie.

Comment se fait-il que presque tous les auteurs
qui ont écrit sur la goutte ont dit que cette affection
ne se rencontrait point dans les basses classes de
la société, et qu'ils aient admis l'abus des boissons
spiritueuses comme cause principale de la goutte?
C'est ce qui prouve bien que la plupart d'entre eux
n'ont pas eu occasion de l'étudier sérieusement;
car il est bien évident pour tout le monde que
c'est là que l'on rencontre tous les ivrognes.
Quelques médecins, qui ont soutenu que l'abus
des alcooliques était la cause de la goutte, et qu'il
pouvait contribuer à altérer le sang. pour faire
prévaloir cette opinion, ont été jusqu'à dire que

c'était dans les personnes les plus aisées de la société qu'il s'en consommait le plus , et cela , parce que c'est dans cette classe que l'on rencontre ordinairement les goutteux. Une opinion soutenue et basée sur des faits si peu vrais ne peut pas avoir une grande consistance ; il ne faut pas avoir observé le moindrement la société pour avancer une erreur aussi grande. Dans la classe riche, dans la classe la plus élevée de la société, ceux qui ont usé leur vie dans les plaisirs, cherchent à soutenir leurs forces par un régime succulent et de bons vins vieux ; mais les organes digestifs, toujours plus ou moins malades, ne leur permettent point d'en boire autant qu'ils le désireraient, et très souvent ils ne peuvent boire que de l'eau rougie ; mais pour user des alcooliques, ils n'en prennent pas et ne peuvent pas en prendre. Parmi ceux de la classe aisée qui se portent bien , on est sobre, on ne se grise point, on y fait peu d'usage des alcooliques ; les liqueurs fines, les vins étrangers paraissent bien sur leur table, mais on en use très peu. Généralement, on boit beaucoup moins maintenant, et les vins étrangers sont bien moins variés. Les gens riches s'amusent autrement qu'à boire, voilà pourquoi ils ont la goutte. Les misérables qui ne trouvent de distraction qu'au cabaret ne l'ont pas.

Si l'abus des alcooliques était la véritable cause
de la goutte parmi cette dernière classe, qui est la
plus nombreuse, le nombre de ces malades devrait y
être aussi beaucoup plus considérable, d'autant plus
qu'ils ont encore contre eux toutes les misères de
la vie dont le riche peut se garantir. Si, nécessairement, parmi les basses classes du peuple, il y en a
qui abusent des femmes et des boissons, ceux-là ne
pourront pas échapper à la maladie, mais ce sera
plutôt l'un que l'autre qui l'aura occasionée ;
mais cela arrive très rarement dans cette classe,
car les ivrognes pensent peu à l'amour.

Dans toute la Basse-Bretagne , les femmes du
peuple et de la campagne font un abus considérable
d'eau-de-vie, et elles ne sont jamais atteintes de
la goutte. D'après tout ce que nous avons vu , il
nous est impossible de considérer l'usage immodéré des boissons spiritueuses comme la cause
occasionelle de cette maladie.

*D'une nourriture trop succulente et trop
abondante.* — La cause sur laquelle beaucoup de
médecins modernes ont généralement le plus insisté, et qu'ils regardent comme cause unique et
occasionelle de la goutte , c'est une nourriture
succulente, abondante. Gourmandise et bonne
chère, voilà la vraie, la véritable cause de cette ma-

ladie, disent-ils ; aussi, ne rencontre-t-on pas cette
affection dans les hôpitaux. C'est un mal qui n'appartient qu'aux gens riches, parce qu'ils ont constamment une table bien servie et des mets succulents en abondance. Les anciens prétendaient aussi
qu'une vie animale produisait la goutte ; ils défen-
daient particulièrement l'usage des aliments gras,
huileux, des ragoûts épicés, des viandes fumées,
salées, etc.

Parmi le grand nombre de malades atteints de
la goutte auquel j'ai été appelé à donner mes
soins pendant vingt ans, les uns appartenaient à
une classe de fonctionnaires publics peu rétribués,
mais vivant honorablement, et c'était les plus nombreux ; d'autres étaient des officiers de mer et de
terre retirés du service et obligés de vivre à l'appui
d'une modique retraite ; les autres étaient des né-
gociants fortunés et des rentiers : étant constamment au milieu de toutes ces personnes, vivant dans
leur intimité, je puis assurer que la plus grande
partie d'entre eux avaient une existence bien fru-
gale, et qu'ils étaient pourtant perclus de goutte.
Je puis assurer aussi qu'ils avaient mené joyeuse
vie. Parmi ceux auxquels j'ai encore donné
des soins, j'en ai rencontré de très riches, qui vivaient assez mesquinement, et d'autres qui étaient

dans l'opulence et qui se nourrissaient très bien.
J'ai connu beaucoup de gens riches qui vivaient
splendidement et qui n'étaient point atteints de la
goutte. A chaque pas que l'on fait, l'on rencontre
de nombreux vieillards qui ont toute leur vie vécu
dans l'abondance et qui ne sont points atteints de
cette maladie. J'ai rencontré aussi bien des personnes excessivement sobres qui mangeaient très peu
et ne buvaient point, être grandement tourmentées
par cette affection.

Examinons, les unes après les autres , les différentes classes de la société :

Les femmes qui ont eu , toute leur vie, une
nourriture très succulente et qui ont de tout à profusion , pourquoi ne sont-elles pas atteintes par la
goutte comme les hommes ? il est vrai de dire
qu'elles mangent moins qu'eux ; mais est-ce une
raison? elles ont aussi bien moins besoin de nourriture , ensuite il y en a de gourmandes dans le
nombre. Les femmes qui sont dans les communautés,
dans les maisons de retraite, celles qui vivent comme
grandes pensionnaires dans ces maisons , elles mè-
nent une vie bien douce, elles n'ont aucune fatigue,
leur nourriture est excellente , abondante. Pourquoi
donc ne sont-elles pas atteintes par cette maladie ?

Sur un très grand nombre de goutteux je n'ai

rencontré que trois femmes atteintes de cette maladie : elles vivaient très médiocrement, n'ayant pas de fortune, et tenant cependant un rang distingué dans la société ; mais j'ai déjà dit qu'elles avaient des mœurs corrompues.

Examinons les hommes dans les couvents, qui passent leur vie à prier et à manger : ils vivent très bien, leur nourriture est succulente, abondante. Les prêtres, au milieu desquels nous sommes constamment, nous savons que leur seule distraction c'est la table, la bonne chaire ; tous ces hommes vivent aussi dans l'incontinence, ils n'éprouvent aucune fatigue, ni aucune perte ; ils n'ont besoin de rien réparer, ils doivent être remplis de sucs tellement nourrissants, de sang tellement altéré, qu'il ne devrait pas y en avoir un seul d'épargné par cette maladie, si c'était sa véritable cause. Eh bien! c'est tout le contraire.

Tout le monde peut faire comme moi, examiner cette classe si honorable de la société. Je l'ai vue dans les campagnes, dans les bourgs, dans les grandes et petites villes se nourrissant toujours parfaitement, je n'y ai jamais rencontré de goutteux ; il faut dire aussi toute la vérité, c'est qu'elle donne constamment l'exemple de toutes les vertus.

Les auteurs qui prétendent que la nourriture

succulente est la principale cause de la goutte, disent : il existe une surabondance de matériaux nutritifs dans le sang et qui va augmenter la suranimalisation des tissus fibro-séreux des articulations;
d'autres disent aussi : la nourriture succulente altère
le sang et il contient une trop grande quantité d'acide urique. Si cela était l'exacte vérité, il nous semble
que les organes chargés de sécréter cette surabondance de sucs nutritifs, devaient d'abord commencer
par être atteints de cette maladie, ou bien d'une
autre affection, à force de fournir à l'économie des
matériaux si malfaisants. L'observation a démontré
bien positivement que les organes de la digestion
étaient plutôt malades par sympathie que par inflammation, et lorsqu'ils sont enflammés, ce n'est jamais
au point de ne pouvoir remplir leurs fonctions. Pourquoi donc le canal thorachique, réservoir naturel de
ces matériaux, qui se trouve en contact avec eux
à l'état de pureté avant de se mêler au sang, ne se
trouve-t-il pas principalement altéré? pourquoi,
lorsqu'ils sont mêlés au sang, n'attaquent-ils pas de
préférence tous les organes dans lesquels ils sont
répandus à profusion, tel que le cœur, le péricarde,
la plèvre et les poumons, le médiastin, le diaphragme, le cerveau, organes jouissant d'une si
grande susceptibilité? pourquoi ne déterminent-ils

pas des phlébites , l'inflammation des capillaires , où la circulation se fait si lentement et qui sont si susceptibles de s'enflammer ? comment ces matériaux ne déterminent-ils pas l'engorgement de toutes les glandes de l'économie ; il est extrèmement difficile de comprendre pourquoi ils vont choisir de préférence des ligaments de tendons des membranes séro-fibreuses des tissus, chez lesquels on a la plus grande peine à découvrir la trace de vaisseaux sanguins , des organes qui ont très peu de principes vitaux, et qui sont entièrement éloignés du centre de la circulation. Toutes ces raisons doivent empècher de croire à l'influence de cette cause pour déterminer la goutte.

Une des plus grandes contradictions que j'ai rencontrée chez plusieurs auteurs qui considèrent comme cause de la goutte une nourriture trop succulente, et qui certes n'est point en faveur de l'opinion qu'ils avancent, c'est que, quand un malade est convalescent d'un accès de cette maladie , ils recommandent de soutenir ses forces avec de bons aliments , des bouillons succulents , des viandes roties ou grillées, et donnent pour boissons des tisanes de chicorée , de gentiane , de quinquina , de fumeterre, etc. , régime qui ne devrait pas tarder à ramener un autre accès d'après les idées qu'ils ont émises. Quand un malade est convalescent d'un accès de goutte et que ses organes digestifs le permettent, nous le mettons de suite à un régime nourrissant et fortifiant, en ayant soin de lui en permettre peu en commençant et d'aller en augmentant insensiblement, et loin de produire de nouveaux accès, nous en avons toujours retiré de très grands avantages pour sa constitution affaiblie, et s'il ne commet pas de fautes, il s'en trouve parfaitement.

Les auteurs qui pensent qu'une nourriture succulente altère le sang, et que l'acide urique qui y est contenu est la cause principale de la goutte, ont cherché à faire prévaloir cette théorie en démontrant que les concrétions tophacées que l'on rencontrait chez les goutteux, étaient aussi composées d'acide urique. Nous commencerons par faire observer que ces concrétions ne se rencontrent pas chez tous les goutteux; on ne les trouve que dans la proportion de 1 à 6, et chez ceux qui sont atteints de cette maladie depuis très longtemps. Scudamore ne les a observées que 21 fois sur 206 cas. M. le professeur Chomel en a rencontré dans les affections rhumatismales; mais on sait que, pour ce célèbre médecin ces deux maladies sont identiques. N'est-il pas vrai de dire que si la présence de l'acide urique dans le sang était la cause réelle de cette maladie, que les concrétions devraient se montrer plus fréquemment et je dirai même dans tous les cas ? Mais pourquoi donc l'acide-urique serait-il la seule ou même la principale cause de la goutte, lui qui est le moins énergique des acides qu'on rencontre dans l'urine et dans les concrétions goutteuses, et qui même, dans ces derniers corps, ne forme, la plupart du temps, que des soussels, tandis que d'autres acides y saturent complétement leur base.

Plusieurs auteurs disent en avoir trouvé dans d'autres maladies que la goutte et particulièrement dans les affections scrophuleuses, et elles étaient aussi composées d'acide urique, uni à la soude ou à la chaux ; elles peuvent aussi se développer dans d'autres parties que les articulations et les parties qui les environnent; on en a trouvé dans les fibres musculaires, dans l'épaisseur de la peau, des glandes et dans les poumons. M. le professeur Chomel dit que lorsque l'on rencontre ces concrétions dans des cas autres que la goutte, c'est qu'il y avait une idiosyncrasie particulière.

C'est principalement chez les constitutions lymphatiques, rachitiques et dans les maladies scrofuleuses que l'on rencontre davantage les concrétions thopacées. J'en ai trouvé, plusieurs fois, dans

les poumons , dans les glandes et particulièrement
dans celles des mésentères, sous la peau dans différentes parties du corps et à la face chez de très
jeunes enfants rachitiques.

Ces mème auteurs auraient pu s'étayer aussi de
ce que les sueurs et les urines des goutteux contiennent un principe dominant acide , phénomène
qui se rencontre aussi dans d'autres maladies, et que
dans la goutte j'attribue à l'altération de la moelle
épinière comme le démontrent évidemment les intéressantes observations et les expériences de Krimer.
de Bellingerie, de Stanley, de Dupuytren, de Brodie,
de Ségalas , de Magendie, qui prouvent que dans
l'altération de cet organe, l'urine , le sang , sont
constamment chargés d'acide urique avec des sels
différents.

Quelques médecins ont soumis à l'analyse différentes humeurs animales provenant d'individus
chez lesquels on ne pouvait, en aucune manière,
soupçonner une affection goutteuse, et qui offrirent
aussi des quantités plus ou moins considérables
d'acide urique. De nos jours on a même trouvé ce
composé dans les fluides d'un grand nombre d'animaux exempts de toute lésion arthritique.

Examinons maintenant à l'article anatomie pathologique, les expériences des chimistes les plus

habiles sur les concrétions tophacées, et nous verrons si elles peuvent rien apprendre sur la cause de la goutte : les résultats obtenus sont trop différents les uns des autres, et il ne sont pas assez nombreux pour établir une bonne théorie. Toutes ces opinions basées sur des travaux chimiques imparfaits ne peuvent avoir qu'une existence de courte durée. En un mot, si la présence de l'acide urique dans le sang était la véritable cause de la goutte, le traitement de cette maladie deviendrait bien simple et elle cesserait d'être incurable ; car alors on trouverait volontiers des malades qui consentiraient à suivre un régime régulier et convenable, dans l'espoir d'une guérison prochaine.

Ceux qui n'ont voulu voir la cause de la goutte que dans l'usage d'une nourriture trop succulente, ont été obligés de dire que la classe pauvre était plus adonnée au libertinage que la classe riche, et que ce n'était pas chez eux que l'on rencontrait cette maladie. Nous croyons fermement que c'est encore une bien grande erreur. La classe pauvre, la basse classe du peuple, quand elle peut se procurer un peu d'argent, c'est pour boire ; elle se donne à l'ivrognerie, et elle ne trouve pas toujours à contenter ses désirs amoureux : elle est obligée de se donner plutôt à l'un qu'à l'autre, lors même que ce ne serait pas son désir. Mais elle préfère bien certainement l'un à l'autre, et elle pense bien plus à boire qu'à faire l'amour. L'honnête artisan, quand il peut se marier, se contente de sa ménagère ; il a ordinairement beaucoup d'enfants, ce qui prouve qu'il n'a pas abusé et qu'il n'abuse pas du coït. Ses moyens pécuniaires suffisent à peine pour nourrir sa famille ; il ne peut pas entretenir des maîtresses et passer tout son temps dans la volupté : toute sa vie est employée à ses travaux, et quand sa journée est finie, il ne demande que du repos ; voilà pourquoi ces gens-là n'ont pas la goutte.

Parmi cette classe du peuple, il y a certainement des exceptions : il y a des individus qui se livrent à la boisson, à la débauche ; c'est la classe des bandits, des criminels. J'ai été médecin des prisons pendant plusieurs années, j'y ai rencontré quelques goutteux : on ne pourra pas dire que ceux-là avaient une nourriture succulente ; mais on sait à quelles infamies, à quels excès ces misérables détenus se livrent. Il est bien certain que ce n'est pas dans la classe populaire qu'il se commet le plus d'abus dans les plaisirs de l'amour : le libertinage est beaucoup plus grand chez les gens instruits, à imagination vive, chez ceux qui ont de la fortune, qui vivent dans l'opulence et qui peuvent contenter tous leurs désirs. Voilà pourquoi vous avez remarqué que ces classes avaient le privilége d'être atteintes par cette affreuse maladie. Les gens riches passent leur vie dans la mollesse et les plaisirs ; ils peuvent contenter tous leurs caprices, toutes leurs fantaisies ; ils ont facilement des maîtresses, les plus jolies, les plus belles ; de là résultent les abus auxquels il est impossible d'échapper, et lorsqu'ils sont épuisés, qu'ils n'en peuvent plus, qu'ils sont même atteints de la goutte, ils en ont encore, non pour satisfaire des plaisirs qu'ils ne peuvent plus goûter sans en être gravement incommodés, mais pour contenter leur vanité, leur amour-propre et souvent s'en faire un titre de gloire.

Nous pensons qu'une nourriture succulente peut occasioner quelques maladies, mais jamais la goutte ; nous dirons de plus, que nous croyons fermement que l'abus du coït a déterminé plus d'affections organiques du cœur et d'apoplexies qu'une nourriture trop succulente et trop abondante. Une observation que j'ai eu occasion de faire très souvent, c'est que j'ai vu bien des goutteux faire des écarts de régime, avoir même des indigestions sans aggraver leur état ; mais je n'ai jamais vu

un goutteux se livrer une seule fois au coït sans
en être gravement incommodé ; observation qui
prouve d'une manière bien évidente que l'un est
plutôt que l'autre la cause de cette maladie. Wepfer,
Hoffmann, Musgrave, Morgagni et plusieurs auteurs modernes citent des exemples d'apoplexies chez
les goutteux, surtout chez ceux qui voulaient encore
satisfaire certains désirs. Ces cas sont aussi assez fréquents chez les personnes qui ne sont point atteintes
de cette maladie, et particulièrement chez celles qui
pratiquent le coït immédiatement après le repas.

Celui qui fait abus des boissons spiriteuses sera
plus sujet à une foule de maladies que celui qui se
nourrira très bien et qui mangera beaucoup ; l'un est
infiniment plus nuisible à la santé que l'autre ; nous
voyons de très grands mangeurs se porter fort bien.
Je citerai une histoire assez curieuse de trois individus qui vivaient habituellement ensemble, et qui
faisaient continuellement assaut de gloutonnerie ; ils
étaient très gourmands et on ne peut plus gourmets. Celui qui mangeait le plus de ces trois Gar-
gantua, est mort il y a 4 ou 5 ans. Il a succombé
à une attaque d'apoplexie : on prétend qu'il mangeait 14 livres pesant dans les 24 heures. Parmi
ces personnes, dont la plus jeune peut avoir maintenant de 58 à 60 ans, il n'y en avait pas une seule

atteinte de la goutte. M. le docteur Reveillé-Parise, dans son intéressant ouvrage, dit : « Si on pense que le régime animal, très succulent, même porté à l'excès, peut seul déterminer l'état goutteux spécifique, que c'est là son principe, la cause prochaine, rien de plus évident qu'on est dans l'erreur : c'est bâtir une théorie complète sur la pointe d'un aperçu. »

Une des plus grandes preuves qu'une nourriture succulente n'est pas la cause unique de la goutte, c'est que, parmi ceux qui ont étudié cette maladie, on trouve des observations de gens très sobres dans le boire et le manger, et qui n'en étaient point atteints : nous en avons cité bien des exemples. Nous prétendons que si c'était la cause de la goutte, ainsi que la présence de l'acide urique dans le sang, il serait assez facile de la guérir en soumettant le malade à un régime convenable ; et, malgré l'indocilité de beaucoup d'entre eux, on en trouverait encore une très grande quantité qui se soumettraient volontiers à un régime végétal peu nutritif pour se débarrasser de cette cruelle maladie. Comment se fait-il que le sang vicié choisisse toujours l'articulation du gros orteil pour commencer ses ravages de préférence à une grande articulation où le sang se trouve répandu en plus grande quantité ?

Pourquoi attaque-t-il de préférence les membres inférieurs? Pourquoi l'extrémité inférieure du côté gauche est-elle toujours plus malade que la droite? J'ai expliqué, dans divers endroits, pourquoi ces particularités existaient, et certes il serait bien impossible de les résoudre par l'altération du sang. Cette théorie, renouvelée des temps les plus reculés, a été travaillée dans le cabinet; on a fait tout pour la mettre en harmonie avec nos connaissances physiologiques et chimiques, mais elle n'est pas fondée sur l'observation : et je vais encore le démontrer en citant une des plus grandes contradictions qui puisse exister, et qui prouvera que les auteurs n'y ont pas la moindre confiance : ils disent qu'une alimentation succulente, abondante et fortement azotée animalise le sang lui-même, en faisant prédominer dans le fluide les éléments de la fibrine et de l'acide urique et diverses matières salines; et, s'il y a défaut d'exercice ou insuffisance de transpiration ou de quelques excrétions nécessaires pour donner issue à l'excès des matériaux nutritifs, ils s'accumuleront peu à peu, et il pourra en résulter une viciation du sang capable de produire la diathèse goutteuse. Il est donc bien évident pour tout le monde, qu'à l'égard de celui qui a suivi un régime semblable et qui se trouve dans cette position fâcheuse, le meilleur moyen de changer ce sang vicié et de le rendre le moins nuisible, c'est de commencer par en retirer le plus possible de l'économie; et, dans le traitement de cette maladie, ils admettent bien les saignées générales, mais avec beaucoup de restriction; ils disent ensuite qu'il ne faut y recourir que quand le malade est jeune, fort et pléthorique. Dans les cas contraires, les émissions sanguines doivent être employées avec ménagement, et quelquefois proscrites entièrement; et ils ajoutent, pour tous ceux qui ont observé attentivement les effets de la saignée, qu'il est hors de doute que, dans la plupart des circonstances, elles ne font, en général, qu'affaiblir les malades et diminuer la vitalité des tissus sans procurer de grands avantages. Ils disent encore : combien de fois n'a-t-on pas vu des accidents fâcheux résulter par l'application inopportune de cette pratique? Ainsi, dans la plupart des cas, ils laissent les matériaux malfaisants s'accumuler dans la circulation sans en craindre les effets fâcheux. D'une autre part, ces mêmes médecins disent : la surabondance des matériaux nutritifs dans le sang va augmenter la suranimalisation de tissus fibreux des articulations; et, plus haut, ils ont fait remarquer que, dans la plupart des circonstances, les

saignées ne font, en général, qu'affaiblir la maladie
et diminuer la vitalité des tissus. Cependant il faut
bien amoindrir leur suranimalisation. Si vous vou-
lez guérir votre malade, vous ne pouvez y parvenir
qu'en l'affaiblissant, pour cela vous êtes bien obligé
d'en venir à la saignée générale. Ils recommandent aussi de ne pas saigner les individus faibles, lymphatiques, scrofuleux ; ce traitement est
bien contre-indiqué ; vous reconnaissez donc
que le sang de ces individus n'est pas trop anima-
lisé, qu'il n'est pas trop riche, puisque vous défen-
dez les saignées et que vous ordonnez un régime
fortifiant et des toniques. Dans ces cas, il nous
semble bien évident que ce ne sont pas les matériaux trop nutritifs, trop succulents qui se trouvent
en abondance dans le sang, qui doivent être considérés comme la cause de la goutte chez ces individus. Pour tout le monde, cette différence est
frappante, et personne n'admettra que le sang très
fibreux, vulgairement connu sous le nom de riche, est
la cause unique de la goutte, puisque cette maladie
attaque aussi les individus anémiques, faibles, les
vieillards usés, les lymphatiques, les scrofuleux,
les rachitiques, tous ceux dont le sang n'est que de
la lymphe, chez tous ceux dont le sang est si pauvre. Ces contradictions tellement évidentes ne sont

point en faveur de cette théorie à laquelle nous n'avons jamais attaché d'importance, pas plus que nous n'avons considéré l'alimentation succulente comme cause unique de la goutte. Un des fondements de dogmatisme expérimental le plus positif est qu'une même cause étant donnée, des effets identiques doivent toujours être produits; et nous avons cité assez d'exemples d'individus très sobres atteints de la goutte : nous avons vu bien des exemples de personnes faisant usage d'aliments hyper-nutritifs, ne pas l'avoir, et des individus faibles, maigres, chétifs, en être atteints. Je terminerai en disant encore une fois que l'observation la plus scrupuleuse prouve de la manière la plus évidente, la plus positive, que la douleur que l'on ressent au gros orteil, dans le principe, n'est point le résultat d'une inflammation articulaire, comme le prétendent les auteurs de ces opinions. Ce qui détruit entièrement l'hypothèse que le sang vicié est la cause de la goutte.

EXAMEN ET EXPLICATION

DES DIVERS PHÉNOMÈNES DE LA GOUTTE.

Peu de temps après mon début dans l'exercice de la médecine, je fus appelé à donner des soins à quelques goutteux. J'avouerai que je fus grandement embarrassé, quoique je connusse parfaitement tout ce qui avait été écrit sur cette maladie et sur son traitement. On conviendra qu'il était bien difficile de se former une idée raisonnable au milieu de tant de diversité d'opinions, et d'adopter une marche de traitement rationnel au milieu de tout ce cahos. J'étais donc réduit à faire de la médecine symptomatique qui ne me réussissait pas toujours : je cherchais à calmer la douleur partout où elle se présentait ; voyant que mes moyens étaient souvent superflus, et que j'étais la plupart du temps condamné à rester simple spectateur des souffrances de mes malades et qu'il m'était impossible d'arrêter les progrès du mal, je résolus d'étudier cette maladie par l'observation la plus scrupuleuse, de l'é-

tudier comme je le fis dans mes études médicales pour
beaucoup d'autres affections , pensant que c'était
le seul moyen d'arriver à quelque chose de positif pour pouvoir soulager de si grandes misères. Je
commençais par interroger mes malades comme il
est convenable de le faire quand on veut arriver à
un bon résultat, à découvrir la vérité. Je prenais
note de tout ce qu'ils me disaient ; je les interro-
geais sur leur jeunesse, sur toute leur existence ,
sur leurs parents. Je m'occupais beaucoup d'eux, ce
qui leur donnait de la distraction et leur procurait
un peu de soulagement. Je ne me contentais pas de
cela : je m'entourais de tous les goutteux et malgré
que je ne fusse pas leur médecin , je m'entretenais
avec eux de tout ce qu'ils éprouvaient, et de la manière dont ils se droguaient, car la plupart d'entre
eux ne faisaient jamais appeler de médecin pour
cette maladie. Je ne fus pas longtemps à découvrir qu'ils éprouvaient tous une douleur dans la région lombaire moyenne, qui s'étendait quelquefois
le long de la colonne épinière, et que cette douleur
précédait toujours la goutte. Les malades ordinai-
nairement attachent peu d'importance à cette douleur tant qu'elle n'est pas vive, car elle est peu gê-
nante , ils la supportent facilement tant qu'elle
n'est pas à l'état aigu ; quelques-uns la considèrent

comme un lombago, comme un rhumatisme occasioné par du froid qu'ils ont attrappé ; d'autres ,
comme une courbature, un tour de rein, de la fatigue ; d'autres se plaignent d'avoir la colonne
vertébrale cariée. Je voyais combien il était important de pouvoir bien déterminer le siége de cette
douleur. En causant avec tous ces goutteux, je finis
par découvrir aussi que tous avaient plus ou moins
abusé des femmes, ce qui m'engagea à examiner s'il en était de même pour toutes les autres
causes qui passaient pour produire la goutte, je re-
connus de suite qu'il n'en était pas ainsi ; que chacun d'eux avait une manière bien différente de vivre
et que leur position sociale n'était pas la même. Alors
je me mis à étudier séparément toutes les causes occasionelles de cette maladie, et je vis bientôt qu'il n'y
en avait réellement qu'une seule capable de l'occasioner, et que c'était l'abus du coït. En tenant compte de
tous les symptômes précurseurs que j'avais observés
avant le début de la goutte des auteurs, je fus amené
à penser que la douleur que les malades accusaient
ressentir le long de la colonne vertébrale , mais
particulièrement à la région lombaire, devait être
occasionée par la fatigue que cette partie éprouve
dans l'action du coït, et que son siége, par conséquent, devait avoir lieu dans les muscles psoas ,

dans la colonne vertébrale, dans les articulations de ces os ou dans la moelle épinière et ses membranes, et qu'il ne fallait pas les considérer comme un lombago ou rhumatisme. Les anciens médecins ont aussi parfaitement observé cette douleur à la région lombaire, mais ils l'ont attribuée à un rhumatisme des muscles long-dorsal et sacro-lombaire. D'après le résultat de ces observations, j'avais le plus grand désir de pouvoir vérifier ce qu'il y avait de vrai dans toutes ces suppositions, et je me promis bien d'examiner attentivement toutes ces parties quand j'en trouverais l'occasion, pour savoir quel était le véritable siége de cette douleur. En attendant cette circonstance, je me mis à l'étudier avec soin : je la trouvai constante dans les lombes et sourde ; elle se sentait plus vivement quand j'engageais les malades à faire exécuter un mouvement qui se passait dans cette région. Ils se plaignent aussi de la sentir davantage la nuit que le jour, et surtout lorsqu'ils veulent se retourner pour changer de côté. Cette douleur devient quelquefois plus vive, même violente, s'accompagne de fièvre et nécessite un traitement actif. Ordinairement elle part de la région lombaire pour se continuer quelquefois le long de la région dorsale; mais elle va toujours en diminuant en montant. Il m'est arrivé assez souvent de pouvoir la suivre et de bien limiter son étendue, l'endroit où elle commençait et l'endroit où elle finissait ; il est impossible, en l'étudiant parfaitement, de ne pas déterminer son siége : le malade la dépeint comme étant assez profonde, et embrassant la partie moyenne et longitudinale; les apophyses épineuses sont quelquefois sensibles au toucher, et, quand la douleur est ancienne, en faisant respirer le malade, il est quelquefois arrèté dans ses mouvements par une douleur un peu plus vive qu'il ressent aussitôt à la partie moyenne de la région lombaire. Quelquefois elle s'étend aussi par en bas au sacrum et dans toutes les parties environnantes du bassin.

Un phénomène assez remarquable qu'il m'est arrivé quelquefois de faire éprouver à différents malades, c'était en leur appliquant sur un point de la cuisse, une clé ou un autre corps très froid, de faire reparaître une douleur assez forte dans la région lombaire. Tous ces symptômes réunis me donnèrent de fortes présomptions pour attribuer cette douleur à une irritation spinale, ce qui fut confirmé par mes résultats d'anatomie pathologique. La première fois que je pus faire l'autopsie d'un goutteux, c'était sur un individu qui était atteint de cette maladie depuis 15 ans ; il succomba à l'âge de 55 ans, à un catarrhe chronique de la vessie.

Dans la région lombaire, je trouvai des altérations aux reins et dans les parties environnantes, la colonne vertébrale n'offrit rien de particulier ; mais je rencontrais dans le canal rachidien une altération manifeste de la moelle épinière et de ses membranes. Cette altération était tellement en rapport avec tous les symptômes que j'avais notés, qu'un résultat aussi satisfaisant fit que je pris la résolution de continuer mes recherches et ne pas laisser échapper une seule occasion, et même d'aller au devant quand elle se présenterait autant que la chose pourrait se faire, pour tâcher de fixer la science sur un point si obscur. Cette seule observation certes n'était pas suffisante pour fixer mon opinion d'une manière absolue, mais on concevra facilement combien il m'était agréable de pouvoir penser que tous ces phénomènes, si bien observés par tous les anciens auteurs et que l'on ne savait à quoi attribuer, pouvaient dépendre d'une semblable altération. Je restais donc toujours dans le doute, mais avec l'extrème impatience de pouvoir continuer mes recherches, changer mes soupçons en réalité et arriver à la découverte de cette vérité que l'on cherche depuis si longtemps.

La seconde autopsie que je fis m'offrit diverses altérations remarquables; entre autres, la colonne vertébrale était malade, ainsi que la moelle et ses membranes. En continuant mes recherches avec le même soin, je finis toujours par trouver la moelle épinière et ses membranes plus ou moins affectées. Sur seize autopsies que j'ai eu occasion de faire dans l'espace de vingt ans, j'ai trouvé onze fois la moelle épinière et ses membranes altérées; et, dans cinq autres cas, je l'ai trouvée présentant tous les phénomènes d'une irritation spinale chronique. De semblables résultats ne nous permettent plus de douter un seul instant que la moelle épinière et ses membranes sont le véritable point de départ de la goutte, et nous pensons même qu'il n'est pas nécessaire que cette irritatation soit portée à un très haut degré de force pour déterminer cette maladie.

Quand on pense à tous les désordres capables d'être produits par l'abus du coït, à la secousse violente que la moelle épinière éprouve pendant cet acte, à la douleur de la région lombaire, on ne peut plus douter qu'elle ne soit dans un état constant d'irritation, et ce sont autant de causes plus que suffisantes pour expliquer l'état général dans lequel se trouve le malade qui va être atteint de la goutte ; cela aussi explique parfaitement le trouble qui arrive dans toutes les fonctions, et encore mieux l'état nerveux et la susceptibilité dans laquelle il se trouve. Ce sont les véritables phénomènes, les symptômes conséquents, naturels de cette lésion : tels que une exaltation de la sensibilité, une excitation insolite du système nerveux, des céphalalgies, des migraines, une énervation générale, des troubles dans le système circulatoire, dans les fonctions digestives, dans les sécrétions, des douleurs vagues, des crampes, etc. Voilà la diathèse goutteuse des auteurs qui n'est autre chose qu'une irritation plus ou moins vive de la moelle épinière et de ses membranes, qui, abandonnée à elle-même, finit par s'enraciner, devenir chronique et dégénérer plus ou moins promptement en un ramollissement plus ou moins considérable, suivant la manière dont les malades se sont observés.

Ce n'est qu'au bout de deux ou trois ans, quelquefois moins, après avoir éprouvé des douleurs dans la région lombaire et un dérangement notable dans la santé, que l'on ressent une douleur dans le gros orteil, et que les auteurs considèrent comme le début de la goutte. Cette douleur, que nous avons étudiée avec le plus grand soin dans son principe, ne se fixe pas au gros orteil; elle ne fait que paraître et disparaître comme un coup de pointe, et se manifeste très souvent; elle n'empêche pas le malade de marcher, les mouvements de l'articulation sont libres; on peut lui faire exercer toutes sortes de mouvements sans douleur et sans augmenter celle qui existe ; elle n'est donc pas occasionée par une inflammation de la séreuse synoviale, comme le prétendent tous les auteurs, ni par les parties fibreuses qui entourent l'articulation. Ce qui le prouve encore, c'est qu'il n'y a pas de tuméfaction à l'articulation, ni rougeur, ni chaleur, ni fièvre. Cette douleur est toute névralgique, tout le prouve, ainsi que son immobilité et son genre de souffrance.

Plusieurs médecins ont commenté à leur manière, pourquoi la goutte débutait presque toujours par le gros orteil; et voici les raisons qu'ils ont données pour expliquer ce phénomène si extraordinaire: on a commencé nécessairement par l'attribuer au refroidissement des pieds, à la suppression de la transpiration de cette partie. Alors on a dit : les gens riches se livrent quelquefois au transport de la chasse; ils refroidissent souvent leurs pieds en traversant des lieux humides, des marécages : ce sont là des causes occasionelles suffisantes pour déterminer la goutte. D'autres médecins prétendent le contraire et disent que c'est le défaut d'exercice chez les gens riches qui rend la circulation moins active dans ces parties et qui détermine cette maladie. On dit aussi que c'est parce que les pieds sont plus exposés au froid que tou-

16

tes autres parties du corps et que la transpiration s'y
faisait plus difficilement. Nous avons expliqué suffi—
samment comme quoi le froid ne devait pas être considéré comme cause occasionelle de la goutte, et quand
cela serait, comment expliquerait-on que la suppression de la transpiration des pieds pourrait déterminer seulement l'inflammation du gros orteil, en
admettant encore que cette douleur, à son début,
dût être considérée comme une inflammation? Quelques auteurs ont pensé que cela pouvait dépendre de
ce que les muscles de cet orteil font de plus grands
efforts que les autres pendant la marche. Un médecin
célèbre a dit que si la goutte débutait si souvent par
le gros orteil, c'est parce que cette articulation éprouvait dans la marche des frottements et des pressions
plus considérables que les autres articulations. Ces
causes toutes mécaniques peuvent bien produire le
gonflement de cette articulation, mais non la goutte,
et tout le monde pensera comme nous, surtout d'après
tout ce que nous avons dit précédemment.

Dans les phénomènes de la goutte nous avons observé
que cette douleur du gros orteil était toute nerveuse,
elle ne peut s'expliquer que par une sympathie; c'est
la terminaison de l'arbre nerveux, et l'on sait que
la sensation de la douleur se fait toujours sentir plus
vivement à l'extrémité opposée du lieu affecté. C'est le

résultat d'une continuité de tissus dont le centre nerveux, la moelle épinière lombaire, est le siége. C'est
le résultat de l'irritation de cet organe qui se fait sentir dans des endroits éloignés de ce centre nerveux.
C'est pourquoi la goutte se propage dans tous les
organes; dans tous les tissus de l'économie, partout où il y a un nerf, un rameau de nerf, une fibrille
nerveuse, partout elle imprime son caractère. Comment expliquer autrement ses nombreuses variétés,
sa grande mobilité, et ses métastases. De cette manière
d'être il résulte aussi très souvent une source d'obs-
curités dans le diagnostic de beaucoup d'affections
dont le siége n'est pas toujours là où existe la douleur.
Combien de gastralgies, d'épigastralgies et beaucoup
d'autres névroses qui se trouvent sous l'influence
d'une irritation spinale, sans que l'on s'en doute.
Voyez au traitement de cette maladie, l'observation
très curieuse d'une dame qui était tourmentée depuis
six ans, d'une douleur au gros orteil et au bord
interne du pied, qui n'a pu trouver sa guérison
que dans un traitement administré sur la région
lombaire, qui était depuis plusieurs années le siége
d'une douleur sourde, mais constante. N'est-il pas
ici de la plus grande évidence qu'il fallait absolument agir sur cette sensation morbide, pour faire
cesser cette douleur du pied qui existait depuis
six ans, qui avait été soignée par plusieurs méde-

cins, et qui avait résisté à tous les moyens les plus usités et les mieux appropriés.

La preuve la plus palpable que la goutte est sous l'influence d'une irritation de la moelle épinière lombaire, c'est qu'elle débute toujours par le gros orteil, par l'extrémité inférieure; que c'est cette partie qui est toujours affectée la première et qui est toujours la plus malade, c'est elle aussi qui est toujours le siége des phénomènes nerveux les plus importants; il n'en serait pas de même si l'irritation spinale avait son siége à la région dorsale supérieure ou cervicale. Comment expliquer toutes ces douleurs chez les goutteux, qui se font sentir dans toutes les différentes parties du corps, et les métastases fréquentes de cette maladie, quand elle est à l'état chronique, si ce n'est par l'altération de la moelle épinière, par ses connexions avec tous les organes et tous les tissus? Avant le début de la goutte elles parcourent tous les points de l'économie, même les articulations, et sans jamais se fixer. Ces névralgies s'expliquent facilement, quand on pense à tous les filets nerveux que la moelle épinière envoie dans toutes les parties du corps, et à ses connexions avec le grand sympatique; c'est ce que les physiologistes modernes appellent la dispersion ou la généralisation des irritations, ou en d'autres termes, les sympathies générales. Je vais citer à l'appui de mes observations les deux noms les plus illustres qui ont jamais existé dans les sciences médicales et qui ne sont pas encore bien éloignés de nous, l'immortel Pinel, l'immortel Chaussier. Pinel, dans ses premières éditions de sa nosographie médicale, disait que la goutte était une névrose, et plus tard, il laissa de côté toutes ces douleurs vagues pour ne faire attention qu'à ce qui se passait sur les articulations, et il la classa dans les phlegmasies séreuses. On voit qu'il avait parfaitement observé que le commencement de la goutte était une névrose, mais qu'il ne savait pas qu'elle pouvait en être la cause. Chaussier, dans sa table synoptique de la névralgie, reconnaît que ce sont les personnes le plus fréquemment atteintes de ces maladies qui ont une disposition particulière à l'arthrite, et qui sont le plus ordinairement affectées par cette maladie.

Cette douleur nerveuse qui a paru fort souvent au gros orteil, finit par changer de nature : elle se fixe, elle devient continue, plus aiguë, et prend tous les caractères inflammatoires: alors arrivent la rougeur, la tumeur et la fièvre. Plus de doute maintenant que la maladie a son siége à la séreuse synoviale de cette articulation et aux parties environnantes, et que son caractère tient à celui des inflammations. On sait combien le malade était affecté depuis longtemps avant d'arriver à cette épo-

que de la maladie, qui ne doit être considérée que
comme un état symptomatique. Cette inflammation
peut se développer sous l'influence de plusieurs et diverses circonstances; mais il ne faut pas les considérer
comme des causes occasionelles, autrement, on tom-
berait dans une grave erreur, et c'est ce qui est toujours arrivé. Si cette inflammation dépendait d'une
autre cause que celle que nous lui assignons, elle se
guérirait de suite, et ce ne serait pas la goutte. Dans
l'autre cas, elle se calme, mais ne se guérit pas, car
elle ne tarde pas à reparaître, ce qui prouve évidemment qu'elle tient à une cause qui est restée jusqu'ici
tout-à-fait inconnue. Les individus qui abusent du
coït, qui sont déjà atteints d'une irritation plus ou
moins vive de la moelle épinière, et qui éprouvent des
douleurs névralgiques dans différentes parties de
l'économie, sont donc plus disposés à l'arthrite ;
ils sont aussi d'une susceptibilité tellement extraordinaire, qu'au plus petit froid, à la moindre humidité, ils sont tout de suite atteints de douleurs
vives, aiguës, qui ont leur siége dans les membranes séro-fibreuses des articulations et dans les
parties qui les environnent. Cette susceptibilité
s'explique très facilement. Nous avons démontré
toute l'influence de la moelle épinière sur la respiration, la circulation, et par conséquent sur la
chaleur animale. Nous démontrerons aussi plus

tard qu'elles peuvent être sur ces fonctions et sur cet organe les conséquences des abus vénériens.

L'inflammation des séreuses articulaires, la goutte aiguë des auteurs commencent donc par l'articulation du gros orteil avec l'os du métatarse correspondant. La série de tous les symptômes inflammatoires ne permet plus de douter de la nature de la maladie.

Comme je viens de le dire à l'instant, si cette inflammation était réellement un simple rhumatisme aigu, comme le prétendent plusieurs auteurs, cette affection se guérirait facilement, beaucoup plus vite que si elle avait son siége dans une grande articulation, et on ne la verrait pas revenir; mais comme l'on n'attaque point le mal à sa source, et que la maladie reste sous l'influence de la même cause, elle ne tarde pas à reparaître, et ses récidives sont plus ou moins fréquentes, suivant la manière dont le malade se gouverne.

Quand la goutte fait des progrès, elle s'étend aux autres petites articulations du pied; comme cette affection est ambulante et qu'elle se déplace pour les causes les plus légères, elle passe à celles des mains; et après avoir séjourné pendant quelque temps sur les petites articulations, elle se porte ensuite sur les grandes, mais particulièrement à celles des extrémités inférieures. Quand cette maladie en est là, les accès peuvent être séparés par de longs intervalles, mais il faut pour cela que le malade s'observe sur tous les points; car, dans le cas contraire, les récidives deviennent fréquentes, et la maladie fait des progrès si rapides, que l'on voit en très peu de temps des personnes devenir perclues de tous leurs membres.

Nous avons raconté, dans les phénomènes de la goutte, qu'après plusieurs accès de cette maladie, nous avions remarqué une douleur qui avait son siége sur le système osseux et que nous la considérions comme un état inflammatoire de ce tissu ; cette douleur est sourde dans le principe, quelquefois elle devient si vive, que le malade ne peut la supporter ; alors il éprouve de la pesanteur dans le membre, et un petit mouvement fébrile. Quand elle est si violente, c'est que l'inflammation s'étend jusqu'à la membrane médullaire. Elle se fixe le plus ordinairement sur les os les plus superficiels et les plus spongieux, et sur les extrémités des os longs, quoique nous l'ayons observée plusieurs fois à la partie moyenne de ces os, et particulièrement sur le tibia. Les malades sont les premiers à désigner son siége en portant la main sur l'os qui en est atteint, et ce sont particulièrement les os du pied, des mains, de la jambe , les condyles du fémur, la rotule; quand cette douleur devient si vive, ils disent en s'écriant : comme les os me font mal ! cette douleur va jusqu'à la moelle des os : exacte vérité.

Personne ne peut mettre en doute l'inflammation du système osseux et de la moelle et l'extrème sensibilité de cette membrane. Les pathologistes et les anatomistes les plus distingués y ont placé le siége des douleurs ostéocopes qui ont tant d'analogie avec celles que j'ai observées dans la goutte. L'inflammation de la membrane médullaire marche avec celle du système osseux : on ne peut pas séparer ces deux affections ; l'une ne marche jamais sans l'autre. La membrane médullaire n'est qu'une dépendance du système osseux ; j'ai voulu seulement déterminer le siége de la douleur par son degré de force, sourde, obtuse dans la substance, compacte et spongieuse, aiguë, vive, portée au plus haut degré de sensibilité dans la membrane médullaire. On rencontre chez les goutteux de nombreuses altérations du système osseux que nous considérons comme une funeste terminaison de cette inflammation. Nous ne doutons pas un seul instant que les pathologistes attribueront, comme nous, ces désordres à l'inflammation des os et de la membrane médullaire, plutôt qu'à l'inflammation de la capsule synoviale. Je pense trouver une preuve bien évidente de l'opinion que j'avance dans l'ostéite articulaire décrit par plusieurs pathologistes modernes; dans laquelle on trouve la tête de l'os carié, le cartilage détruit, la cavité articulaire rongée, l'articulation remplie de pus. Tous ces désordres ne sont-ils pas évidemment dus à l'inflammation des os? N'est-ce pas aussi à une véritable inflammation des extrémités articulaires des os que ces mêmes pathologistes attribuent le commencement de certaines tumeurs blanches.

Le ramollissement des os est l'altération que j'ai rencontrée le plus fréquemment chez les goutteux ; ce qui me l'a fait considérer aussi comme la terminaison la plus fréquente de cette inflammation. Je n'ai jamais rencontré de ramollissement sans gonflement (voyez *Anatomie pathologique*, système osseux). J'ai rencontré les extrémités des os gonflées, ramollies, sans qu'il y ait des altérations à la capsule synoviale et au cartilage intermédiaire. La carie que l'on rencontre aux vertèbres et ailleurs n'est pas le résultat d'une inflammation capsulaire. Il en est de même de la friabilité et de l'épaississement des os. Nos recherches ne nous permettent pas de douter non plus de l'inflammation de la membrane médullaire, elle y laisse aussi des traces bien évidentes ; nous l'avons trouvé injectée, à l'état liquide, du sang épanché dans le canal médullaire et dans la substance spongieuse ; le canal médullaire oblitéré dans les phalanges et les os du métatarse et passé à l'état d'ossification ; tous ces faits sont bien évidents.

C'est quand la goutte passe à l'état chronique que l'on voit successivement des misères plus grandes arriver : non-seulement le mal articulaire augmente, mais il s'étend aussi, il envahit un plus grand nombre d'articulations, les fonctions se troublent davantage ; alors, on conçoit que la guérison devient beaucoup plus difficile ; c'est à cette époque de la maladie que la douleur des lombes se fait plus sentir, c'est aussi à cette époque que le malade éprouve des démangeaisons à la peau, avec de la faiblesse dans les membres, de l'empâtement et de l'engorgement dans les articulations, et particulièrement dans celles des pieds, que nous considérons comme un symptôme caractéristique d'un commencement de ramollissement de la moelle lombaire. Parmi les fonctions qui se dérangent le plus à cette époque de la maladie, ce sont les fonctions de la peau, les digestions et celles des voies urinaires ; les métastases deviennent aussi plus communes. Cette affection se déplace avec beaucoup plus de facilité et pour les causes les plus légères ; à la longue, elle finit par envahir presque toute la constitution.

A cette dernière période de la maladie, elle se fixe sur les articulations pour ne plus les quitter ; elle ne laisse plus un instant de repos au malade ; sa vie est toute de douleurs et de gêne ; son existence est affreuse, les pieds, les jambes, les genoux, les mains, les poignets sont dans un état permanent d'engorgement œdémateux ; tous ces mouvements deviennent pénibles, douloureux, quelquefois les articulations deviennent ankilosées, on y remarque souvent des hydropisies, des abcès se forment autour des articulations, ainsi que des nodosités ; les doigts sont comme tordus, les pieds deviennent rétractés, il survient une contracture des membres inférieurs ; le malade ne peut respirer qu'avec peine et sans éprouver une douleur dans la région lombaire et dorsale. La circulation, les digestions sont troublées : on voit souvent arriver la paralysie du rectum, et de la vessie, une faiblesse dans les extrémités inférieures qui finissent par perdre quelquefois leurs mouvements et leur sensibilité. Il est bien facile de reconnaître que tous ces phénomènes, tous ces troubles, toutes ces altérations qui sont sous l'influence de la maladie de la moelle épinière, font des progrès à mesure que cette dernière se trouve plus altérée. Enfin, cette maladie se porte sur un organe intérieur qui vient encore augmenter le nombre des souffrances, et c'est au milieu de toutes ces misères que le malade termine son existence.

Résumons-nous; les plus grandes vérités qui viennent à l'appui de mes observations sur les phénomènes de cette maladie, les voici : une grande quantité de médecins célèbres, tout en considérant que la goutte est le résultat d'un rhumatisme articulaire aigu, ne peuvent s'empêcher de reconnaître un état général, une prédisposition particulière qui précède l'invasion du rhumatisme, une prédisposition intime, occulte, mais réelle pour la production de cette affection. D'autres disent que la goutte se présente à nous sous la forme phlegmasique ; mais cet état inflammatoire dépend évidemment lui-même d'une cause primitive, d'un principe virtuel qui imprime à ce mode d'inflammation un caractère et des formes pour ainsi dire spécifiques. Il y en a qui vont beaucoup plus loin, qui prétendent que la maladie a été, en quelque sorte, fomentée longtemps avant son invasion, et qu'elle a sa source au dedans de l'individu ; d'autres disent: si l'on interroge ces malades, on apprend, en effet, qu'ils étaient depuis longtemps tourmentés par une foule de malaises de toute espèce ; tout cela est parfaitement vrai, et tout cela est l'exacte vérité pour la goutte, et non pour le rhumatisme aigu, qui débute le plus ordinairement subitement sans prodromes, ou s'il existe des symptômes précurseurs, ils sont légers et datent ordinairement depuis peu de temps seulement ; mais il a bien fallu à ceux qui n'ont considéré la goutte que comme le résultat d'un rhumatisme chronique lui attribuer aussi cet état général, cette disposition particulière, ces symptômes précurseurs qui n'existent réellement que dans la goutte.

Comme je l'ai décrit dans les phénomènes de cette maladie, l'homme qui va être atteint par la goutte est malade depuis deux ou trois ans. Il commence par éprouver des douleurs lombaires causées par l'abus du coït, il éprouve des névroses du cœur, de l'estomac, de l'abdomen, du cerveau, de l'ouïe, de la vue. Sous l'influence de cette même cause ainsi que d'une irritation plus ou moins vive de la moelle épinière et de ses membranes, il se trouve pris de douleurs dans le gros orteil et dans tous les points de l'économie : ces douleurs sont d'abord toutes névralgiques; tous ces troubles nerveux, toutes ces névroses méritent la plus haute considération de la part des observateurs, car ce sont eux qui précèdent l'état inflammatoire et qui y prédisposent. Plus tard, sous l'influence d'une cause plus ou moins déterminante, on voit l'articulation du gros orteil avec son os du métatarse devenir le siége d'une inflammation aiguë ; elle s'étend ensuite à plusieurs petites articulations, et des petites passe aux grandes ; après plusieurs accès, elle finit par devenir chronique ; alors, ces métastases deviennent encore plus fréquentes, et on l'a voit se porter d'une articulation à l'autre, et des articulations sur les organes internes et tous les tissus de l'économie, car cette maladie *sui generis* les affecte tous plus ou moins ; c'est ce qui est cause que différents auteurs ont voulu placer son siége, les uns dans les muscles, les tendons, les parties fibreuses ; les autres, dans la peau, les nerfs, les os, etc. Enfin, cette cruelle maladie finit par envahir toute la constitution, et elle devient invétérée. Nous considérons tous ces résultats comme dépendant d'un état primitif qui n'est autre qu'une irritation de la moelle épinière lombaire et de ses membranes occasionée par l'abus du coït.

Maintenant, nous allons examiner l'action du coït dans diverses circonstances de la vie, son influence sur certaines fonctions, sur certains organes et tissus, et nous espérons pouvoir prouver jusqu'à l'évidence la plus complète la réalité des opinions que nous avons publiées dans cet ouvrage.

DU COÏT.

L'homme qui abuse du coït, on sait comme il met fréquemment en jeu les organes de la génération ; ils sont constamment dans un état de surexcitation , d'exaltation, qui se communique à toute la machine ; tous les muscles environnants se contractent avec violence et l'émission du sperme a lieu, cette liqueur dont la perte épuise, même lorsqu'elle se fait sans émotion et mouvements convulsifs. Après cet état de surexcitation , l'homme est éreinté, fatigué, abattu, énervé ; la respiration est haletante, le cœur bat avec violence, le cerveau, le cervelet, la moelle épinière, les centres nerveux, viennent d'éprouver une impression violente. Dans ce moment, l'homme est curieux à examiner sous le rapport physique et moral : l'abus du coït dégrade l'homme , empoisonne ses plus beaux jours et ravage sourdement la société. Quand il est atteint de la goutte, examinez de suite l'état de ses organes de la génération , vous y trouverez la cause évidente et palpable de sa maladie ; la verge est petite, pâle, mollasse; à la voir, on dirait qu'il y a impossibilité qu'elle se mette en érection ; les bourses sont flasques, ridées, pendantes ; les testicules sont douloureux, atrophiés, particulièrement le gauche, et de ce côté, on rencontre fort souvent une dilatation variqueuse des vaisseaux spermatiques.

Si la goutte était réellement occasionée par la gourmandise ou par une nourriture trop succulente, nous avons démontré combien il serait facile d'en arrêter les progrès et même de la guérir ; on doit comprendre maintenant que sa cause tient à une autre puissance plus difficile à détruire, puissance tellement grande que nous n'y pouvons rien : elle tient à une seule volonté, à une volonté irrésistible; je dis une volonté irrésistible , car plus les individus commettent des abus avec les femmes , plus ils entretiennent une irritation constante des organes de la génération , qui les porte , malgré leur propre volonté, à satisfaire de nouveaux désirs, et qui les conduit souvent à commettre tant de fautes, des erreurs et quelquefois des crimes. Ne voit-on pas journellement l'individu pris sur sa victime et ne la lâcher qu'une fois que l'acte est terminé ? Quand cette volonté de résister n'est plus à la disposition de l'individu, il court promptement à sa ruine.

Quelques auteurs ont considéré les excès vénériens comme une des causes prédisposantes de la goutte ; on peut croire que cette opinion était aussi celle du père de la médecine, d'après les deux aphorismes suivants : *Eunuchi neque podagra laborant, neque caluescunt. Puer podagra non tentatur ante venereorum usum.*

Cullen, Musgrave, Barthez, Scudamore, Pinel, Chaussier, Ferrus et quelques autres médecins, ont placé les excès vénériens parmi les causes prédisposantes des névralgies et de la goutte.

Un ancien a dit : Ce sont Vénus et Bacchus, tous les deux brise-membres, qui ont produit la cruelle goutte, elle-même brise-membre.

Coste, dans son traité sur la goutte, considère les abus vénériens comme cause prédisposante de cette maladie, et il ajoute qu'il ne connaît rien de plus dangereux pour un goutteux que d'approcher une femme.

Parmi les auteurs qui ont considéré ces excès comme une des causes prédisposantes de la goutte, Sydenham disait que l'usage excessif et immodéré des plaisirs vénériens était un des excès qui rend sujet à cette maladie. Morgagni pensait aussi que les abus vénériens pouvaient produire la goutte. **M.** Guilbert, dans son article *goutte* du grand dictionnaire des sciences médicales, tout en faisant observer que la goutte, même héréditaire, n'est une maladie ni de l'enfance, ni de la jeunesse, estime cependant que les excès vénériens peuvent l'amener avant le temps où d'ordinaire elle se montre.

M. Deslandes dit que les excès vénériens peuvent prédisposer à la goutte.

M. le docteur Reveillé-Parisse considère l'abus des plaisirs vénériens comme une des causes les plus puissantes de la goutte et s'exprime ainsi : « Malheur à ceux qui ne se tiennent pas dans la règle d'une continence exacte et sévère, qui prennent pour des besoins réels, une ardeur factice et d'irritabilité, font une fausse évaluation de leurs forces, oublient que la nature en manque souvent pour éliminer les principes du mal et maintenir l'équilibre des fonctions » !

Je pourrais citer encore un certain nombre de médecins modernes qui ont considéré les abus vénériens comme pouvant prédisposer à la goutte.

Il y a des individus qui n'ont pas besoin d'abuser du coït pour en être malade. J'ai connu un jeune homme, âgé de 20 ans, à qui il était impossible de voir une femme sans être vivement affecté; il éprouvait un tremblement nerveux dans tous les membres, qui durait deux ou trois jours. J'en ai connu un autre à qui il était impossible de se livrer aux plaisirs de l'amour sans éprouver des douleurs gastralgiques avec trouble dans les digestions et des vomissements bilieux. Il y a des personnes qui ont le privilége de réitérer inpunément cet acte pendant quelques années; mais elles finissent toujours par en être victimes.

DU COÏT RELATIVEMENT A L'AGE.

L'âge mûr de 30 à 40 est celui où généralement l'action du coït a le moins d'inconvénients, mais cela n'empêche pas les abus de devenir très nuisibles; ensuite on arrive souvent à cette âge avec une mauvaise constitution, une constitution détériorée, faible, ou une santé incomplète. C'est de 40 à 45 ans que l'homme est atteint le plus ordinairement par la goutte, c'est là où l'abus commence aussi à devenir très nuisible, car c'est l'époque de la vie où il va décroître; les organes commencent à s'éloigner de cet état parfait où on les rencontre dans l'âge adulte; la sensibilité s'épuise , l'activité vitale s'affaiblit, les facultés s'énervent, l'économie commence à présenter le tableau d'une déchéance, d'une détérioration : il est facile de comprendre tout le danger de la plus énervante action humaine. On voit combien cet abus doit devenir pernicieux, surtout pour la vieillesse où toutes les parties du corps ont essuyé de si nombreuses atteintes et accaparé tant de maux. Combien de vieillards ont trouvé dans le mariage une fin prématurée, qu'ils auraient pu retarder s'ils n'eussent pas voulu exhumer une force dont la carrière légitime était achevée. J'ai connu intimement un monsieur qui s'est marié pour la première fois à 58 ans, à une très jeune femme; à l'âge de 63 ans, il est tombé raide mort sur son parquet au moment où il faisait tous ses efforts pour tâcher de réparer la perte d'un enfant unique qu'il possédait de ce mariage.

Galien a vu un homme qui n'était pas entièrement guéri d'une violente maladie, mourir la même nuit qu'il paya le tribut conjugal à sa femme.

Pline, le naturaliste, nous apprend que Cornélius-Gallus, ancien préteur, et Titus-Éthérius, chevalier romain , moururent dans l'acte même du coït. Différents auteurs citent des exemples nombreux d'individus fort jeunes qui ont succombé dans les embrassements de l'amour.

INFLUENCE DE L'ABUS DU COÏT SUR LES ORGANES DIGESTIFS.

Tous les auteurs sont d'accord sur le trouble des fonctions digestives avant le début de la goutte et pendant les accès de cette maladie, au point que nous avons vu que les uns voulaient que cela fût sa cause occasionelle; que d'autres ont placé dans ces organes le siége de cette affection; que c'é-taient eux qui distillaient le principe de la goutte; qu'enfin il y en a qui ont prétendu qu'une nourri-ture succulente en était la seule cause, et d'autres qui la faisaient dépendre d'un sang altéré, résultant des mauvaises digestions. Ils se sont étrangement trompés; tous ces troubles dans les fonctions di-gestives qui précèdent la goutte ne sont qu'un phénomène constant de l'abus des plaisirs véné-riens : il n'existe pas un médecin qui n'ait été à même d'observer la manière dont l'action du coït agit, sa puissance et son importance sur cette fonction.

Je l'ai déjà dit, l'homme qui abuse du coït sent le besoin de réparer ses forces; il est aussi tour-menté par le désir de manger; ses organes se trou-vent d'abord légèrement excités; à mesure qu'il

abuse de ce plaisir, ce besoin devient beaucoup plus grand et le rend insasiable; il mange
beaucoup plus que ses forces digestives ne lui permettent de digérer; on conçoit alors tous les dérangements qui doivent survenir dans cette fonction.
L'appétit ne résiste pas longtemps à ces excès : il
domine d'abord, puis ensuite il disparait et finit par
faire place au dégoût le plus prononcé pour toute
espèce d'aliments; après cela, arrivent tous les phénomènes si variés, si bizarres, des névroses et des
irritations de l'estomac et des intestins.

Il arrive très fréquemment que le travail de la
digestion produit une excitation générale, que son
influence s'étend jusqu'aux organes de la génération et provoque aux plaisirs de l'amour : malheur
à celui qui s'y livre avant que cet acte ne soit terminé; si cela se répète souvent dans de pareilles
circonstances, il est évident que cela peut amener
une foule de maladies et les accidents les plus
graves. Le cœur, les poumons, le cerveau, sont
pendant la digestion dans un état de congestion,
et les exemples d'individus morts subitement dans
le coït au sortir de table sont très nombreux. Ma
conviction est tellement grande, que je déclare
bien positivement que je ne connais pas de cause
plus puissante et plus fréquente que l'abus du coït

pour troubler les fonctions digestives, et que la
plus grande partie de ces affections, soit névroses,
soit irritations, que j'ai eu occasion d'observer,
étaient presque toutes sous l'influence de cette cause :
il en est de même des troubles de la circulation et des
maladies organiques du cœur et des gros vaisseaux.
Je pourrais citer les noms de quelques grandes cé-
lébrités pour venir à l'appui de ces opinions.

L'homme qui abuse du coït court à sa ruine de
tous les côtés ; en admettant qu'il lui vienne une
volonté bien ferme de ne plus se livrer à ces excès,
il n'est quelquefois plus temps ; il arrive souvent,
à la suite de ces abus, des pertes involontaires de
la liqueur séminale qui peuvent occasioner les maladies les plus terribles, et si l'on ne peut parvenir
à les faire cesser, elles vous conduisent rapidement au tombeau, après vous avoir jeté dans l'état
le plus déplorable. M. le professeur Lallemand, de
Montpellier, dans son intéressant ouvrage sur les
pertes involontaires de la semence, cite une grande
quantité d'exemples d'individus perclus de douleurs
et arrivés à un état de maigreur tel, qu'il leur était
impossible de se tenir debout, et qui finissaient, en
restant au lit, par être atteints de la fièvre hectique
et succomber dans l'état de marasme le plus complet. Il en est de même de tous les médecins qui ont

écrit sur les abus de la masturbation chez les jeunes gens ; ils citent des cas excessivement nombreux de toutes les misères humaines dont sont atteints les malheureux qui se livrent à cette dégoutante et pernicieuse habitude.

Tissot en fait le tableau le plus hideux et le plus effrayant. On voit, d'après l'observation du professeur Lallemand, combien les pertes de la liqueur spermatique peuvent troubler la nutrition, puisque, malgré la nature, l'âge de l'individu, une bonne constitution, de la force et tous les moyens possibles, le marasme le plus grand arrive et la mort s'en suit.

INFLUENCE DE L'ABUS DU COÏT SUR LE SYSTÈME NERVEUX.

Les alternatives d'excitations et d'affaiblissements qu'éprouve le cerveau des individus qui font abus du coït, déterminent la diminution des facultés mentales, la perte de la mémoire, l'abrutissement, l'idiotisme, la folie, le suicide, les dépravations morales. Cette même cause détermine aussi les apoplexies du cerveau, du cervelet, les affections chroniques de ces organes et de leurs membranes, l'épilepsie, la danse de saint Guy, la perte ou l'affaiblissement de la vue et de l'ouïe, etc.

C'est dans le système nerveux que l'on trouve le plus de phénomènes et de maladies résultants de l'abus des plaisirs vénériens. Nous venons de citer ceux résultant du cerveau et du cervelet; examinons plus particulièrement celui du sentiment qui en offre aussi qui sont très variés, mais qui sont bien différents, et que l'on rencontre plus souvent chez les goutteux. Plus l'homme s'épuise dans les plaisirs de l'amour, plus il devient susceptible; tout ce qui est influence a prise sur lui, le froid, le chaud, le sec, l'humide, la pluie, l'orage, le repos, la veille; il devient craintif, timide, sans courage, éprouvant des émotions au plus léger bruit, il est malade pour la moindre chose, et il est obligé de vivre de toutes espèces de privations et de précaution.

En examinant attentivement les phénomènes qui résultent de l'abus du coït, on doit penser que la moelle épinière a dû être souvent affectée. Les contractions involontaires des muscles, particulièrement de ceux qui environnent le bassin et la cuisse, des spasmes tétaniques dont ils sont pris au moment de l'émission du sperme. Les crampes, les névralgies des gros troncs nerveux qui environnent le bassin, les sentations d'engourdissement et de formication, les douleurs articulaires, le sentiment général de douleur, de fatigue, de brisure,

de faiblesse qui le suit, sentiment toujours plus
prononcé dans les lombes et les parties inférieures
qu'ailleurs, une foule de maladies qui en résultent,
indiquent assez l'impression profonde que la moelle
épinière éprouve, et la part qu'elle prend à tout ce
qui se passe pendant cet acte, comme nos résultats
pathologiques l'ont parfaitement démontré, ainsi
que les importants travaux de MM. Olivier (d'Angers), du professeur Lallemend (de Montpellier),
de Sainte-Marie et de M. le docteur Deslandes,
dans son intéressant ouvrage sur l'onanisme.

Voyons maintenant quels sont les symptômes
décrits par les auteurs dans l'affection de la moelle
chez les individus qui font abus du coït. Ils consistent dans diverses sensations plus ou moins vives,
que les malades ressentent le long de la colonne vertébrale. Ces sensations ne se montrent
d'abord qu'après l'acte vénérien, ensuite elles se
prolongent et finissent par devenir continuelles.
Le plus souvent, c'est une douleur sourde, plus incommode que vive, qui oblige le malade, quand
il est assis ou debout, à changer souvent de position, et qui, ordinairement se calme lorsqu'il
est couché horizontalement et tenu chaudement ;
mais qui devient plus forte lorsqu'il veut se retourner d'un côté ou de l'autre. Souvent c'est une formi-

cation que les malades croient sentir comme si
une fourmi parcourait le long de l'épine et
descendait aux extrémités inférieures ; quelquefois ces sensations ont un caractère spécial que
chaque malade ressent et exprime à sa manière ;
il y en a qui se plaignent d'éprouver à chaque
instant, un mouvement de poussement entre les
deux épaules, d'autres disent que c'est comme un
nœud qu'ils ont dans le dos. J'en ai vu qui se plaignaient d'avoir tous les reins pris. Ces douleurs
rachidiennes sont quelquefois très vives, parfois
violentes; les lombes sont particulièrement la région
de la colonne épinière dont se plaignent le plus
ordinairement ces individus. Les autres symptômes de l'affection de la moelle épinière se composent de douleurs plus ou moins vives accompagnées
de froid, d'engourdissement et de formication dans
les membres inférieurs, de douleurs dans les articulations, de crampes, de tremblements continuels,
de mouvements convulsifs dans ces mêmes parties,
de leur rétractation par suite de contracture, de
leur raideur tétanique, de l'affaiblissement de toute
la partie inférieure du corps ; amaigrissement des
fesses, des lombes, des cuisses et des jambes, diminution de la sensibilité du mouvement, enfin, paraplégie. Eh bien! au début de la goutte, on retrouve

une grande partie de ces phénomènes, et si le malade continue les mêmes excès, la maladie fait promptement des ravages, et vous finissez par rencontrer tous ces symptômes.

La moelle peut être malade dans toute son étendue à la fois ; le cervelet et le cerveau peuvent participer à son affection. D'autres fois, il n'y a laissé que la région cervicale, dorsale et lombaire ; c'est toujours dans cette dernière que l'on rencontre les altérations chez les goutteux, mais quelquefois elle s'étendent un peu plus loin.

Voyons maintenant les observations qui peuvent venir à l'appui de mes opinions sur l'influence du coït sur la moelle épinière

J'ai donné des soins à un jeune homme qui éprouva des douleurs violentes dans les lombes à la suite d'excès vénériens : après cette maladie, il est resté six mois dans l'incontinence la plus absolue, et il lui survint un engorgement considérable des testicules, accompagné de douleurs extrêmement aiguës dans ces organes avec une fièvre très forte ; pendant cette maladie les douleurs rachidiennes reparurent aussi avec la même intensité.

J'ai connu une jeune fille de vingt ans, qui se livrait avec excès à la masturbation et au coït ; toutes les fois que cet acte était terminé, elle éprouvait des douleurs très vives dans la région lombaire et une faiblesse tellement grande dans les jambes qu'il lui était impossible de rester debout, et cet état durait ordinairement près d'une heure. J'en ai connu une autre qui se livrait à la masturbation depuis l'âge de cinq ans , et qui était atteinte depuis cette époque, de la danse de saint Guy, avec un tremblement des extrémités inférieures et des palpitations de cœur.

Si l'on veut encore avoir un exemple puissant de l'opinion que j'avance, que l'on examine marcher une personne qui est atteinte de la goutte depuis longtemps, on verra comme la colonne est courbée, combien ce malade est tenu de la région lombaire. Il semble que toutes ces parties ne forment plus qu'une seule pièce et qu'il n'y a plus de mobilité dans ses articulations. Comparez-le avec un autre individu de son âge qui n'aura jamais eu cette maladie : vous verrez quelle différence de flexibilité , comme ses mouvements sont libres dans cette partie et comme il se tient beaucoup plus droit.

Les Grecs et les Latins ont observé la goutte ayant sont siége sur la colonne épinière, puisqu'ils lui ont donné le nom de rakisagre , et la plupart des symptômes qu'ils décrivent dans cette maladie ressemblent beaucoup à ceux de la myélite chronique.

Loubet, dans ses lettres sur la goutte, dit : Cette maladie se présente fréquemment sous forme de névralgies, surtout lorsqu'elle vient s'implanter sur le rachis et sur les lombes.

Une foule de médecins qui ont écrit sur la goutte, citent de nombreux exemples de névroses de la locomotion dans cette maladie.

Dans les ouvrages qui traitent particulièrement de la goutte, l'on trouve bon nombre d'observations d'individus qui ont été atteints d'hémiplégie et de paraplégie, de convulsions, d'épiplésies avant d'avoir été pris par cette maladie, surtout chez ceux qui ont mené dans leur jeunesse une vie désordonnée.

Beaucoup d'auteurs prétendent encore que la goutte prend quelquefois le caractère épileptique et le plus souvent celui de l'hypocondrie. Eh bien ! n'est-il pas reconnu maintenant que la cause la plus commune de ces deux affections est la masturbation et l'abus du coït ? c'est bien mieux, Musgrave a donné plusieurs observations de l'hypocondrie se terminant par la goutte.

Au chapitre des causes de la goutte, j'ai parlé des douleurs que les jeunes gens qui se livrent à la masturbation et au coït éprouvaient dans toutes les parties du corps, et particulièrement dans les lombes, le dos, les extrémités supérieures et inférieures et les articulations. Eh bien ! nous allons citer des faits qui prouvent que quelques médecins de l'antiquité et quelques médecins modernes les considèrent comme le résultat d'une irritation de la moelle épinière.

Tous les auteurs, depuis Hippocrate jusqu'à notre époque, ont reconnu pour cause de la consomption dorsale, la masturbation et l'abus des plaisirs vénériens. Galien, Cels, rangent les plaisirs de l'amour parmi les causes qui produisent la paralysie. Lomnius, dans ses beaux commentaires sur les passages de *Cels* s'exprime ainsi : Les émissions fréquentes de semence affaiblissent, dessèchent, énervent et produisent une foule de maux, des apoplexies, des épilepsies, des tremblements, des paralysies, des spasmes et toutes les espèces de gouttes les plus douloureuses. Tulpius, ce célèbre médecins d'Amsterdam, dit : chez les personnes qui abusent du coït, la moelle de l'épine diminue, tout le corps maigrit, et des douleurs vives se font sentir sur l'épine, les lombes, les flancs et les articulations. Boerrhaave peint ces maladies avec cette force et cette précision qui caractérisent tous

ses tableaux, il a observé qu'à la suite de pertes
abondantes de la semence, l'on éprouvait des lassitudes, de la faiblesse, des douleurs dans les lombes,
des mouvements convulsifs des membres, et des
douleurs dans les jointures, etc. Van-Swieten raconte, dans une observation curieuse, qu'il a employé inutilement, pendant trois ans, tous les secours
de la médecine pour un jeune homme qui s'était
attiré par la masturbation, des douleurs vagues,
étonnantes et générales, et particulièrement dans
les lombes. Dans l'*Onania anglais*, voici ce qu'on
lit : Les jeunes gens qui se livrent à la masturbation ne tardent pas à éprouver des douleurs à la
tête, à la poitrine, à l'estomac, aux instestins, dans
les jambes, et des douleurs rhumatismales extérieures, quelquefois un engourdissement douloureux dans toutes les parties de leur corps. Boerrhaave,
dans son Traité des maladies des nerfs, dit que, dans
l'ardeur vénérienne, tous les nerfs sont affectés,
quelquefois jusqu'à la mort ; il rapporte l'exemple
très curieux d'un homme qui mourut dans l'action
du coït ; la force du spasme l'avait jeté sur-le-
champ dans une paralysie totale. Boerrhaave et
Haller racontent des exemples d'individus restés,
après l'action du coït, dans une rigidité totale de
tout le corps.

On voit dans toutes ces curieuses observations, combien le système nerveux est violemment atteint par l'abus des plaisirs vénériens, et il est bien évident pour tous que, dans la plupart de tous ces cas, c'est la moelle épinière qui est grandement affectée, et que c'est de son altération que dépend la plus grande partie de tous ces phénomènes nerveux et de toutes ces douleurs qui se font ressentir dans tous les points de l'économie, et particulièrement aux articulations. Voyons maintenant, à ce sujet, ce que nous trouverons dans les auteurs modernes pour appuyer le résultat de nos travaux et de nos opinions.

M. le docteur Deslandes, dans son ouvrage sur les abus vénériens, s'exprime ainsi : « Il n'est pas douteux pour moi que la plupart des douleurs dites rhumatismales, particulièrement celles qui affectent le tronc et les membres, sont névralgiques, et qu'une irritation de la moelle ou de ses membranes, est le point de départ de ces douleurs ; je ne veux pas dire que le prolongement rachidien soit toujours affecté alors, comme dans ces myelites qui amènent la paralysie et la mort. J'estime seulement qu'il est malade d'une manière quelconque, et que ces vives douleurs si générales avec ou sans tuméfaction que l'on rencontre sur le trajet des

nerfs sont les conséquences ordinaires de cette
affection.

Un grand nombre de médecins des plus distingués ont fait la remarque que les personnes qui,
pendant leur jeunesse, se sont livrées à l'onanisme
et aux femmes, sont plus sujettes que d'autres aux
affections rhumatismales.

Beaucoup d'auteurs citent des exemples d'individus qui, s'étant exposés à toutes les intempéries de l'atmosphère, étaient restés invulnérables
à ces maladies et qu'après des excès inaccoutumés
dans les plaisirs de l'amour, ils furent attaqués de
rhumatismes.

Gosse, de Genève, a publié un ouvrage dans
lequel il considère que la cause déterminante des
affections rhumatoïdes existe dans une diminution
d'activité ou de quantité du fluide nerveux, et que
sa distribution devenue irrégulière par l'influence de
ces passages plus ou moins brusques d'une température chaude ou froide, déterminait ces maladies.
Le siége principal, dit-il, en est le système nerveux
qui remplit les offices de régulateur et de conduc-
teur ; son point de départ est la moelle allongée : il
considère aussi comme causes prédisposantes de ces
affections, le tempéramment nerveux et toutes les
causes qui peuvent affaiblir ce système.

L'illustre auteur de la nosographie médicale avait classé la goutte parmi les affections nerveuses, avant d'en faire une maladie inflammatoire des séreuses articulaires.

M. Serrurier cite l'exemple d'un individu qui succomba après quatre mois de douleurs affreuses dans les lombes et les articulations, et il dit : Il y avait selon toute apparence dans ce cas, une altération de la partie lombaire de la moelle épinière ou de ses membranes.

Hatté cite l'exemple d'un individu qui, à la suite d'abus vénériens, fut pris d'un lumbago avec des douleurs dans tous les membres et les articulations.

Tissot était persuadé que la plupart des douleurs nommées rhumatismales sont névralgiques, et qu'un très grand nombre de névralgies tiennent à une affection de la moelle épinière.

M. Olivier (d'Angers), dans son *Traité de la moelle épinière*, cite plusieurs exemples d'individus qui, après des abus dans le coït, furent pris de douleurs lombaires avec tremblements, faiblesse dans les extrémités inférieures et de douleurs dans les articulations. Il cite aussi plusieurs exemples d'individus atteints d'affections articulaires rhumatismales qui avaient été précédées par une affection de la moelle épinière. Dans un grand nombre

de cas, il considère la myélite comme rhumatismale.

M. le docteur Robert, dans son *Traité sur la
goutte*, dit : Le système nerveux joue un rôle
important dans l'état goutteux ; il est rare qu'il ne
soit pas plus ou moins profondément affecté dans
cette diathèse ; mais ceci dépend le plus ordinairement de l'altération générale du sang : puis, il
ajoute : les troubles nerveux méritent une haute
considération ; ce sont eux qui forment quelquefois
les seuls phénomènes applicables dans l'état goutteux général, et ils peuvent certainement suffire
pour provoquer une attaque de goutte articulaire
ou une névralgie.

M. le docteur Reveillé-Parise qui a fait un ouvrage essentiellement pratique dit : *un système
nerveux éminemment actif et développé* ; je
n'hésite pas de donner à cette condition organique,
une incontestable prééminence sur les précé-
dentes. Je pense même que, sans cette dernière, les autres seraient absolument sans action.
Ne voit-on pas, en effet, le peuple se livrer à
des excès de boisson et de bonne chère, s'exposer
à toutes les intempéries des saisons, et pourtant la
goutte est très rare dans les classes inférieures.
C'est que la condition principale de cette maladie

consiste dans un système nerveux d'une grande énergie.

Plus loin il dit : il me semble prouver que c'est dans le système nerveux que réside principalement la modification pathologique qui constitue la goutte, tout en rejetant la folle hypothèse de ceux qui la placent dans les nerfs, mais seulement dans le névrilème ou leur enveloppe, comme étant de nature fibreuse. Le système nerveux joue donc un rôle des plus importants dans la cause prochaine de la goutte, dans sa marche, dans ses phénomènes, sa mobilité, ses phases, ses récidives et même dans son traitement.

Beaucoup d'auteurs qui ont étudié véritablment cette maladie, reconnaissent un état particulier de l'économie, indépendant du mal local, et duquel ils font dépendre généralement celui-ci; ils le décrivent dans les prodromes précurseurs qui se manifestent fréquemment et longtemps avant l'inflamation articulaire. Ils parlent tous de migraines, d'exaltation de la sensibilité, de l'excitation insolite du système nerveux, des toubles de la circulation, du tube digestif, des altérations des sécrétions, des douleurs vagues dans les membres, des crampes, de malaise, et ils terminent par attribuer tous ces phénomènes à l'altération du sang, à une congestion, ou à une inflammatiou. Tous ces phénomènes précurseurs si bien observés ne prouvent-ils pas évidemment qu'ils sont plutôt le résultat d'une irritation plus ou moins vive de la moelle épinière.

Dans plusieurs ouvrages se trouve une grande quantité d'exemples de la goutte articulaire succédant à d'autres maladies, Barthes et Musgrave ont beaucoup parlé de ces mutations, particulièrement Musgrave qui a consacré un traité presque tout entier intitulé de la goutte articulaire symptomatique. Wan Swieten et Boerrhaave en citent des exemples, ainsi que Morgagni dans son bel ouvrage *de sedibus et causis morborum;* Lorry, dans son traité *de præcipuis morborum mutationibus et conversionibus.* Eh bien ! voici tout ce que ces auteurs disent.... C'est surtout à la suite d'affections nerveuses que la goutte articulaire a été observée, mais en particulier à la suite d'affection hypocondriaque et mélancolique. Eh bien ! qu'est-ce que l'hypocondrie et la mélancolie ? n'est-ce pas une susceptibilité excessive d'un système nerveux avec un dérangement dans les fonctions digestives qui reconnaît pour cause principale l'abus du coït? Telle est l'opinion de MM. Tissot, Louyer-Villermey, Fodère, Foville et beaucoup d'autres. M. Oppenheim, médecin du grand-visir, attribue la fréquence de l'hypocondrie, de la mélancolie et de l'hystérie chez les Orienteaux, à l'abus qu'ils font du plaisir. Combien d'exemples d'hypocondriaques et d'hystéries ne rencontre-t-on pas chez les enfants des deux sexes, qui après l'âge de la puberté, se livrent à la masturbation ! Il est bien évident que ces cas d'affections nerveuses compliquées de trouble dans les voies digestives, et qui reconnaissent pour cause l'abus du coït , dépendent d'une irritation spinale ; tant qu'à moi, je déclare bien positivement que c'est mon opinion, et j'engage beaucoup les pathologistes, dans ces affections , à porter leur attention particulière sur la moelle épinière et ils verront , qu'en dirigeant leur traitement vers cet organe, ils en éprouveront des résultats on ne peut plus satisfaisants.

L'on trouve encore dans bien des auteurs , des névroses de la commotion dégénérant en goutte. Stool et Hoffmann, en particulier, offrent aussi des exemples de convulsions arthritiques, de névralgies arthritiques. Enfin Trinka cite plusieurs observations de tetanos goutteux , de danse de saint Guy et de paralysie survenue chez des goutteux.

INFLUENCE DE LA MOELLE ÉPINIÈRE SUR LES ORGANES URINAIRES ET LES SÉCRÉTIONS DE L'URINE.

A l'article anatomie pathologique j'ai donné l'analyse des sueurs et des urines des goutteux; on sait que, dans un grand nombre de cas, ils y ont paru contenir un principe dominant, acide et alcalin. La sécrétion urinaire n'est pas moins sous la dépendance de la moelle épinière que la transpiration cutanée, qui est notablement modifiée et même suspendue dans certains cas de maladie et de destruction ou désorganisation du centre nerveux rachidien. Quant à l'excrétion de l'urine, son écoulement involontaire ou sa rétention sont deux symptômes habituels des affections de la moelle épinière, et ces phénomènes existent presque toujours à des degrés plus ou moins prononcés chez les individus atteints de la goutte.

Krimer, dans ses expériences, a observé qu'après la section de la moelle épinière au voisinage des vertèbres dorsales et lombaires, qu'après la destruction de tout le cordon nerveux à partir de la dernière vertèbre du cou, l'urine devient claire comme de l'eau, et qu'elle contient beaucoup de sels et d'acide, mais peu d'extractif, tandis que l'ablation du cerveau et du cervelet ne change que légèrement les caractères de ce liquide.

M. Ollivier (d'Angers) raconte avoir trouvé une fois sur un vieillard, une cystite chronique avec un ramollissement d'un pouce d'étendue environ de la moelle épinière, immédiatement au dessus du renflement lombaire, dont la partie supérieure était elle-même comprise dans le ramollissement.

M. Bellingeri a remarqué dans le mouton, que l'inflammation de la moelle épinière et de ses membranes était souvent suivie de l'inflammation du péritoine et des reins, et que l'urine devenait trouble et semblable au serum du lait coagulé. Le docteur Stanley a rassemblé un assez grand nombre d'observations qui prouvent les relations qui existent entre les les reins et la moelle epinière : et il dit que cette inflammation est réciproque, car on voit l'altération des reins déterminer consécutivement tous les phénomènes des congestions rachidiennes, ou ceux d'une myélite commençante. Ces expériences viennent complètement à l'appui de cette remarque de Dupuytren, que, dans les maladies de la vessie dépendantes d'une altération de la moelle, les sondes qu'on était obligé d'y fixer, se recouvraient le plus souvent et le plus promptement d'incrustations salines, et que l'urine était constamment chargée d'acide urique. M. Brodie a confirmé par ses observations celles de Dupuytren et a constaté que l'urine est essentiellement alcaline dans les lésions traumatiques ou autres de la moelle épinière.

On voit combien ces expériences sont intéressantes et comme elles viennent toutes parfaitement à l'appui de mes observations, comme elles expliquent facilement le changement de la nature de l'urine et de son excrétion, et le développement des maladies des voies urinaires qui accompagnent ou compliquent presque toujours la goutte.

INFLUENCE DE LA MOELLE ÉPINIÈRE SUR LE PENIS.

Plusieurs auteurs ont remarqué la sympathie si grande qui existe entre les organes de la génération et la moelle épinière. Il y en a qui citent des exemples d'atrophie de la moelle accompagnée de l'atrophie des organes de la génération.

Des praticiens ont également observé qu'il existe souvent une impuissance absolue ou incomplète résultant d'une myelite chronique. Quant au phénomène de l'érection, il est un des effets les plus fréquents des lésions traumatiques de la portion cervicale de la moelle épinière; on le remarque également dans les lésions qui intéressent les régions dorso lombaires de la moelle. Le professeur Dupuytren, depuis longtemps avait constaté que le priapisme était souvent causé par une lésion de cet organe. Dans l'intéressant ouvrage de M. le docteur Ollivier (d'Angers) sur les maladies de la moelle epinière, on en trouve de nombreux exemples, et ils prouvent que toutes les portions de la moelle épinière peuvent, quand elles sont lésées, produire l'érection de la verge. Plusieurs auteurs citent encore des faits analogues.

En 1836, M. Pétrequin a publié sur ce sujet des réflexions très judicieuses ; il a démontré que l'érection n'est point, comme on l'a dit, un signe pathognomonique des maladies du cervelet, qu'elle peut bien coïncider avec ces maladies, tandis que beaucoup de faits tendent à établir que ce phénomène est plus particulièrement lié à l'état physiologique et pathologique de la moelle épinière. Ces résultats, on ne peut plus curieux, se remarquent fréquemment chez les individus qui commencent à être atteints de la goutte. Les douleurs lombaires qu'ils éprouvent constamment sont souvent accompagnées d'un priapisme que j'ai souvent fait cesser au moyen d'un traitement administré sous la région lombaire et sacrée.

J'ai été appelé fréquemment la nuit, pour donner mes soins à un individu qui éprouvait, étant au lit, un priapisme considérable dont il ne pouvait pas venir à bout, et la douleur était tellement vive au penis et aux tisticules qu'elle se prolongeait au sacrum et dans les lombes avec des tiraillements nerveux dans les extrémités inférieures. J'ai observé très souvent cette douleur lombaire augmenter sous l'influence de la chaleur du lit, et déterminer un priapisme que l'on ne pouvait faire cesser qu'en employant des moyens propres à diminuer la force du calorique.

INFLUENCE DE LA MOELLE ÉPINIÈRE SUR LES ORGANES EXCRÉTEURS DE LA LIQUEUR SPERMATIQUE.

Hyppocrate disait en parlant de la semence : elle vient de toutes les humeurs du corps de l'homme et elle en est la partie la plus importante, ce qui le prouve, c'est la faiblesse qu'éprouvent ceux qui en perdent par l'union charnelle, quelque petite qu'en soit la dose. Galien, qui partageait l'opinion d'Hyppocrate, ajoutait : en perdant la semence, on perd en même temps l'esprit vital; ainsi il n'est pas étonnant qu'un coït trop fréquent énerve, puisqu'il prive le corps de ce qu'il a de plus pur ; Aristode l'appelle la partie la plus perfectionnée de nos aliments, qui a la faculté de reproduire des corps semblables à celui qui l'a produit; Pythagore dit que c'est la fleur du sang le plus pur ; Alcmæon la regardait comme une portion du cerveau; Platon envisageait cette liqueur comme un écoulement de la moelle de l'épine ; Epicure regardait la semence comme une parcelle de l'âme et du corps ; Hoffmann et Gorter disent qu'elle est separée par le cerveau et répandue dans toutes les parties du corps par les nerfs ; ils disent qu'on pourrait l'appeler *l'huile essentielle* des liqueurs animales, ou plus exactement *l'esprit recteur*. Les anciens croyaient bien fermement que c'était la moelle épinière qui fournissait les matériaux de la semence , arguant du grand affaiblissement, des douleurs lombaires qui s'observent à la suite des excès vénériens. Indépendamment de ces idées , on sait aussi que plusieurs auteurs plus modernes ont placé dans cet organe, le principe des fonctions génératrices ; les expériences curieuses de M. Ségalas semblent prouver, en effet, que les portions cervicales et lombaires de la moelle agissent spécialement sur l'appareil excréteur du sperme. En effet , il a produit chez des cochons d'Inde l'érection de la verge en introduisant un stylet dans le cervelet, et déterminé l'éjaculation en poussant cet instrument dans la colonne vertébrale jusqu'à la région lombaire. M. le professeur Serres , ayant répété cette dernière expérience, en a obtenu un résultat semblable, et affirme que l'affection de la partie inférieure de la moelle épinière agit spécialement sur les organes sécréteurs et excréteurs du sperme.

M. le professeur Lallemand dit que l'excitation de la partie inférieure de la moelle épinière peut provoquer l'expulsion convulsive du sperme. Il cite aussi beaucoup d'exemples d'individus qui, ayant éprouvé des pertes séminales, étaient atteints de douleurs lombaires, et il prouvait par un grand nombre d'observations intéressantes, les rapports qui existent entre les voies urinaires et celles des organes spermatiques.... Voici ce que nous avons observé très souvent chez les individus qui abusent du coït : le plus ordinairement ces abus occasionent une sécrétion exagérée de matière séminale et provoquent des pertes involontaires qui conduisent infailliblement au tombeau, si l'on ne parvient pas à découvrir la cause des maux innombrables qu'elles peuvent produire.

M. Sainte-Marie pense que la pollution diurne n'a lieu que parce que les organes générateurs ne reçoivent pas, de la moelle épinière, l'influence nerveuse et bien réglée dont ils ont besoin pour exercer convenablement leurs fonctions, et il regarde les pollutions involontaires comme pouvant être la cause et parfois le résultat d'une affection de la moelle épinière.

Hedelhofer a vu un homme qui, ayant fait une chute sur le sacrum, eut instantanément une éjaculation.

Vanhelmont, célèbre médecin du xvie siècle, place le siége de la goutte dans la matière séminale ; selon lui, le germe arthritique y dort jusqu'à son réveil, comme l'hirondelle dans son nid.

Tous ces faits qui précèdent ne peuvent donc laisser aucun doute sur l'influence que le centre nerveux rachidien exerce sur les organes des voies urinaires et les organes de la génération. J'ajouterai que les testicules, organes sécréteurs du sperme sont constamment malades chez les goutteux ; que je les ai trouvés presque toujours attrophiés, et j'ai vu plusieurs personnes atteintes de cette maladie, qui, après s'être livrées au coït, ont éprouvé de violentes douleurs qui se sont fixées sur ces organes, et qui se propageaient le long des vaisseaux spermatiques jusqu'à la moelle épinière lombaire.

DE L'INFLUENCE DES ABUS VÉNÉRIENS SUR LE SYSTÈME OSSEUX.

Comme nous l'avons vu dans la goutte, les altérations qu'occasionent ces mauvaises habitudes ne se bornent pas toujours à la moëlle et à ses membranes. Assez souvent il arrive qu'elles s'étendent aux parties voisines, telles que les vertèbres. Les auteurs citent un grand nombre d'exemples de déviations de la colonne vertébrale, de son gonflement, de son ramollissement et de sa carie résultant de l'abus du coït. On sait combien est commune, chez les personnes qui se livrent à la masturbation, la maladie des vertèbres, si bien décrite par Pott. Les professeurs Sabattier et Boyer avaient reconnu depuis long-temps l'influence des abus de ce genre sur le système osseux, ils en citent un grand nombre d'exemples dans leurs ouvrages : tous les auteurs qui ont écrit sur la goutte, disent aussi avoir rencontré des altérations du système osseux dans toutes les parties de la charpente. Dans nos recherches pathologiques nous avons trouvé ce système gravement altéré de diverses manières et dans plusieurs points. J'ai connu un célèbre chirurgien qui est mort à 80 ans : il y avait 40 ans qu'il était atteint de la goutte ; dans les dernières années de son existence, il souffrait beaucoup et répétait sans cesse : « Comme cette goutte me ronge les os. » En effet, il avait des nodosités à presque toutes les articulations des os de la main et des orteils ; ses doigts étaient déjetés dans différentes directions; il était impossible de voir des pieds et des mains aussi déformés. Ce qu'il y avait de très particulier dans ce cas, c'est que les grandes articulations paraissaient peu atteintes par cette maladie, et jusqu'à ses derniers moments il avait encore conservé des mouvements assez libres. Pendant que presque toutes les petites articulations des pieds et des mains paraissaient entièrement enkilosées, la colonne vertébrale offrait une très grande courbure, et les jambes un demi cercle très prononcé. Il paraît que depuis longtemps elles étaient d'une faiblesse extrème, et avaient de la peine à supporter le poids du corps ; les os des extrémités inférieures étaient gonflés et probablement atteints d'un ramollissement très considérable.

Plater et Rœderer disent avoir trouvé, chez des goutteux, des os rongés et vermoulus.

L'acte vénérien a une influence tellement marquée sur le système osseux, que j'ai vu un de mes amis, qui était rachitique et qui provenait d'un père goutteux, éprouver l'impossibilité de voir une femme sans ressentir des douleurs violentes dans une partie des extrémités des os longs, et dans les articulations.

Les altérations des os qui se développent à l'âge de la puberté ont été considérées, par beaucoup d'auteurs, comme le résultat de l'abus de l'onanisme. Portal raconte l'observation d'une jeune fille qui, livrée à tous les excès de la masturbation, devint bossue; la courbure de la colonne vertébrale fit des progrès rapides dans l'espace de six mois. Le même auteur cite encore l'exemple de cinq créatures infortunées qui se sont courbées à l'âge de quinze à dix-huit ans, de manière que le dos faisait la plus grande convexité, et que le bas-ventre paraissait rentré dans la poitrine; les extrémités des os longs, surtout celles qui forment les coudes et les genoux, s'étaient extraordinairement gonflées; les jambes s'étaient déjetées en dehors. J'ai connu aussi une demoiselle qui, à l'âge de vingt ans, s'était livrée avec excès aux plaisirs de l'amour, et cela dura une douzaine d'années. Pendant cet espace de temps, la colonne vertébrale se courba prodigieusement, et les extrémités des os devinrent gonflées. Cette demoiselle était d'une constitution éminemment scrophuleuse. J'en ai connu une autre âgée de dix-huit ans qui se livrait à la masturbation, et qui avait très fréquemment des accès d'épilepsie, à la suite desquels il lui restait toujours pendant quelque temps des douleurs dans les os. J'ai vu un jeune homme de vingt-deux ans se livrant avec excès à la masturbation, atteint de carie aux os du tarse du pied droit et à plusieurs phalanges de la main du même côté ; il était aussi d'une constitution scrophuleuse.

Petit a observé une déformation des côtes qui résultait de l'onanisme. Tissot mettait cette habitude au premier rang parmi les causes du rachitisme. MM. Loyer et Villermer regardent aussi l'onanisme et les pollutions involontaires comme une source très active des déviations de la taille. On cite aussi plusieurs exemples de la friabilité des os chez les masturbateurs.

Plusieurs auteurs prétendent que la moëlle épinière est manifestement le siége d'un mouvement fluxionnaire chez les enfants rachitiques ; ils assurent aussi qu'une vive irritation est fixée sur le centre de la puissance nerveuse.

Il est impossible de douter un seul instant de toute l'influence de l'abus du coït sur le système osseux. Nous ne pensons pas qu'une nourriture succulente et trop abondante, que l'abus des boissons spiritueuses, que le froid, la suppression de la transpiration soient capables d'en produire autant.

Les auteurs ont été pendant longtemps dans l'incertitude de savoir si l'altération de la moelle précédait celle des vertèbres. Dans ce que j'ai vu chez les goutteux, il me semble que cela ne peut pas souffrir de difficulté à résoudre ; d'abord les symptômes précurseurs de la goutte annoncent bien positivement que la moelle épinière est malade, ces phénomènes sont constants et ils se présentent toujours bien longtemps avant que l'on puisse supposer que les vertèbres soient le moindrement altérées. Sur seize autopsies de goutteux, je n'ai trouvé les vertèbres malades que trois fois, tandis que la moelle l'est toujours plus ou moins. Je cite une observation d'un individu qui avait un ramollissement de la moelle assez considérable, avec peu d'altération aux vertèbres. Il n'est pas douteux, dans ce cas, que la maladie de la moelle a précédé celle des vertèbres. M. Latour père, dans un mémoire inséré parmi ceux de la Société médicale d'émulation, a cherché à établir que la paraplégie, dans la maladie de Pott, résulte d'une altération primitive de la moelle. M. Sanson a émis depuis une opinion analogue. Des observations ont été aussi publiées par M. Louis, qui laissent peu de doute à cet égard. M. Deslandes dans son ouvrage sur l'onanisme, rapporte une observation de M. Serre, qui dit que la carie a été prise sur le fait, et qui prouve évidemment que le ramollissement de la moelle et la dégénérescence de ces membranes existaient avant une légère carie du corps d'une vertèbre dorsale.

Nous terminons en disant que l'on peut affirmer sans crainte qu'une grande partie des incommodités, des maladies, des détériorations qui affligent notre espèce lui viennent des abus vénériens. Quant à moi, je doute qu'il y en ait que ces excès n'aient le pouvoir de causer. Quand les organes génitaux sont en jeu, leur influence est si grande, si complète, qu'elle s'adresse à tout le système nerveux, à tous les points de l'organisme et à tous les tissus. Cette influence est si grande sur la nutrition, que les jeunes gens qui se trouvent dans les conditions les plus favorables au développement de leur accroissement, on les voit tout-à-coup s'arrêter, dépérir et tomber graduellement dans le marasme le plus complet, et présenter, comme le dit Tissot, l'état le plus méprisable et le plus dégradant de l'espèce humaine.

Nous pensons qu'après tous les phénomènes que nous avons observés et décrits, nos résultats d'anatomie pathologique, tous les auteurs que nous avons cités, dont les faits et les expériences viennent à l'appui de nos opinions, que tout le monde partagera notre avis, qu'il est plus raisonnable d'attribuer la goutte aux excès vénériens qu'à toutes les causes qu'on a bien voulu lui assigner jusqu'ici, et que l'on ne balancera pas à reconnaître aussi que son siége est dans la moelle épinière, et non dans les autres organes et tissus que l'on a bien voulu lui donner jusqu'à présent, et qu'elle ne sera plus considérée comme un rhumatisme.

Le traitement de cette maladie qui va nous occuper, confirmera encore jusqu'à l'extrème évidence le résultat de nos travaux.

TRAITEMENT DE LA GOUTTE.

Hippocrate demandait : quelles sont les parties le plus directement affectées dans la goutte? qu'elles sont ses véritables causes, et quand trouvera-t-on les moyens de la guérir. Combien de médecins depuis cette époque si reculée se sont-ils posés les mêmes questions! Le père de la médecine ne se doutait pas qu'au xixe siècle elles ne seraient pas résolues, que l'on n'aurait pas encore pu lui assigner une véritable cause et un siége positif, basé sur l'observation. Le peu de progrès de cette maladie tient à diverses causes, d'abord c'est qu'elle a été mal étudiée; en parcourant la plupart des ouvrages qui ont été écrits sur la goutte, l'on ne trouve pas une observation régulière, pas une autopsie : ce sont des faits épars qui ne peuvent rien apprendre; il faut les rassembler avec beaucoup de peine pour se former une idée de ce qui existe ; et après avoir réuni toutes ces opinions si diverses, vous êtes encore réduit à vous demander qu'elle est celle qu'il faut adopter. Il est aussi facile de voir que beaucoup de ces travaux sont faits dans le cabinet, qu'ils ne ne sont que le résultat de l'imagination et par conséquent qu'ils n'ont rien de sérieux, et qu'ils sont plutôt propres à retarder les progrès de la science qu'à les avancer.

Les médecins modernes qui ont fait faire de si grands progrès aux sciences médicales par l'observation, n'ont rien fait pour cette maladie, ils n'en parlent jamais dans leurs leçons cliniques et cela vient de ce que cette affection ne se rencontre point dans les classes qui fréquentent les hôpitaux ; c'est une affection de luxe ; il en est de même des journaux de médecine, l'on n'y rencontre jamais rien sur cette maladie qui affecte et qui fait la désolation de tant de monde : d'autres considérations existent encore, c'est que la plus grande partie des personnes de la ville qui sont atteintes de la goutte ne font pas demander de médecin, elles s'abandonnent à elles-mêmes, se traitent à leur manière et font usage de certains remèdes secrets; il semble que le traitement de cette maladie est exclusivement le domaine de tous les charlatans, et qu'il n'appartient point au véritable médecin de s'en occuper. Le peu de progrès de cette affection a bien été aussi la cause que les malades ont été chercher du soulagement dans toute cette pharmacologie des anti-goutteux , qui n'a été inventée que pour spéculer sur leur crédulité ; heureux pour eux quand ils n'ont pas empiré leur mal et abrégé leur existence, car la plus grande partie de ces remèdes secrets sont inefficaces, bizarres et très souvent dangereux. Maintenant que nous croyons que la cause et le siége de la goutte sont connus, son traitement devient beaucoup plus facile, ses résultats plus certains et la maladie deviendra beaucoup plus rare, surtout si l'espèce humaine veut devenir plus raisonnable et imiter les animaux dans leur manière d'être relativement aux plaisirs de l'amour.

Si l'on veut se guérir de la goutte, la première condition à remplir c'est de faire cesser la cause que l'on suppose qui l'a produite; tout le monde comprend la vérité de cet axiôme. Il faut donc renoncer aux femmes , d'ici que l'on ait acquis la certitude d'une parfaite guérison. L'usage des plaisirs vénériens doit être expressément interdit, cela est tellement vrai que j'ai vu les hommes les plus robustes, de la meilleure constitution, qui après avoir été atteints par la goutte, n'ayant pas voulu renoncer à leurs habitudes vicieuses, se sont trouvés dans l'espace de deux à trois ans, perclus de tous leurs membres, dans l'état le plus déplorable, remplis d'infirmités et dans une dégradation complète. L'influence du coït chez un goutteux est tellement grande que celui qui a été à même de bien l'observer, ne pourrait pas mettre en doute un seul instant que c'est la véritable cause de cette maladie. Il faut donc choisir entre la guérison ou rendre son mal incurable et préférer souffrir continuellement, en attendant longtemps la fin de son existence. Toutes les fois qu'un goutteux voit une femme, s'il est jeune, il aggrave son mal, s'il est vieux, il creuse promptement sa tombe.

Nous diviserons le traitement de la goutte :

1° lorsqu'elle est prise à son début, c'est-à-dire lorsque la douleur lombaire et dorsale existe, soit vive ou obscure, et que des douleurs névralgiques, sympathiques se répandent dans plusieurs points de l'économie et sur quelques articulations ;

2° Lorsqu'elle a son siége sur les articulations à l'état d'inflammation aiguë ;

3° Sur le système osseux ;

4° Lorsqu'elle a son siége sur les articulations à l'état d'inflammation chronique ;

5° J'examinerai tous les médicaments et les méthodes qui ont été les plus préconisés et qui ont le mieux réussi, d'après les résultats de l'observation et de l'expérience, je m'occuperai aussi des remèdes secrets qui ont joui d'une certaine célébrité.

6° Nous indiquerons les moyens propres à combattre certains phénomènes qui se présentent pendant la durée de cette maladie, soit qu'ils dépendent d'une altération plus ou moins profonde de la moelle épinière, ou qu'ils soient le résultat des articulations malades, ainsi que les différents troubles qui existent dans les fonctions.

7° Nous examinerons le traitement de cette maladie, quand elle est invétérée et qu'elle envahit toute la constitution. Quant à ses complications, elles sont si nombreuses, si variées, elles tiennent à tant de causes si différentes, qu'il faudrait toutes les examiner en particulier. Pour indiquer la manière de se conduire dans ces différents cas, tout cela doit être renvoyé aux observations particulières et abandonné à la sagacité du médecin.

8° Enfin je terminerai par le traitement hygiénique, celui auquel les malades ne peuvent se soustraire, s'ils veulent prévenir, calmer leurs souffrances et se guérir.

1° Quand un malade se présente à moi avec des douleurs vagues dans la région lombaire, j'y porte une attention toute particulière. J'apprends bien vite quelle en est la cause, où elle a son siége, et je l'engage vivement à se soigner, s'il ne veut pas être, avant peu, atteint de la goutte. Nous avons l'extrême conviction qu'en dirigeant un traitement convenable à cette époque, nous ne serons plus exposés à voir les affreux ravages de cette maladie, ses nombreuses variétés, ni ses nombreuses complications.

Quand on est appelé à donner ses soins à un malade qui est atteint d'une douleur aiguë dans les lombes, et à la région dorsale, que ses douleurs se répandent dans divers points de l'économie, le traitement est facile ; mais il est de la plus grande importance, il faut qu'il soit prompt et actif, et surtout il faut avoir soin de ne pas abandonner son malade avant de s'être rendu entièrement maître de cette douleur ; car de là dépend toute la santé à venir ; sinon la maladie marchera et pourra faire des progrès rapides et envahir une plus grande partie de la constitution. Le traitement est antiplhogistique ; il doit être très actif : les saignées générales, les applications de sangsues aux lombes, de chaque côté et le long de l'épine, les ventouses sèches, scarifiées le long du rachis, les cataplasmes émollients, les bains généraux émollients, les tisanes rafraîchissantes, les lavements, les dérivatifs, la diète la plus absolue. Si, après avoir insisté sur ces moyens, la douleur persistait toujours, il faut avoir recours aux frictions sèches, répétées tous les jours, avec les liniments volatils, opiacés, la teinture de cantharides, les cataplasmes narcotiques, les emplâtres opiacées avec l'extrait gommeux d'opium ou l'extrait de belladone unis au savon par parties égales, les dérivatifs puissants, les lavements opiacés, les potions anti-spasmodiques, les pommades émétisées, les vésicatoires, les moxa, les cautères, les setons.

Ce traitement demande beaucoup de soin de la part du médecin ; il faut aussi que le malade se laisse parfaitement gouverner, s'il veut qu'on le débarrasse totalement de cette douleur : s'il ne veut pas se soumettre entièrement au traitement qu'il faut exiger de lui, on ne doit pas lui laisser ignorer que plus tard il aura à se repentir de sa funeste négligence. Cette douleur ne se montre que rarement à l'état aigu; elle marche presque toujours d'une manière obscure, sourde, lente, c'est ce qu'il y a de plus fâcheux, car le malade ne réclame des soins que lorsqu'elle est ancienne et qu'elle le gêne beaucoup, ou lorsque cette maladie se porte sur les articulations à l'état d'inflammation aiguë ; alors elle existe déjà depuis très longtemps et elle est plus difficile à déraciner.

Malgré que je recommande un traitement actif et puissant pour débarrasser le malade de cette douleur, il faut que je fasse une observation que je considère comme étant de la plus grande importance : c'est qu'il faut toujours avoir égard aux forces du malade,

à son tempérament, à sa susceptibilité et surtout
à son état d'énervation; car la plupart des individus
qui se présentent à vous avec cette maladie, ont très
souvent l'apparence physique d'hommes extrèmement forts et vigoureux, et il n'en n'est rien; sous
cette apparence trompeuse, vous y trouvez généralement des hommes mous, fatigués, épuisés, sans
vigueur, à fibres mollasses, éprouvant déjà mille incommodités, ayant le pouls mou; qui se laissent
déprimer avec la plus grande facilité. J'ai été à
même d'observer très souvent que plusieurs de
ces malades, à la suite d'une perte de sang un
peu abondante, s'en trouvaient assez gravement incommodés, et qu'ils avaient une peine
extrême à se rétablir. La saignée, en général,
dans ce cas, est une question des plus délicates et
des plus importantes. J'ai toujours retiré de très
bons effets des saignées locales et des bains tièdes,
sans les prolonger et sans les renouveler trop souvent; car ils ont aussi l'inconvénient d'épuiser
promptement les forces du malade. Quand cette
douleur résiste au traitement anti-phlogistique,
voilà les moyens que j'emploie de préférence et
qui réussissent le mieux; ce sont les frictions le
long de l'épine avec l'alcool camphré, la teinture
de cantharides, la pommade stibiée et des vésicatoires volants. J'ai toujours retiré des résultats

heureux de l'emploi de la pommade stibiée, en ayant soin de la continuer pendant quelque temps.

Ire OBSERVATION.

Un jeune homme de 38 ans, d'un tempérament sanguin, faisant des excès avec les femmes, fut pris d'une violente douleur dans la région lombaire moyenne qui se continuait le long du rachis, avec des douleurs dans plusieurs parties du corps et dans les articulations des extrémités inférieures, qui étaient d'une faiblesse tellement grande, qu'il avait de la peine à se tenir debout; ses digestions étaient très pénibles, et la nuit il éprouvait un mouvement fébrile accompagné d'une transpiration assez abondante aux lombes et à la partie interne des cuisses; les selles étaient extrêmement rares, les urines aussi et elles étaient troubles; la respiration un peu gênée; le pouls était dur et vif; le sommeil impossible; le malade éprouvait un malaise général très incommode : voilà l'état dans lequel je le trouvai lorsque je fus appellé pour lui donner mes soins.

Une saignée du bras fut faite sur-le-champ; un lavement purgatif avec trente-deux grammes d'huile de ricin lui fut administré ; on lui donna pour tisane une légère infusion de fleurs tilleul,

aromatisée avec l'eau de fleurs d'oranger et la diète
la plus absolue. Le soir, quatre ventouses scarifiées
furent appliquées deux de chaque côté des lombes ;
un lavement émollient, et le malade fut plongé dans
un bain d'eau de son, dans lequel il resta trois quarts
d'heure. Les scarifications rendirent beaucoup de
sang ; à la sortie du bain, le malade fut remis dans
son lit avec des cataplasmes émollients sur les
lombes ; la potion anti-spasmodique suivante fut
donnée pour la nuit : eau distillée de tilleul et eau
de laitue, de chaque deux onces ; eau de fleurs
d'oranger, un demi-gros ; sirop d'acétate de morphine, une once, pour prendre par cuillerée à
bouche toutes les heures.

Le lendemain matin, le malade était mieux ; il
avait eu du sommeil pendant la nuit, avec une
moiteur générale ; la douleur des lombes était bien
moins forte ; le pouls était plus souple, plus développé et moins vif ; il se plaignait seulement d'une
très grande faiblesse, mais il était beaucoup plus à
l'aise. Dans cette journée, on le laissa tranquille ;
on continua sa tisane, sa potion et quelques tasses
de bouillon de veau ; et on ordonna pour le soir,
un quart de lavement avec vingt gouttes de laudanum de sydenham.

Le surlendemain, il était beaucoup mieux : on

lui accorda un peu d'aliment de fécule avec du lait ; il prit un bain, et on lui appliqua de chaque côté du rachis deux emplâtres d'extrait gommeux d'opium qui y restèrent quarante-huit heures. Ce moyen fut remplacé par des frictions que l'on fit tout le long de la colonne, avec le liniment suivant : huile d'amandes douces, deux onces ; essence de thérébentine, deux gros ; hydrochlorate de morphine, six grains. Ce liniment fut continué pendant une quinzaine de jours, au bout desquels il se trouva parfaitement rétabli, et on le mit à un régime fortifiant, dont il éprouva de bons résultats.

IIe OBSERVATION.

Un médecin de mes amis qui était malade depuis deux ans, éprouvait des douleurs dans les lombes, qui le jetaient dans un état d'incapacité absolue. Il n'était bien qu'alongé dans son lit ; il éprouvait avec cela des palpitations violentes du cœur, son estomac ne pouvait rien digérer, il dépérissait considérablement ; il se tenait à une diète très rigoureuse, et comme il éprouvait des douleurs à la région épigastrique, il s'y appliquait de temps en temps quelques sangsues ; il était tout étonné de voir qu'il n'obtenait aucun soulagement de cette

manière de se gouverner ; il était mélancolique,
il se croyait atteint d'un anévrisme, d'un cancer
à l'estomac, d'une carie de la colonne vertébrale.
Un jour il lui survint des douleurs vives dans différentes parties du corps et dans les articulations des
extrémités inférieures, qui, augmentaient à la
moindre pression, ce qui le décida à me consulter.
Il était âgé de 42 ans, d'une constitution peu vigoureuse ; son existence était très modeste ; mais il
abusait des plaisirs de l'amour.

Vingt sangsues furent appliquées de chaque
côté de la colonne épinière, et une fois
qu'elles furent tombées, on le mit dans un bain
d'eau tiède, après quoi on lui administra un
lavement laxatif et on lui donna du petit lait
pour tisane ; à la sortie du bain, on lui plaça
aussi sur les lombes un cataplasme de farine
de graine de lin, arrosé de laudanum liquide.

Le lendemain, le malade éprouvait beaucoup de
soulagement ; il était moins fatigué ; mais la douleur
des lombes, quoique moins forte, existait toujours
ainsi que ses palpitations ; il lui fut ordonné du
bouillon de poulet pour tisane et nourriture ; le
cataplasme placé sur les lombes fut rendu narco-
tique, et on lui prescrivit des pilules de thridace,
d'un grain chaque, pour prendre, une le matin et

l'autre le soir; un quart de lavement était administré tous les soirs avec dix gouttes de laudanum.
Ce traitement fut continué pendant quinze jours,
en prenant un bain d'eau tiède tous les deux jours ;
au bout de ce temps, le malade éprouva une amélioration bien grande ; il commença à supporter un
peu d'aliments; ses palpitations avaient entièrement
cessé; il ne lui restait plus qu'une douleur sourde
dans l'épine lombaire, et qui fut enlevée par des
frictions faites constamment sur cette partie avec
la pommade d'Autenrieth, et continuées pendant
longtemps ; le malade fut passer la belle saison à
la campagne, où il put facilement suivre un régime
convenable à sa position, et s'éloigner des mauvaises habitudes qu'il avait contractées. Au bout
de ce temps, tous ces phénomènes nerveux avaient
entièrement disparu ; sa santé était devenue très
bonne, il avait entièrement repris, il mangeait de
tout et digérait parfaitement ce qu'il prenait.

IIIe OBSERVATION.

Un jeune homme de 35 ans, d'une belle et
bonne constitution, courtisant beaucoup les femmes, éprouvait depuis quelques mois une douleur
sourde et profonde dans la région lombaire; toutes

les fois qu'il voulait faire un mouvement qui se passait dans cette région, il la sentait plus vivement, et il l'attribuait à de la fatigue résultant de l'action du coït. Un soir, peu d'instants après être rentré chez lui, ayant été mouillé et saisi par le froid, cette douleur des lombes devint plus vive et se continua le long de l'épine jusqu'au milieu de la région dorsale, et fut pris d'un tremblement général avec une grande difficulté à bouger les jambes ; les deux genoux devinrent le siége de douleurs très vives ; la pression y était insupportable, quoique ces parties n'étaient le siége d'aucun gonflement ni d'aucune rougeur. Je fus appelé au moment où ces phénomènes venaient de paraître : le pouls était très fort et très développé ; la face assez rouge. Je lui fis de suite une petite saignée au bras et je lui fis appliquer immédiatement quinze sangsues de chaque côté de la colonne vertébrale , depuis la première vertèbre dorsale jusqu'au sacrum ; après leur chute on plaça des cataplasmes de graines de lin le long du rachis ; il but de la limonade pour tisane, et il prit un lavement avec trente-deux grammes de sulfate de soude.

Le lendemain matin, le malade n'était pas mieux ; il avait passé une mauvaise nuit, la douleur des lombes était aussi vive et il se plaignait d'un engourdissement dans les membres inférieurs et particulièrement du côté gauche. La douleur des genoux n'avait point diminué ; on lui administra un quart de lavement avec vingt gouttes de laudanum, une potion anti-spasmodique avec l'acétate de morphine, et il fut mis dans un bain d'enveloppe dans lequel il resta deux heures de temps. Le soir, le malade était beaucoup mieux, dans son bain d'enveloppe, il éprouva une transpiration abondante à la suite de laquelle il trouva beaucoup de soulagement; il ne se plaignait plus que de sa douleur des lombes et de la gêne à remuer sa jambe gauche. On continua sa potion pour la nuit suivante, et on le frictionna de chaque côté de la colonne vertébrale et sur les membres inférieurs avec le liniment suivant : alcool camphré, deux onces ; teinture de cantharides, une once.

Le lendemain, le malade était beaucoup mieux; mais ce n'est qu'au bout d'un mois, qu'il retrouva l'usage libre de sa jambe gauche. Après cet espace de temps, la douleur lombaire ayant persisté, deux cautères avec la potasse caustique lui furent appliqués, un de chaque côté des lombes, il les conserva six mois, et au bout de ce temps, il eut le bonheur de s'en voir entièrement débarrassé et de se porter parfaitement.

Je pourrais citer encore plusieurs observations de ce genre dont le résultat a toujours été aussi heureux ; mais ce serait une répétition fastidieuse, et l'on sait combien les observations fatiguent et ennuient le lecteur, quoique ce soit le seul moyen, en médecine, pour arriver à l'exactitude. J'ai toujours considéré dans ces trois observations, que la moelle épinière ou ses membranes avaient été le siége d'une irritation plus ou moins vive, et qu'abandonnée à elle-même, il aurait pu survenir des accidents forts graves et que la mort même aurait pu s'en suivre ; nous en avons la preuve bien évidente, c'est que tous les autres phénomènes ont cessé en agissant seulement sur la région lombaire. On voit aussi dans ces observations, qu'il faut absolument que ces douleurs deviennent bien vives, et que la santé commence à s'altérer, pour que le malade réclame les secours de la médecine ; dans le cas contraire, il vit avec ses douleurs lombaires qui sont sourdes, qui ne le gênent guère, et c'est plus tard, quand il lui en survient dans divers points de l'économie, quand elles se fixent sur certains tissus ou sur les articulations en prenant une forme inflammatoire plus ou moins vive, suivant leur genre de vitalité et de sensibilité, qu'alors il se décide à faire appeler le médecin.

Je vais rapporter ici quelques observations d'un autre genre qui m'ont paru très intéressantes.

Iʳᵉ OBSERVATION.

Madame M*** veuve, âgée de 44 ans, d'un tempérament sanguin, mal réglée depuis quelque temps, était atteinte, depuis six ans, d'une douleur vive au grosorteil, qui s'étendait le long du bord interne du pied gauche ; elle avait employé tous les moyens imaginables pour se soulager : quand elle voyait annoncé dans un journal un nouveau remède pour la goutte (car elle appelait cette douleur la goutte), n'importe quel en était le prix, elle en achetait et l'employait en suivant l'instruction sur la manière de s'en servir, elle prenait aussi des consultations de tous les médecins. Un jour, mon tour arriva et elle vint me trouver pour voir s'il ne me serait pas possible de la guérir : en l'interrogeant longtemps sur son état, j'appris qu'elle n'avait jamais éprouvé de soulagement de tous les moyens qu'elle avait employés, et ils étaient très nombreux ; que cette douleur lui laissait peu de repos ; qu'elle était presque continue, quelquefois très violente, plus forte la nuit que le jour, ce qui la privait souvent de sommeil : trop de chaleur dans le lit augmentait son mal ; quand elle retirait son pied de dessous les couvertures, elle éprouvait pour un instant du soulagement, mais dès que le pied se refroidissait, la douleur devenait aussi plus forte; elle ne pouvait supporter ni le froid, ni le chaud ; tous les topiques, calmants, narcotiques, médicaments, bains, sangsues, frictions mercurielles, etc., etc. ; enfin, rien ne la calmait. Elle dépeignait cette douleur comme si cette partie avait été le siége d'une brûlure profonde, et cependant il n'y avait ni chaleur, ni gonflement; la pression était supportable.

Cette dame avait fait usage pendant longtemps des liqueurs fortes ; mais ses organes étaient devenus tellement irritables, que depuis longtemps elle avait été obligée d'y renoncer. Son changement dans sa manière de vivre n'amena aucune amélioration dans son état. Elle se livrait aussi aux plaisirs de l'amour avec passion ; elle était extrêmement voûtée pour son âge; elle m'apprit que, depuis très longtemps, elle éprouvait des douleurs dans les reins, et qu'elle les attribuait à des bains de mer qu'elle avait pris pour sa douleur du pied ; qu'elles n'étaient point très vives, mais que cela la gênait beaucoup, lorsqu'elle voulait se baisser et se relever pour s'occuper du jardinage; et qu'elle la sentait plus vivement lorsqu'elle marchait pendant quelque temps et lorsqu'elle voulait se retourner dans son lit. Elle prétendait qu'elle n'avait plus de force dans ses jambes et qu'elle se fatiguait pour le moindre exercice ; elle éprouvait aussi fréquemment des démangeaisons dans toutes les parties du corps, au point qu'elle voulait absolument avoir la gale ; et sans consulter ses médecins, elle prit une très grande quantité de bains sulfureux, sans pouvoir les faire passer. Je lui fis mettre quarante sangsues sur les lombes et la fis plonger dans un bain après leur chute : elle fut mise à l'usage de l'eau de gomme pour tisane et des lavements émollients ; je lui prescrivis un régime moins nourrissant et plus adoucissant ; elle se refusa à tous moyens appliqués sur le gros orteil, les considérant comme inutiles. Ce traitement fut continué pendant quelques jours, après quoi elle fut mise à l'usage des eaux artificielles de Vichy en boissons, et elle prit quelques bains sulfureux. Je lui fis faire des frictions avec la pommade stibiée le long du rachis, et deux cautères furent placés aux lombes, un de chaque côté : après quatre mois de ce traitement, ses douleurs disparurent entièrement, elle fut mise à un régime plus succulent et sa santé devint excellente.

IIe OBSERVATION.

Une jeune femme brune, d'un tempérament sanguin et nerveux, se maria à l'âge de **21 ans**; aussitôt après son mariage, elle fut atteinte d'une affection vénérienne que son mari lui communiqua. Cette maladie, que l'on prit dans le principe pour de l'échauffement, fut négligée et fit des progrès rapides, et ce n'est qu'au bout de près de trois mois, que l'on commença à s'inquiéter et que je fus appelé pour lui donner mes soins. La muqueuse qui recouvre les deux petites lèvres et le clitoris était détruite par des chancres; ces ulcérations s'étendaient dans le vagin et le col de la matrice; de plus, un écoulement purulent de la muqueuse vaginale. J'étais obligé de la penser trois fois par jour; à chaque pansement, elle éprouvait un peu de douleur suivie d'un prurit qui lui était agréable, et elle tombait presque de suite dans un état épileptique et dans un accès complet de fureur utérine. Par suite de ces mouvements convulsifs, elle se mettait les parties dans un état fâcheux. Après ces accès, elle se plaignait d'une douleur tout le long de l'épine dorsale et de la fatigue dans tout le corps et les membres. Je suis parvenu à faire cesser ces attaques et à les prévenir, en lui mettant sur les reins et le sacrum, avant chaque pansement, des serviettes trempées dans l'eau et le vinaigre. Elle fut près de huit mois à se guérir de son affreuse maladie ; aussitôt sa guérison, elle se livra à la masturbation comme elle avait l'habitude de le faire étant jeune fille ; mais comme cela ne lui suffisait pas, et voulant réparer le temps qu'elle avait perdu, elle se livra aussi avec ardeur aux excès vénériens. Un jour, venant de se livrer à ses goûts dépravés, elle fut prise d'une douleur vive dans les lombes et le dos, avec un tremblement général, une faiblesse extrême dans les jambes, au point de ne pouvoir se tenir debout ; des palpitations de cœur très violentes. Trente sangsues furent appliquées le long de la colonne épinière, et après leur chute, elle fut mise dans un bain d'eau tiède. Je lui ordonnai une infusion de tilleul pour tisane et une potion anti-spasmodique avec l'acétate de morphine ; un lavement émollient avec une tête de pavot. Le lendemain, la malade se trouva mieux, et elle put se lever un peu et se mettre dans un fauteuil, ensuite on frictionna la région lombaire et dorsale avec un liniment camphré et la teinture de cantharides, et ce traitement fut continué pendant quelques jours qu'elle mit à se rétablir.

IIIe OBSERVATION.

Je fus consulté pour un monsieur âgé de 45 ans,
qui était d'un tempérament nerveux ; il éprouvait
depuis six mois des douleurs aux gros orteils du
pied gauche. Le malade désignait tantôt la partie
moyenne ou les extrémités de l'os comme étant le
siége de cette douleur ; car il prétendait que c'était
l'os qui était affecté : elle n'était point vive ; elle
ressemblait à une espèce de crampe et ne durait
point longtemps, mais elle arrivait très fréquemment. Après avoir causé avec lui pendant quelque
temps, j'appris qu'il éprouvait de la fatigue dans
les reins et des douleurs sourdes dans la région
lombaire qu'il attribuait à des excès vénériens, et
il se servit d'une expression triviale, mais assez
énergique pour me dépeindre ce qu'il éprouvait
dans cette partie ; il me dit : Mon cher docteur.
l'arrière-train est endommagé, il ne va plus. Je
lui fis observer qu'il fallait d'abord renoncer à ses
mauvaises habitudes, s'il voulait se guérir, et ne
pas être avant peu atteint de la goutte : il avait
une frayeur tellement grande de cette maladie,
parce que son père en était cruellement atteint,
qu'il renonça facilement aux femmes et se soumit

au régime que je lui indiquai. Il eut la satisfaction d'éprouver du bien-être de sa nouvelle manière de vivre ; le repos qu'il prit le fit revenir promptement à la santé et lui ramena toute sa vigueur ; mais cela ne dura pas longtemps, car se trouvant beaucoup mieux, il voulut en essayer de nouveau, et il se trouva de suite abattu et ses douleurs ne tardèrent pas à revenir. Toutes les fois qu'il voulait se livrer au commerce des femmes, il se trouvait gravement incommodé, ce qui le força a y renoncer tout à fait, et il en fut grandement récompensé, car par ce moyen seulement, il vit toutes ces douleurs disparaître et sa santé devenir excellente, et il n'eut pas la goutte.

IV⁰ OBSERVATION.

M. S***, âgé de 52 ans, était atteint de la goutte depuis six ans, et se plaignait de douleurs dans la région lombaire ; il éprouvait aussi une gêne tellement considérable dans cette partie et les régions voisines, qu'il avait de la peine à exécuter les plus petits mouvements ; il semblait n'être formé que d'une seule pièce, il avait été grand amateur du beau sexe, et malgré ses souffrances, il conserva toujours ces même goûts : il lui était impossible d'avoir

des relations avec une femme sans éprouver un engorgement des téguments des deux pieds sans chaleur. sans douleur ni fièvre ; il lui fallait ordinaire
ment une huitaine de jours de repos et d'un traitement local à sa manière, car il se gouvernait tout
seul pour dissiper ce gonflement œdémateux.

Les quatre observations que je viens de décrire
ne sont pas sans offrir de l'intérêt pour la première ; il me paraît bien évident que cette douleur
du gros orteil était toute névralgique , et qu'elle
était sympathique d'une irritation plus ou moins
vive de la moelle épinière lombaire ou de ses membranes , causée par l'abus du coït. Tous les autres
symptômes viennent encore à l'appui de cette opinion, et ce qui le prouve d'une manière bien évidente, c'est la réussite du traitement que j'ai employé et le peu de succès que l'on avait obtenu
de tous les moyens imaginables qui ont été essayés pendant plusieurs années ; enfin, la maladie qui n'est point revenue après la cessation
de la cause que je lui supposais. Dans la deuxième
observation , on voit les désirs vénériens excités
par l'irritation permanente des membranes muqueuses de la vulve, du clitoris et du vagin, et les
sympathies qui existent entre ces organes et la
moelle épinière lombaire ; on voit encore l'influence

de l'abus du coït sur cet organe, la commotion qu'elle éprouve pendant cet acte et les phénomènes qui en résultent. La troisième, prouve bien évidemment aussi que les douleurs du gros orteil étaient sympathiques de la douleur lombaire, et que cette dernière était le résultat du coït. La quatrième, qui n'est pas sans être très intéressante, démontre bien que toutes les fois que le malade vient de se livrer à cet acte, il est pris davantage de cette région, et qu'il lui survient un gonflement œdémateux des deux pieds, qui ne saurait laisser de doute sur l'altération de la moelle épinière, et qui pourrait faire supposer aussi qu'il y a peut-être un peu d'épanchement de sérosité dans le canal rachidien. Nous pensons que si ce malade avait voulu se résoudre à suivre un traitement convenable, il aurait pu se guérir très facilement; mais il n'a jamais voulu y consentir, pas plus que de renoncer à ses mauvais penchants.

2° Quand l'homme est déjà atteint par des douleurs lombaires, par des douleurs névralgiques; qu'il est fatigué par les excès vénériens ; que toutes ses fonctions sont plus ou moins troublées, il est impressionnable à tout et surtout au plus petit froid, à la moindre humidité. Au commencement de la mauvaise saison , on le voit pris tout-à-coup d'une inflammation articulaire aiguë au gros orteil ; c'est alors que la douleur change de nature et que l'on voit survenir la rougeur, la chaleur et la fièvre : voilà le début de la goutte de tous les auteurs ; c'est toujours ainsi qu'elle commence ; cette inflammation peut se borner à une seule articulation ou s'étendre à plusieurs ; et ensuite elle passe des petites aux grandes.

On voit de suite que la première indication à remplir, c'est de préserver les malades du froid et de l'humidité, et que c'est tout ce qui peut leur faire le plus de mal après l'action du coït. Souvent un simple traitement local suffit pour calmer cette inflammation , quand elle n'attaque qu'une seule de ces articulations ; mais s'il y en a plusieurs de prises, que la fièvre soit très forte , il faut alors avoir recours à des moyens plus énergiques. La saignée du bras doit être rangée au nombre des premiers moyens à employer, s'il y a de la dureté et de la fréquence dans le pouls, avec des symptômes généraux parfaitement caractérisés ; ensuite la diète absolue, les boissons rafraîchissantes , légèrement diaphorétiques , nitrées, les lavements émollients. Le traitement local consiste dans l'application des sangsues placées en assez grand nombre pour bien dégorger la partie enflammée, des cataplasmes émollients, des fomentations émollientes, des fumigations, des bains généraux tièdes, des bains d'enveloppe ; on doit chercher autant que possible à favoriser la transpiration. Ici je ferai la même recommandation pour la saignée générale ; et peut-être doit-on encore y prendre plus d'attention. On ne doit y recourir qu'avec les plus grands ménagements ; ce n'est guère que lorsqu'il y a plusieurs articulations de prises, et que les symptômes généraux sont violents ; il faut que l'individu soit jeune, fort, pléthorique ; il faut tenir compte de l'irritabilité du sujet, de son état d'énervation, et avoir aussi égard à sa constitution ; il faut faire attention que cette forme inflammatoire n'est que secondaire, que ce n'est qu'une affection symptomatique, qu'elle ne ressemble point au rhumatisme aigu, qui est une maladie franchement inflammatoire, une maladie idiopathique qui dépend d'une autre cause, et que la goutte a son siége primitif dans le système nerveux et non dans le système sanguin. Les médecins anglais ont fini par renoncer aux saignées dans cette maladie. Scudamore qui a soigné une grande quantité de goutteux, dit positivement que la saignée ne doit pas être faite comme dans les autres phlegmasies ; car chez les goutteux, l'excitation morbide affecte bien davantage le système nerveux que le cœur et les artères. Boerrhaave, Cullen, Musgrave, Sœmmeringue citent des exemples fâcheux arrivés à la suite d'une saignée faite mal à propos. Dans les fastes de la médecine, on trouve un cas remarquable sur cet important sujet. Le bailli de Suffren, une des gloires de notre marine, était fortement goutteux : se trouvant à Versailles, il eut un paroxisme des plus aigus. On le saigna, et presque immédiatement après cette opération, le malade éprouva des accidents auxquels il ne put résister. Cette mort fit grand bruit à cette époque, et l'anathème fut universel contre la saignée dans la goutte. Nous ferons remarquer qu'elle est presque toujours nuisible quand on est atteint de cette maladie depuis plusieurs années ; mais qu'à son début, les inconvénients sont bien moins grands.

Les applications de sangsues sur l'articulation, voilà encore le meilleur moyen pour calmer l'inflammation et la douleur. La diète doit être toujours sévère, tant que la période d'acuité n'est pas passée : un autre motif puissant en commande encore la nécessité, c'est l'état d'irritation dans lequel se trouve le plus ordinairement la muqueuse gastro-intestinale. Pour les mêmes raisons, les boissons du malade doivent être légères , acidules , ou gommeuses ou émollientes.

Lorsque les premiers symptômes inflammatoires sont calmés, les bains tièdes , émollients , et dans lesquels les malades restent pendant quelque temps, procurent presque toujours un très grand soulagement. On obtient quelquefois aussi de bons effets de l'emploi des fomentations, des cataplasmes émollients ou narcotiques ; mais ces moyens sont infidèles. Si l'état de l'estomac et des intestins permet à cette époque d'accorder quelques aliments , ils doivent se borner à un peu de lait sucré , du bouillon de veau, de poulet, quelques fécules ou soupes maigres. On peut aussi donner avec avantage des tisanes diurétiques , ou mieux encore, si le malade a des dispositions à transpirer, des infusions ou des décoctions sudorifiques.

Des moyens qui produisent d'excellents effets , après avoir eu recours aux premiers indiqués , s'ils n'ont pas suffi pour débarrasser le malade et calmer ses douleurs , ce sont les narcotiques et les opiacés. Les substances que nous employons de préférence sont : l'opium, le laudanum liquide, l'extrait gommeux d'opium, le camphre, l'assa fœtida , le musc , le safran. Quand après l'emploi de ces moyens, l'on n'est point parvenu à guérir cette inflammation , et qu'il reste de l'engorgement dans les parties , c'est le moment d'avoir recours aux vésicatoires volants ou aux sinapismes , ou aux ventouses scarifiées autour des articulations affectées. Les vésicatoires surtout sont éminemment utiles ; mais ils ont plus d'inconvénients que les sinapismes et les ventouses qui sont moins efficaces

Lors qu'un premier accès de goutte articulaire arrive à sa fin, les paroxysmes diminuent, les rémissions deviennent plus marquées, la fièvre cesse et les phénomènes locaux disparaissent; l'appétit et le sommeil reviennent et le malade est bien ; malgré que maintenant les indications paraissent moins intéressantes à remplir, il n'en faut pas moins insister sur le régime, jusqu'à ce que le malade soit arrivé à une bonne convalescence, et dès que ses organes digestives le permettent, il faut le mener graduellement à un régime plus fortifiant. J'ai souvent remarqué qu'un régime trop sévère devenait tout aussi nuisible que de tirer beaucoup de sang. Ce qui est d'une très grande importance encore , c'est de ne point négliger aucun des moyens hygiéniques. Le malade ne peut s'y soustraire pendant longtemps; car la plus petite circonstance peut faire revenir un accès.

On conçoit que si le malade était susceptible avant une inflammation des membranes séro-fibreuses, étant convalescent de cette maladie, il doit l'être bien davantage, puisque le principal siége du mal n'a pas été attaqué; aussi il n'est pas étonnant de voir la maladie reparaître et s'étendre sur un plus grand nombre d'articulations et d'autres organes. Les récidives sont plus ou moins fréquentes, suivant la manière dont le malade se conduit. Une des plus grandes preuves que l'on n'attaque point la maladie à sa source, c'est que l'on ne la guérit point; c'est aussi ce qui a été cause que les anciens médecins ont épuisé, même au début de la maladie, toutes les substances contenues dans la matière médicale, pour tâcher de trouver un spécifique capable d'en arrêter ses progrès et la guérir : le musc, le castorium, l'assa fœtida, l'éther, le camphre, la menthe poivrée, l'alcali volatil, le quinquina, les martiaux, la teinture de gayac, l'huile de thérébentine, le phosphore, l'acide phosphorique, le soufre, le sulfure de potasse, les remèdes d'Aarchidet, de Villet, d'Émérigon, de Gachet, tous les remèdes secrets prônés tant en France qu'en Angleterre; enfin, je ne finirais pas, si je voulais énumérer tous les médicaments qu'ils prescrivaient pour essayer d'arrêter cette maladie à son début.

On conviendra qu'une médication semblable, au début de la goutte, devait avoir quelquefois des effets fâcheux. Cependant je ferai une remarque importante, c'est qu'en tête de tous ces médicaments, se trouvent les anti-spasmodiques les plus puissants, desquels ils retiraient de très bons effets, ce qui m'est arrivé aussi très souvent. Dans le rhumatisme aigu, une médication semblable serait très nuisible; aussi les médecins modernes ne le font-ils pas; ils guérissent plus facilement cette maladie que la goutte.

On a essayé de tout pour guérir cette maladie et en arrêter les progrès. Quelques anciens médecins ont vainement tenté une méthode pertubatrice; ils prétendent avoir réussi quelquefois à calmer le mal pour un moment, mais le plus souvent il en est résulté des accidents graves en contrariant le développement de cette affection; en s'opposant à la marche de la nature, elle se portait sur un organe plus important à la vie. D'autres médecins de la même époque, qui avaient parfaitement reconnu combien cette maladie se déplaçait facilement, et combien ses métastases pouvaient devenir fâcheuses, la respectaient quand elle avait son siége sur les articulations, et blâmaient ouvertement une méthode qui pouvait devenir si pernicieuse.

La saigné générale a été conseillée par quelques praticiens comme moyen perturbateur. On conçoit, d'après tout ce que nous avons dit, les inconvénients qu'elle peut avoir. Ensuite une saignée pratiquée pendant un accès de goutte diminue trop brusquement la force de réaction, et occasionne par fois des métastases funestes, diminue la force du malade et prolonge sa convalescence, et en affaiblissant l'économie, on augmente encore l'excitabilité du système nerveux.

Quant à la glace, dans le plus grand nombre des cas, elle occasione des accidents graves qui peuvent devenir mortels. Ces méthodes ne sont jamais rationnelles, et doivent être entièrement abandonnées par les médecins prudents.

Je vais citer quelques observations de guérison de personnes atteintes de la goutte aiguë sur plusieurs articulations, chez lesquelles cette affection n'est point revenue ; mais on verra qu'il a fallu pour cela, tout en m'occupant du mal articulaire, agir aussi entièrement sur la douleur qui a son siége à la moelle épinière, lombaire et dorsale. Il faut combiner ces deux traitements de manière à

les faire marcher ensemble. Il ne faut pas s'en laisser imposer par la douleur aiguë des articulations ;
car, comme elle est ordinairement beaucoup plus
forte que celle des lombes, il y a des moments où les
malades ne s'en plaignent point ; mais en les interrogeant bien, ils vous apprendront qu'ils souffrent
de cette région depuis bien longtemps avant d'être
atteints de la goutte.

Ire OBSERVATION.

Un monsieur d'une petite ville voisine, qui
avait entendu dire que depuis longtemps je m'occupais de l'étude de la goutte, me fit demander si
je voulais me déplacer et aller le voir pour lui
donner mes soins, pour cette maladie dont il était
atteint. Je m'empressai de me rendre à ses desirs.
Ce monsieur était très gros, très puissant, d'un
tempéramment lymphatique ; il était âgé de 48 ans;
ayant de la fortune, il vivait très bien : dans
ces petites villes, la table est une très grande
distraction, on ne vit que pour manger ; le
couvert est toujours mis ; mais ses forces n'étaient
pas en raison de la bonne nourriture qu'il avait;
il était mou, faible, fatigué, il abusait du coït :
il était atteint de la goutte depuis trois ans, et

c'était son cinquième accès, il était au lit depuis quinze jours, et se plaignait de douleurs constantes dans la région lombaire et dorsale; il avait un gonflement œdémateux des deux pieds, accompagné de douleurs peu vives et sans chaleur à la peau. L'articulation tibio-tarsienne du côté gauche était le siége d'un douleur plus aiguë, sans gonflement. Douleurs dans les **extré-mités** des phalanges de la main gauche, sans gonflement des articulations, engourdissements des doigts, douleurs dans différentes parties du corps. Cet état était accompagné d'un peu de redoublement de fièvre tous les soirs avec de l'insommie. Les organes digestifs étaient assez bien; les urines coulaient régulièrement, mais elles étaient troubles et déposaient un sédiment blanchâtre. Le malade mangeait de la soupe deux fois par jour; il se contentait de recouvrir ses pieds et ses mains de flanelles et prenait pour tisane une décoction de salsepareille édulcorée avec du miel. Voici la consultation qui lui fut donnée : vingt sangsues de chaque côté des lombes et de la colonne dorsale, un bain d'eau tiède d'une demi-heure après la chute des sangsues; cataplasme de farine de graines de lin sur les lombes; cataplasmes émollients sur les pieds et la main gauche; eau tiède.

édulcorée avec du sirop d'oranges pour tisane ; lavement d'eau de graines de lin avec une tête de pavot, et diète absolue jusqu'à la cessation de la fièvre ; maintenir l'appartement du malade à une température chaude et toujours égale ; avoir soin aussitôt la cessation de la fièvre de relever ses forces par un régime d'abord léger, ensuite plus nourrissant, et de lui faire donner un bain d'eau simple tous les deux ou trois jours.

Ce traitement fut suivi très exactement sous la direction de son médecin, et je fus le revoir au bout de quinze jours. Le malade était bien mieux ; la fièvre avait cessé ; il prenait des aliments légers. Les articulations n'étaient plus gonflées ; il ne restait que de la faiblesse dans ces parties : le malade marchait difficilement ; il se servait de sa main parfaitement ; il n'éprouvait plus de douleurs dans les diverses parties du corps, il lui restait seulement une douleur sourde dans les reins, mais qui le gênait très peu. Je lui fis sentir qu'il fallait absolument le débarrasser de cette douleur, sans quoi, avant peu de temps il verrait revenir un autre accès. Je finis tellement par le convaincre, qu'il se laissa faire sur les lombes et le long du dos, des frictions avec la pommade suivante : axonge, une once et demie ; tartrate antimonié de potasse pulvérisée, quatre gros : mêlez parfaitement.

On entretint sur cette partie pendant trois mois une éruption considérable de boutons qui étaient constamment en suppuration ; il fut mis aussi à l'usage des bains sulfureux, composés comme suit : sulfure de potasse, quatre onces ; eau commune, une livre ; versez dans cette solution : colle de Flandre, une livre, dissoute dans une livre d'eau bouillante. Il en prit un régulièrement tous les trois jours, et après ce laps de temps, il se trouva entièrement guéri ; il mena une vie très régulière et sa goutte ne revint plus ; tant qu'au régime, je lui recommandai bien de ne pas manger autant, mais je le laissai libre pour le choix de ses aliments, d'autant plus que la soupe grasse et le rôti étaient sa nourriture la plus habituelle.

IIe OBSERVATION.

M. S***, âgé de 50 ans, d'un tempéramment lymphatique, faisant des excès avec les femmes, était atteint depuis quatre ans de douleurs dans la région lombaire ; il éprouvait aussi de temps en temps des douleurs dans les orteils, dans les os, dans différentes parties du corps, il se trouvait toujours dans un état de malaise. Ses digestions étaient mauvaises, et il avait perdu de son embonpoint ;

étant du Midi, il résolut d'aller dans son pays, pour tâcher d'améliorer sa santé. Mais ce voyage le fatigua beaucoup, et au bout de quelque temps, voyant qu'il n'y avait point de mieux dans son état, sans consulter personne, il fut à Barrèges, où il prit quelques bains ; et se trouvant beaucoup plus mal de tout ce qu'il essayait, il se décida à revenir chez lui, où il pensait que son genre de vie habituel lui conviendrait beaucoup mieux que les voyages, et qu'il était important de songer à se soigner régulièrement. Pressé de s'en revenir, il fit près de trois cents lieues tout d'un trait ; et comme c'était le commencement de la mauvaise saison, il s'en trouva beaucoup plus mal. Aussitôt arrivé, il me fit demander pour lui donner mes soins, et je le trouvai dans l'état suivant : gonflement aux articulations des orteils, aux malléoles, aux genoux, aux poignets, aux mains, sans douleur, si ce n'est dans les genoux, œdème des jambes et des cuisses, ne pouvant se tenir debout, cela le fatiguait trop ; faiblesse des extrémités, douleurs dans les lombes et le dos ; urine épaisse, trouble, pouls petit, serré, digestions mauvaises, des rapports acides, aigres ; constipation. Le malade fut mis dans un lit bien chaud ; on lui administra un lavement d'eau miellée, qui amena une selle copieuse de matières fétides ; une boisson de chiendent édulcorée avec le sirop de gomme et le sirop d'oranges et diète absolue.

Le lendemain au matin, le malade était un peu mieux; il eut un peu de sommeil la nuit, et l'infiltration des membres avait un peu diminué; trente sangsues lui furent appliquées le long de la colonne vertébrale; il lui fut donné un bain d'enveloppe dans la journée; un lavement émollient, chiendent nitré et sucré pour tisane, lait et bouillon pour nourriture.

Le surlendemain, le malade se trouvait beaucoup mieux du côté de l'estomac, les jambes diminuaient un peu, les articulations restaient les mêmes; on les enveloppa dans des flanelles bien chaudes, trempées dans une décoction d'eau de graines de lin et de pavots; il prit un peu de semouille dans son lait et du vermicelle dans son bouillon; on continua la tisane nitrée, et il fut mis à l'usage des pilules suivantes : savon médicinal, trois gros; poudre de digitale, un gros; calomelas, deux gros : pour faire soixante-douze pilules et en prendre une matin et soir.

On lui fit matin et soir des frictions sur les membres inférieurs, avec le liniment suivant : huile de camomille, quatre onces; teinture de scille, de digitale, de chaque un gros : mêlez en agitant. Un cataplasme de farine de graines de lin fut mis sur les genoux qui conservaient toujours un peu de douleurs. Je faisais suspendre ce traitement tous les cinq ou six jours, pour donner un peu de manne.

Ce traitement fut continué pendant un mois sans éprouver une amélioration notable dans le gonflement des articulations et l'infiltration du membre inférieur ; il existait toujours une faiblesse extrême des extrémités inférieures ; et, m'étant bien convaincu qu'il n'y avait rien du côté du cœur, du ventre et des reins, je pensais qu'il pouvait y avoir de la sérosité épanchée dans le canal rachidien : je proposai au malade deux sétons, un de chaque côté des lombes ; sa résignation à supporter un moyen aussi douloureux me fit voir combien il avait envie de se guérir. Les deux sétons furent appliqués immédiatement et faits avec des mèches de coton : à peine avaient-ils commencé à entrer en suppuration, que l'on s'aperçut de suite de la diminution de l'infiltration des membres et de l'engorgement des articulations. Ces deux sétons furent entretenus pendant deux mois ; au bout de ce temps, le malade se trouvant parfaitement, on les supprima, et il était tellement heureux de l'amélioration de son état, qu'il s'est assujéti à suivre régulièrement le plan de conduite que je lui avais tracé; aussi il en a été pleinement récompensé, car, depuis cinq ans, ses douleurs ne lui sont pas revenues et il s'est toujours bien porté ; ses digestions se font parfaitement, il a repris de l'embonpoint et mange de tout ce qui lui fait plaisir.

IIIe OBSERVATION.

Un monsieur de mes amis, âgé de 44 ans, d'un tempéramment sanguin, d'une vigoureuse constitution, s'est livré pendant longtemps au commerce des femmes ; et depuis cinq ou six ans, il éprouvait des douleurs fixes dans la région lombaire et des douleurs vagues dans plusieurs parties du corps, et particulièrement dans les extrémités inférieures et les articulations ; il en éprouvait une au gros orteil et à la partie interne du genou, qui ne faisait que paraître et disparaître, mais qui revenait plus fréquemment que les autres. Un jour, à la suite d'une très longue course à pied, d'un temps sec et froid (c'était le 15 janvier 1838), en marchant, il sentit ses douleurs de reins devenir beaucoup plus vives, accompagnées d'une chaleur brûlante dans toute cette région, avec de la transpiration aux lombes, entre les fesses et à la partie

interne des cuisses; il lui survint aussi un gonflement considérable à l'articulation du gros orteil
avec l'os du métatarse correspondant, et un gonflement à l'articulation du genou du côté gauche.
Le malade, en arrivant chez lui, exténué de fatigue, ayant de la peine à se tenir debout, se jeta
dans un fauteuil pour se reposer; manquant de
feu et n'ayant pas assez de force pour se désha-
biller et se jeter de suite dans son lit, il se refroidit
et fut pris subitement d'un frisson qui se passa
dans les lombes, avec un tremblement général et
puis une fièvre ardente. Quand j'arrivai pour le
voir, le pouls était dur, fort accéléré; sa figure
était rouge ; le mal de tête violent, la douleur des
reins très aiguë et se continuant le long de l'épine.

Une saignée du bras, de six onces, fut pratiquée
de suite; quinze sangsues de chaque côté des lombes furent appliquées immédiatement après la saignée; on donna un lavement d'eau miellée; limonade cuite pour tisane et diète absolue; des cataplasmes de farine de graines de lin furent posés sur
le genou et le gros orteil.

Le 16, au matin, la fièvre était encore assez forte.
La douleur du genou se faisait sentir davantage;
vingt sangsues furent appliquées sur le genou; un
bain d'eau tiède fut pris dans la journée; le ma-

lade y resta une heure ; un lavement d'eau de graines de lin dans l'après-midi. Le soir, il était beaucoup plus calme; la douleur des reins était peu forte ; les urines coulaient assez abondamment, elles étaient claires, mais un peu rouges. Une demi-once de sirop de morphine dans quatre onces d'eau distillée de laitue fut ordonnée pour la nuit, pour en prendre une cuillerée à bouche d'heure en heure.

Le 17, le malade a passé une bonne nuit, il demande à manger ; il existe encore un peu de dureté dans le pouls ; les articulations sont peu douloureuses, le gonflement presque nul, la douleur des reins a beaucoup diminué. La diète est continuée; j'ordonne un lavement émollient et un bain d'eau tiède de deux heures pour le soir ; cataplasmes laudanisés sur les lombes et les articulations.

Le 18, le malade est beaucoup mieux; on commence par lui donner des aliments lactés, et il se met un instant dans un fauteuil : on augmente insensiblement son régime, et l'on continue l'usage de ces moyens jusqu'à la fin du mois, époque à laquelle il se trouve beaucoup mieux ; il ne se ressent plus que de sa douleur des lombes qui est bien moins vive qu'avant la maladie. Il se refuse, malgré mon avis et ma persistance, à l'application de deux cautères sur cette région. Dans le mois de mars courant, sa douleur devint plus forte, mais bien moins vive que la première fois, et il fut plus longtemps à se rétablir. Enfin, il se décida à l'application de deux cautères aux lombes, et il alla passer toute la belle saison à la campagne, où il se soigna convenablement, et à la fin de l'année, il était entièrement rétabli et passa l'hiver sans éprouver de douleurs; depuis, il s'est parfaitement porté; la goutte n'est plus revenue.

A mon avis, il est assurément évident pour tout le monde, que dans ces trois observations, les douleurs qui ont précédé les inflammations articulaires étaient toutes névralgiques, et que les unes comme les autres, se trouvaient sous la dépendance d'une irritation plus ou moins vive de la moelle épinière ou de ses membranes. La réussite du traitement en est une preuve bien convaincante. Il n'est pas douteux non plus que l'abus du coït a été aussi la cause occasionelle de ces maladies. Je pourrais citer encore quelques cas à peu près semblables dont les résultats ont été toujours les mêmes.

Quand la goutte n'est pas traitée comme je viens de le dire; que le malade ne renonce pas à ses mauvaises habitudes ; qu'il est indocile aux conseils qu'on lui donne, on ne la guérit point, elle fait des progrès, les articulations deviennent fréquemment le siége de ces inflammations ; les accès durent plus longtemps, ils sont moins aigus et cette maladie finit par passer à l'état chronique. On peut dire alors que, dans cette longue carrière de douleurs, le traitement devient plus difficile, la guérison moins certaine, d'autant plus que la maladie est plus ancienne, que l'altération est plus profonde, qu'elle envahit plusieurs articulations et qu'elle attaque plusieurs tissus.

3° Avant de passer au traitement de la goutte chronique, nous allons indiquer celui qui a rapport aux douleurs qui ont leur siége dans le système osseux : il arrive très souvent au début de la goutte, lorsque ces douleurs nerveuses parcourent toute l'économie, de les voir paraître sur le système osseux ; mais c'est particulièrement après que cette maladie s'est montrée sur les articulations à l'état inflammatoire, qu'on les voit se fixer entièrement et que l'on est à même de pouvoir bien les observer ; c'est ordinairement aux extrémités des os longs qu'elles se font le plus sentir. Elles marchent généralement avec lenteur ; il suffit, pour les calmer, d'employer le repos le plus absolu, les cataplasmes émollients, les fomentations émollientes, des bains tièdes locaux ou généraux et des boissons sudorifiques. C'est ordinairement dans le courant de cette maladie, c'est-à-dire à mesure qu'elle fait des progrès, que l'on voit les douleurs devenir plus violentes et arracher des plaintes au malade ; il semble qu'elles s'étendent à tout l'os et à sa membrane médullaire : alors aux moyens indiqués ci-dessus il faut avoir recours aux applications de sangsues et continuer ce même traitement pendant quelque temps, à raison de la lenteur des mouvements organiques dans ce tissu, et quand ce traitement, qui est indiqué par la nature de la maladie, a été suivi pendant assez longtemps, pour qu'on ne puisse plus rien en attendre, il faut avoir recours aux opiacés, aux frictions mercurielles, aux emplâtres de *vigo cum mercurio*, les bains alcalins, ou hydro-sulfurés, les liniments amoniacaux, les épispastiques, mais avec la plus grande prudence ; car souvent ils exaspèrent le mal. Malgré tous ces moyens, l'on ne réussit point toujours à arrêter cette inflammation, et l'on voit le gonflement s'accroître, le ramollissement arriver et quelquefois la carie survenir ; alors le traitement doit changer de nature.

Dans la goutte comme dans les autres maladies, il peut se présenter des douleurs dans les os qui dé-

pendent d'une cause spécifique telle que la siphilis,
le scorbut, le scrophule ; alors il faut les combattre
par les moyens appropriés, s'il n'y a pas de contre-
indications.

4° La goutte à l'état chronique a toujours fait le
désespoir des médecins et des malades ; aussi ces
derniers, ne pouvant plus trouver de secours convenables suivant leurs désirs, ils vont en chercher dans
une foule de remèdes secrets, prônés, vantés par la
cupidité, par l'ignorance et accueillis par la crédulité. Une remarque importante à faire, c'est que
dans cette maladie, tous les moyens possibles ont
été mis en usage, et le hasard n'a même pas voulu
permettre que l'on pût, parmi tant de remèdes, en
rencontrer un capable de pouvoir sinon guérir, du
moins soulager grandement, comme cela est arrivé
pour beaucoup d'autres maladies dont la cause ni le
siége n'étaient point connus ; c'est ce que les charlatans ont parfaitement saisi : aussi ont-ils grandement exploité cette position, et chaque nouveau
remède qui paraissait, ils avaient soin de l'annoncer comme des plus merveilleux et comme infaillible pour guérir cette maladie.

Dans la goutte chronique il faut se presser
d'agir et surtout sur la région lombaire, car plus

cette douleur est ancienne, plus elle est au-dessus des ressources de l'art ; on conçoit combien il devient difficile de guérir une maladie qui existe déjà depuis plusieurs années, qui est devenue constitutionnelle, qui commence à saisir toute l'économie, qui envahit successivement tous les tissus, altère les organes, trouble les fonctions, et fait naître des infirmités qui arrivent de tous les côtés.

Dans le traitement de la goutte aiguë l'on trouve la plupart des notions qui doivent d'abord nous guider pour l'état chronique. Si la saignée du bras a été souvent nuisible dans l'état aigu, l'on doit bien penser qu'elle l'est encore bien davantage dans l'état chronique. Dans cette période de la maladie, si la douleur est vive, une application de sangsues est indispensable ; il y a même des cas où il est important de les employer avec persévérance, si l'on veut en obtenir de très bons effets : c'est très souvent le moyen qui réussit le mieux pour calmer la douleur. Les ventouses sèches ou scarifiées, les cataplasmes émollients, les bains, les topiques narcotiques, huileux, camphrés, les fomentations émollientes et narcotiques, les bains de vapeur et les bains d'enveloppes ; voilà les moyens qui conviennent encore le mieux pour calmer la douleur et dissiper l'engorgement. Si l'on sent le besoin de localiser le mal, on peut rendre les cataplasmes plus ou moins excitants ; on se sert aussi dans ce but des vésicatoires et des sinapismes. Le vésicatoire tient le premier rang parmi tout ces moyens ; c'est celui qui réussit le mieux pour obtenir la résolution de l'engorgement et pour calmer la douleur, même sans l'addition de l'hydro-chlorate de morphine ; moyen bien efficace quand la douleur est portée à son plus haut degré d'intensité. C'est dans cette période de la maladie que les sudorifiques, les diurétiques et quelques légers purgatifs sont très utiles. Il est important de pratiquer des frictions sèches sur toute l'étendue de la peau , et indispensable de couvrir le malade de vêtements de flanelle. On obtient souvent de grands avantages de l'emploi des douches d'eau simple ou d'eaux minérales, des bains de source, des bains de sable, et des bains de marc de raisin ou de drèche de bière. Il est impossible de citer tous les médi-caments qui ont été préconisés dans cette maladie, pour être pris à l'intérieur ; dans la plupart des cas, ils ont été nuisibles ; ce n'est que parmi les anti-spasmodiques que l'on trouve de puissants moyens pour arrêter les progrès du mal et calmer la douleur ; c'est aux préparations opiacées que nous avons toujours donné la préférence comme étant les plus puissantes. Si le malade est faible, il faut recourir aux boissons chaudes, aromatisées, telles que l'arnica-montana, la bourrache, la salsepareille, un régime fortifiant, l'usage de l'eau et du vin pour boisson à l'heure des repas avec le bi-carbonate de soude, à la dose d'un demi-gros à deux gros dans une pinte d'eau, autant que l'état de l'estomac le permet. Nous prescrivons aussi le bi-carbonate de soude en tisane pour prendre entre les repas ; voici la manière dont nous la faisons préparer :

Prenez : eau, un litre ; bi-carbonate de soude, un demi-gros ; sucre, quantité suffisante pour édulcorer suivant le goût. Nous rendons aussi cette boisson alcaline gazeuse par la préparation sui-vante, et les malades s'en trouvent très bien :

Prenez : bi-carbonate de soude, vingt grains ; eau pure, vingt onces ; gaz acide carbonique, cinq volu-mes ; faites dissoudre le sel de soude dans l'eau ; chargez d'acide carbonique et mettez en bouteilles.

Employées comme les eaux alcalines naturelles, ces boissons remplacent l'eau de Vichy. En général, les malades préfèrent les eaux artificielles aux eaux naturelles ; car elles sont moins désagréables à boire. Le principe qui prédomine est l'acide car-bonique, et qui paraît avoir une action bien salutaire sur les fonctions digestives et urinaires. J'ai eu occasion de voir aussi de très bons effets résultant de l'usage modéré du vin de Champagne.

On prépare encore cette boisson de différentes manières :

Prenez : bi-carbonate de soude ou de magnésie, un demi-gros ; thridace, six grains ; eau, un litre ; sucre, suivant le goût.

Autre : bi-carbonate de soude, un demi-gros ; eau, un litre ; sucre, suivant le goût ; teinture de vanille, un gros.

Quant à la quantité de ces boissons que doit prendre le malade, elle varie beaucoup suivant les individus : pour se régler, il faut que les urines restent limpides et ne déposent point de sédiments, alors même qu'elles sont refroidies. Ce résultat est le meilleur indice des bons effets du médicament. Malgré tous ces moyens, nous recommandons surtout les précautions hygiéniques ; car il faut bien que le malade qui a été atteint de plusieurs accès de goutte sache qu'il ne lui est plus permis de s'en écarter, sous peine d'en être victime.

J'ai donné mes soins à beaucoup de personnes atteintes de la goutte chronique avec plusieurs articulations engorgées depuis fort longtemps ; j'ai eu le bonheur d'en guérir quelques uns en suivant le traitement que je viens d'indiquer : j'en ai soulagé beaucoup. J'ai vu des individus grabataires qui ne pouvaient plus se bouger, ni se livrer à aucun exercice, qui passaient leur vie dans le lit ; chez lesquels les articulations étaient engorgées depuis fort longtemps , et qui éprouvaient une faiblesse extrême dans les jambes , auxquels j'ai rendu la marche facile et amélioré l'état général, au point que leur existence était devenue très-supportable. J'ai donné des soins à bien des individus que j'aurais pu guérir, si j'avais eu affaire à des personnes dociles , capables de sacrifier tout pour obtenir une guérison ; mais à cette époque de la maladie, il est difficile de trouver un malade résigné et assez patient pour se soumettre à un traitement régulier et si long. J'ai vu des malades obtenir des résultats très satisfaisants ; et malgré cette amélioration, comme cela les assujétissaient beaucoup trop, ils préféraient encore abandonner leur médecin et être libre, pour essayer les rémèdes que chaque personne venait leur proposer. J'ai vu aussi les hommes les plus instruits de la société , des médecins très savants les préférer à un traitement convenable , et donner dans toutes les turpitudes du charlatanisme : j'en ai connu un qui buvait dans sa journée ses quarante-huit verres d'eau chaude ; il ne s'en trouvait pas mieux , mais c'est égal , il prétendait que c'était le meilleur moyen de neutraliser l'action de l'acide urique contenu en trop grande quantité dans le sang.

J'en ai connu un autre qui buvait tous les matins avant son déjeûner, quatre bouteilles d'eau artificielle de Vichy. J'avais un de mes amis fort instruit, et qui, malgré mes conseils, s'est empoisonné avec la teinture de colchique qu'il prenait tous les jours, en très grande quantité; il était atteint d'une inflammation chronique de l'estomac, il s'en trouvait plus mal tous les jours , mais il n'en continuait pas moins. Je pourrais raconter de nombreux exemples d'accidents funestes arrivés chez des goutteux, par suite de l'usage continuel des purgatifs drastiques.

5° Les purgatifs sont les médicaments qui ont été employés le plus fréquemment dans la goutte par les médecins humoristes et par les charlatans qui les ont vendus sous toutes les formes ; aussi a-t-on été à même d'en apprécier très souvent les effets pernicieux. Les Allemands en ont fait un fréquent usage; ils administraient dans cette maladie leur fameuse eau-de-vie allemande qui n'est qu'un composé de résines purgatives dissoutes dans l'alcool. Les effets pernicieux observés à la suite de l'administration de ce médicament leur en a fait abandonner l'usage. En France, ce médicament, connu sous le nom de médecine curative, a fait aussi bien des victimes ; le sirop anti-goutteux de Boubé, employé de nos jours par quelques malades, et qui n'est autre chose qu'un purgatif composé de résine de jalap délayée dans l'alcool avec de l'extrait de gaïac et du sirop de sucre n'est pas sans produire des effets fâcheux chez les malades qui en font un usage habituel et qui le prennent dans des circonstances où les voies digestives ne sont pas en état de le supporter.

J'en dirai autant du colchique, ce poison violent qui a été employé sous toutes les formes et particulièrement en teinture : tous ces médicaments, toutes ces préparations ne doivent jamais être laissés à la disposition des malades ; ils ne doivent être employés que sous la direction d'un médecin instruit ; car je les ai vu souvent produire des effets funestes, quand ils pourraient être utiles ; j'ai vu plusieurs malades préparer ce médicament d'une manière à le rendre tout-à-fait dangereux. De toutes les préparations de colchique, celle qui m'a paru la plus efficace est celle qui se fait ainsi : il faut faire macérer pendant quatre jours une partie des graines choisies de colchique dans dix parties de vin vieux de Malaga ; on filtre ensuite la liqueur. Ce médicament ainsi préparé doit être administré à la dose de deux gros à une once dans la journée en deux ou trois fois ; la teinture ne doit se prendre qu'à la dose de 18 grains à un gros dans une potion ou de la tisane ; employé ainsi, il cesse d'agir comme un violent purgatif et devient moins nuisible, son action n'est plus la même ; c'est un puissant diurétique, il augmente la sécrétion des urines et les proportions d'acide urique dans le liquide : j'ordonne quelquefois le sirop, bui est encore moins actif, et qui est un très bon médicament.

Parmi ces moyens, je range aussi un remède qui a été le plus vanté, comme le sans pareil, le véritable spécifique de la goutte, c'est l'eau d'Husson, qui n'est autre chose que des bulbes de colchique que l'on fait macérer dans de l'alcool à 36 ; l'anti-goutteux de Want, la mixture de Scudamore ne sont que des compositions de colchique.

Le contre-poison de ce médicament est l'eau iodurée.

La poudre de Postdam, la teinture de gratiole, le jalap, l'aloës, la gomme-gutte, ont aussi été donnés à des doses et sous des formes très variées. Les pharmacies anglaises sont remplies de remèdes anti-goutteux dont les purgatifs en font la base.

Si les purgatifs violents produisent des effets pernicieux, ce n'est pas une raison pour bannir les purgatifs minoratifs desquels on a souvent obtenu de bons effets. Il faut regarder comme exagérées les craintes que l'on a eues pendant quelque temps sur cette médication : de légers laxatifs pendant un accès de goutte sont très avantageux, surtout lorsqu'il est necessaire de combattre un état de constipation opiniâtre et de produire une dérivation sur le tube intestinal. Nous employons ordinairement avec beaucoup de succès les minoratifs, en ayant la précaution encore de les associer aux anti-spasmodiques. Les purgatifs que nous employons de préférence sont : la manne, l'eau de sedlitz, l'huile de ricin, le calomel.

Dans la goutte il y a souvent bien des indications importantes à remplir à la fois ; tenir constamment le ventre libre sans l'emploi des moyens capables d'irriter les membranes muqueuses est une des choses bien nécessaires ; combattre l'état de constipation continue qui existe chez ces malades, et qui cause souvent des symptômes fâcheux qui aggravent considérablement leur état ; agir sur les voies urinaires, pour faciliter l'écoulement des urines et les régulariser, favoriser la transpiration de la peau qui se fait si difficilement et qui est si nuisible : calmer les palpitations du cœur, les crampes, toutes les névroses, et agir puissamment sur le système nerveux du mouvement et du sentiment, voilà ce qui nous a donné l'idée de réunir les substances les plus puissantes capables de combattre tous ces symptômes, pour en composer un sirop que nous ordonnons à nos malades, et duquel nous avons retiré les effets les plus avantageux. En voici la composition :

Prenez : racine de canne, bois de gaïac rapé, racine de salsepareille, deux onces de chaque ; bulbe de colchique frais, une once. Faire une décoction très rapprochée, et sur une peinte, ajouter deux onces de manne en sorte, réduire cette décoction en sirop et sur une livre y mettre quatre grains d'acétate de morphine.

Je fais prendre ce sirop tous les jours pendant les accès à la dose de trois cuillerées à bouche, une le matin, une à midi et l'autre le soir, soit pur ou délayé dans une tasse de tilleul ou de chiendent.

Suivant nous, les vomitifs doivent être entièrement bannis des traitements de la goutte, lors même que l'on veut les employer avec l'intention de produire une perturbation et d'en obtenir une transpiration de la peau ; car quand ils viennent à produire un effet diaphorétique, ce n'est qu'après avoir fatigué

les organes par une secousse violente ; et cette action de la peau ne se soutenant pas ordinairement,
ce moyen est toujours plus nuisible qu'utile.

La sécheresse de la peau est très grande chez les
goutteux ; elle est aride et remplit très mal ses
fonctions; aussi a-t-on constamment employé tous
les moyens capables de les rétablir ; et toutes les fois
que l'on a réussi, que le malade en a éprouvé de
bons effets, ils ont été exagérés, car certains médecins ont été jusqu'à dire avoir guéri cette maladie
après avoir obtenu une transpiration abondante.
Parmi les moyens qui ont été employés pour rétablir
les fonctions de la peau et en obtenir une forte
transpiration, il faut ranger au premier rang les
bains de vapeur; quelques auteurs disent en avoir
obtenu de bons résultats, particulièrement le savant
Suédois Sparrmann et Marcard, mais ils ne disent
point de quelle manière ils étaient administrés. Le
bain de vapeur peut être général et local : le bain
de vapeur général que j'ai eu occasion d'employer
plusieurs fois m'a fait obtenir chez quelques goutteux
un soulagement marqué, mais c'est un moyen qui
ne peut être employé que très rarement, car son
usage fréquemment renouvelé m'a démontré qu'il
avait les plus graves inconvénients ; encore, pour
qu'on puisse en le prenant rarement éprouver du sou

lagement, il ne faut pas qu'il existe chez le malade
des altérations organiques ou des dispositions aux
congestions cérébrales et pulmonaires, car il pourrait produire infailliblement les accidents les plus
funestes, comme j'ai eu occasion de le voir une fois
chez un goutteux qui en faisait usage sans avoir consulté personne, et qui était atteint d'une affection du
cœur. On a imaginé de charger l'air des étuves de
diverses émanations pour introduire par la peau,
dans l'économie animale, toutes les substances qu'on
jugeait convenables à la guérison de cette maladie.
Nous pensons que toute l'action de ce moyen n'est
évidemment due qu'à sa température très élevée ;
on en peut retirer des effets avantageux ; mais il
faut qu'il soit dirigé par quelqu'un d'habile. Quant
au bain de vapeur locale avec le bain d'enveloppe
locale, nous nous sommes convaincus qu'ils réussissent très souvent pour soulager les malades :
ce sont deux moyens à l'aide desquels nous sommes
souvent parvenus à faire cesser les douleurs atroces
de la goutte ; mais ici nous ferons encore quelques
petites observations. c'est que j'ai remarqué qu'il
ne fallait pas abuser de ce moyen ; qu'il ne fallait
pas en élever la température trop fortement. et ne
pas les prolonger trop longtemps. surtout si l'on
voulait se les conserver pour en éprouver de bons

résultats dans une autre occasion. Les bains de vapeur, les bains d'enveloppe employés convenablement peuvent être très utiles, mais ils ne sont pas
aussi anssi inconvénients ; ils rendent la peau extrêmement impressionnable au froid et à l'humidité ; il
faut donc, pendant leur emploi, se préserver avec
un soin tout particulier des changements de température. Toutes les fois que j'ai voulu agir sur la peau,
j'ai retiré les plus grands avantages des bains d'eaux
artificielles de Barèges : leur action stimulante sur
ce tissu est douce et générale ; elle active la circulation de la lymphe : l'on opère, par ce moyen, une
dérivation sur une surface plus étendue ; ces bains
calment le système nerveux, et c'est un excellent
moyen pour faire cesser la répartition inégale de la
sensibilité, et rétablir les fonctions de la peau si souvent suspendues ou diminuées chez les goutteux.

Les substances diaphorétiques, les plus usitées
dans cette maladie, sont la racine de bardane, de
canne, la salsepareille, une petite bière chaude, dans
laquelle on met de la racine d'armoise en poudre, un
demi-gros sur un verre : ce moyen m'a toujours
réussi ; en ayant soin de prendre ce remède au lit et
bien couvert, on est sûr d'obtenir une abondante
transpiration et après un calme parfait. La résine
de gaïac, la squine et la salsepareille ont été très

vantées comme de puissants moyens dans cette maladie, aussi les médecins modernes en ont-ils fait
diverses préparations qui sont d'une très grande
utilité ; on les emploie aussi en tisanes, essences,
teintures et sirops.

Les opiacés et les narcotiques : c'est dans cette
classe de médicaments que les anciens médecins
ont trouvé le plus de ressources pour calmer les douleurs de la goutte ; cela est une vérité incontestable. Il nous semble avoir bien prouvé aussi que
l'excitation morbide affecte le système nerveux, et
que l'état inflammatoire n'était que secondaire ;
l'efficacité du traitement vient encore fortement
appuyer cette opinion qui, d'ailleurs, n'est que le
résultat de l'observation. Je ne connais pas de plus
puissant moyen contre la goutte, soit comme calmant, soit comme sudorifique. Il est excellent pour
calmer l'irritabilité dont les goutteux sont si susceptibles, et il a une influence très marquée sur le
centre nerveux du mouvement et de la sensibilité.
Pour moi, j'en ai obtenu des résultats merveilleux
en potions, en pilules, en frictions, et surtout par
la méthode endermique; et j'ai été forcé d'accorder
la préférence à l'hydrochlorate de morphine sur
l'acétate et le sulfate, comme étant plus énergique et agissant d'une manière beaucoup plus

prompte. L'extrait gommeux d'opium, le laudanum de Rousseau sont d'excellents moyens ; la
poudre de Douwer, qui n'est qu'un composé d'opium
et d'ipécacuanha, qui a joui d'une très grande vogue, et qui n'est maintenant employée que par très
peu de praticiens, est un excellent moyen duquel
j'ai obtenu de très bons résultats pour remplir certaines indications. Il se trouve quelquefois des constitutions particulières qui ne peuvent pas supporter les plus petites doses d'opium : d'autres fois, il
existe des indications qui empêchent d'employer à
l'intérieur les préparations opiacées, comme chez
les individus qui ont une disposition particulière
du sang à se porter vers l'encéphale : alors on peut
la remplacer par la thridace, qui est un calmant
excellent, bien moins actif que l'opium, et dont
l'action sur le système nerveux se fait très bien remarquer sans avoir aucun des inconvénients des
opiacés. Dans ces mêmes cas, l'on a aussi employé
avec avantage les extraits de jusquiame, de ciguë et
d'aconit napel.

Les diurétiques sont de très bons moyens ; car,
dans cette maladie, il est bien important d'entretenir et de faciliter le cours des urines. L'oximel
scillitique, la bière, la pariétaire, les racines d'as-

perges , de fraisiers , les bulbes de colchique , le
chiendent nitré, le petit lait nitré, le champagne,
l'eau et le bi-carbonate de soude sont des tisanes
excellentes qui produisent presque toujours de très
bons effets, et que l'on ne doit point négliger d'or-
donner. Nous avons eu occasion d'employer la digitale pourprée unie à l'opium avec un succès très
remarquable, comme diurétique et comme puissant
calmant du système circulatoire et nerveux. Le sirop de pointes d'asperges est un bon médicament
quand il est bien préparé.

Le sulfate de quinine est le remède par excellence pour combattre les accès de goutte dont les
retours sont périodiques et réguliers. Quand l'état
de l'estomac ne permet pas de l'administrer par cette
voie, ce qui arrive quelquefois, je le donne en lavement uni à l'opium. J'ai eu plusieurs fois l'occasion d'administrer ce médicament, et j'ai toujours
donné la préférence à cette méthode dont je me suis
parfaitement bien trouvé.

Les substances végétales amères et aromatiques
ont été aussi très préconisées ; voici celles qui ont
été très souvent employées : la squine, la canelle,
le gingembre, le bois amer de surinam, la menthe

poivrée, le piment, l'arnica, le quinquina ; la poudre du duc de Portland, qui a été si célèbre, et qui se trouve en partie composée de végétaux amers et aromatiques. L'on a beaucoup vanté aussi pendant longtemps la liqueur de Surinam, la drogue amère des Indiens, l'elixir suédois, le tafia ; maintenant, la plupart de ces médicaments ne sont employés que par les malades qui se gouvernent eux-mêmes. J'ai eu occasion de remarquer fréquemment que ceux qui faisaient usage de ces médicaments, finissaient par souffrir à l'intérieur de la manière la plus grave ; qu'ils devenaient presque toujours nuisibles dans cette maladie, même en les administrant avec la plus grande précaution. J'ai employé plusieurs fois chez des individus faibles, lymphatiques, rachitiques et scrophuleux, le sirop de quinquina, le sirop de gentiane, l'extrait de fumeterre ; et, après avoir commencé à en obtenir d'assez bons résultats, j'ai été obligé d'en suspendre l'usage, malgré la précaution que j'avais prise de les unir au sucre, et je me suis trouvé souvent dans la nécessité de les étendre dans de l'eau ou dans une simple tisane, car il m'a toujours été impossible d'en continuer l'usage ; ils finissaient par être nuisibles.

L'alkekenge a été vanté comme préservatif de la goutte ; il en est de même de l'eau vinaigrée, ainsi que des pilules savonneuses unies au nitre.

L'on a aussi employé sous forme de pilules toutes les substances possibles : l'on a préconisé les pilules sudorifiques, diurétiques, laxatives, les grains de santé, les pilules laxatives fondantes, les pilules avec le bi-carbonate de soude, les pilules ferrugineuses, les pilules de colchique, les fameuses pilules Danderson, qui ont joui d'une si grande réputation, mais celles qui ont eu constamment de la vogue, probablement parce qu'elles soulageaient les malades, ce sont celles que l'on préparait avec l'opium. Elles ont reçu différents noms : pilules sédatives, pilules calmantes, anti-spasmodiques et anti-goutteuses. Quant à nous, nous les avons employées avec succès toutes les fois qu'il nous a fallu combattre une trop vive douleur ou une trop grande irritabilité du système nerveux ; et lorsqu'il ne nous a pas été possible d'employer la morphine, nous nous sommes servi de la thridace avec avantage. Voici celles auxquelles nous avons donné la préférence, et que nous avons administrées constamment à nos malades suivant les cas :

Prenez : digitale et opium, de chaque, trois grains ; conserve de roses, q. s. Faites douze pilules pour en prendre une toutes les deux heures.

Prenez : extrait de belladone, vingt-quatre grains ; suc de laitue, douze grains ; hydrochlorate de morphine, deux grains, pour faire douze pilules et en prendre une tous les soirs dans les violentes douleurs articulaires.

Prenez : thridace et codéïne, de chaque, quatre grains ; poudre de guimauve, q. s. Faites quatre pilules pour en prendre une le matin et une le soir.

Voici la formule des pilules Danderson (pilules écossaises) :

Prenez : Poudre d'aloès et de gomme-gutte, de chaque, vingt-quatre parties ; huile volatile d'anis, quatre parties ; sirop simple, q. s. Faites des pilules de quatre grains ; on en prendra deux à six comme purgatifs.

Les topiques ou les moyens extérieurs sont d'une très grande utilité ; ils servent à calmer la douleur et à diminuer les paroxismes de cette maladie ; ils sont aussi très nombreux, et l'on n'a point négligé de les vanter et de leur attribuer des prodiges. On en a formulé de très compliqués ; quant à nous, les plus simples nous ont toujours paru les meilleurs. Nous continuerons à ne nous occuper que de ceux dont l'efficacité a été reconnue par les médecins qui se sont plus particulièrement occupés de cette maladie, et de ceux que nous avons employés avec succès.

L'on a préconisé une quantité de liniments et pommades faits avec des matières grasses et huileuses, dans lesquels on a fait entrer l'ammoniaque, l'opium, l'iode, le mercure, le camphre, les sels alcalins, les alcooliques, les narcotiques, les balsamiques, etc., etc.

Le liniment de quarin, qui est composé avec le savon cuit et le camphre, est un bon médicament. M. le docteur Réveillé-Parise a obtenu de très bons effets du liniment suivant, chez les sujets très irritables :

Eau distillée de laurier-cerise, quatre onces ; éther sulfurique, demi once ; extrait de belladone et de stramonium, de chaque, deux scrupules. F. s. l. un liniment.

Dans mes observations, j'ai donné la formule de ceux auxquels j'ai donné la préférence, parce qu'ils m'ont toujours assez bien réussi. Je fais souvent enduire les articulations avec un liniment composé l'huile d'amandes douces, avec l'hydrochlorate de morphine, avant d'y placer un cataplasme simple.

Un topique vulgaire et qui convient beaucoup sur une articulation enflammée à l'état aigu, c'est le cataplasme émollient; il calme la douleur, diminue la rougeur et le gonflement, et produit un relachement toujours désirable; dans l'état chronique, ce moyen peut devenir nuisible; car le relachement continuant à devenir trop considérable, la faiblesse et l'œdème de la partie peut s'en suivre. Bagleri et Barthez ont observé que l'usage de ce moyen, trop longtemps continué, pouvait aussi produire des engorgements fixes. J'emploie avec beaucoup d'avantages le cataplasme fait avec de la mie de pain et du lait; il relache la partie, diminue l'irritation et calme la douleur; quelquefois j'y ajoute des narcotiques; il a aussi l'avantage de se conserver chaud très longtemps. Dans la période chronique, il faut le rendre un peu excitant en y ajoutant un peu d'alcool ou de farine de moutarde; on le rend aussi sédatif en l'arrosant avec du laudanum liquide, ou en faisant cuire la farine de graines de lin dans une forte décoction de têtes de pavots.

Pendant longtemps l'on a employé aussi un cataplasme fait avec la racine d'ellébore, de fénugrec et de vin. Riolan a beaucoup vanté les merveilleux effets d'un cataplasme composé de fénugrec, de vinaigre et de miel ; toutes les plantes narcotiques ont été employées en cataplasmes.

Un cataplasme qui fut préconisé outre mesure est celui de Pradier, nom de l'inventeur. Ce moyen n'a pas opéré les miracles qu'on lui attribuait ; mais il n'est pas non plus sans une activité, une propriété réelle ; dans les métastases, il est d'une grande utilité, son emploi demande beaucoup de prudence; il ne doit être appliqué que par une main habile et exercée, et employé dans les cas d'engorgements chroniques des articulations, lorsqu'il y a très peu de douleur et absence de fièvre.

Voici sa composition :

Prenez : baume de la Mecque, six gros ; quinquina rouge, une once ; safran, demi-once ; salsepareille, une once ; sauge, une once ; alcool rectifié, trois livres.

Manière de préparer ce cataplasme et de s'en servir tel qu'il a été indiqué à M. le docteur Guilbert par la commission des remèdes secrets. Faites dissoudre, à part, le baume de la Mecque dans le tiers de l'alcool ; faites macérer, dans le reste de l'alcool, les autres substances pendant deux fois vingt quatre heures ; filtrez et mêlez les deux liqueurs. Pour l'usage, on mêle la teinture obtenue avec deux ou trois fois autant d'eau de chaux ; on agite la bouteille au moment de s'en servir, afin de mêler le précipité qui s'est fait.

On prépare ensuite un cataplasme de farine de graines de lin, qu'on étend bien chaud et épais d'environ un doigt sur une serviette pour en envelopper exactement la partie. Quand il est dressé, et aussi chaud que le malade peut l'endurer, on verse à sa surface deux onces environ de la liqueur préparée ; on l'étend partout de manière à ce qu'elle y soit également répartie, sans en être imbibé : on passe le cataplasme sous le membre souffrant et on l'en recouvre complètement. On enveloppe le tout avec de la flanelle, du taffetas gommé, pour conserver la chaleur de l'appareil, qu'on assujétit ensuite avec des bandes ; on ne change ordinairement ce cataplasme qu'au bout de vingt-quatre heures, quelquefois plutôt si le malade s'en trouvait incommodé. Les extrémités où il a été appliqué, transsudent ordinairement une grande quantité d'humeur séreuse; elles maigrissent considérablement, mais après la guérison, elles reprennent assez vite leur état normal. Les bons effets de ce cataplasme dans les circonstances indiquées ont été confirmés par les observations de MM. Hallé, Nysten et Chaussier.

Le cataplasme de Pradier n'était pas nouveau

bien longtemps avant lui ; l'on avait aussi employé des cataplasmes qui étaient composés de plantes toniques et aromatiques , et dont l'usage était reconnu comme très utile, et l'on ne finirait plus , si l'on voulait citer toutes les substances qui ont été mises en usage pour leur rendre cette propriété. Nous avons essayé plusieurs fois le cataplasme de Pradier. et nous dirons que nous donnons la préférence à des et moyens plus simples, moins dangereux , qui sont d'une application plus facile, et desquels nous avons toujours obtenu de très bons effets.

Voici les substances auxquelles nous avons donné la préférence.

Nous les rendons résolutifs avec le safran ou le savon blanc rapé avec l'alcool camphré, ou l'extrait de saturne ; les anti-spasmodiques, nous les faisons avec le camphre, le laudanum de Sydenham, l'extrait de datura stramonium, l'hydrochlorate de morphine en dissolution ; nous composons les irritants avec l'alcool simple, la poudre de quinquina, de safran, la farine de moutarde fraîche et la moutarde, le cataplasme simple arrosé de vinaigre ; enfin, les narcotiques, nous les faisons avec les feuilles de ciguë, de belladone, de jusquiame.

Les frictions mercurielles sont un moyen qui convient dans beaucoup de circonstances, particulièrement pour obtenir la résolution d'un engorgement chronique articulaire, et pour calmer certaines douleurs qui peuvent être occasionées par une cause spécifique. Nous avons aussi constaté les bons effets de la pommade iodurée ; mais un moyen que nous ne balançons pas à proclamer par excellence, dans les engorgements chroniques articulaires, avec commencement d'épanchements dans l'articulation, c'est l'usage d'une pommade faite avec le proto-iodure de mercure, dont je donne la formule un peu plus loin. Dans une foule de circonstances, nous avons aussi obtenu des succès très marqués de la pommade émétisée.

Les fumigations des plantes aromatiques ont été aussi employées avec quelques succès. Les fumigations de tabac ont été proposées tout récemment comme un excellent moyen. M. le docteur Réveillé-Parise a été à même de constater que ces résultats heureux, annoncés dans divers journaux de médecins, n'étaient point exagérés. Ce même auteur cite que dans un cas de spasme et de douleur extrême, il a appliqué sur la partie malade, et avec un plein succès, une solution de cyanure de potassium, à la dose de trois grains par once d'eau distillée.

Les anciens médecins ont beaucoup écrit sur l'emploi du froid dans la goutte ; au milieu de la foule des écrivains de cette époque, on distingue Floyer, Hamberg, Piesth, Marcard, Grannini, comme citant des succès obtenus par cette méthode ; il est probable qu'il y a eu erreur de la part de ces médecins ; qu'ils regardaient comme goutteuses des maladies qui n'étaient que des affections rhumatismales ; en effet, dans le rhumatisme qui est une maladie locale, le froid, comme topique, réussit très bien; mais dans la goutte, nous le considérons comme très nuisible, parce que nous l'avons employé quelquefois et avec de si mauvais résultats que nous avons été obligé de l'abandonner entièrement.

On conçoit par le simple raisonnement que cette méthode, dans cette maladie, doit être toujours nuisible : d'abord le moyen est toujours pénible et très désagréable au malade ; il supporte avec peine cette sensation vive; il est d'une si grande sensibilité qu'il le redoute par dessus tout, on peut dire qu'il a horreur du froid : c'est ce qui arrive de moins fâcheux après l'emploi de ce moyen; mais il peut survenir des lésions articulaires plus ou moins graves, des crampes, des rétractations difficiles à vaincre. La goutte, sur les articulations, n'étant qu'une affection symptomatique, il peut aussi en ré-

sultér des métastases redoutables qui peuvent devenir souvent mortelles.

Je me bornerai seulement à en citer un exemple bien frappant. Je voulus, chez un Monsieur qui
avait la goutte depuis plusieurs années , combattre
un gonflement articulaire du genou qui débutait avec
des douleurs assez vives et très peu de fièvre, par
des compresses trempées dans l'eau de mer froide.
Au bout de cinq ou six heures, les douleurs furent
calmées et les phénomènes inflammatoires arrêtés;
mais il se développa tout à coup des douleurs ai—
guës dans les deux reins, avec une fièvre violente,
une agitation excessive, des mouvements spasmodi-
ques dans toutes les parties du corps, et la suppression
totale des urines. Au moyen d'un traitement convenable et actif, ces néphrites aiguës cessèrent et le
malade, au bout de huit jours , se trouva dans un
état très satisfaisant, quand il ressentit tout à coup
sa douleur articulaire revenir avec plus d'intensité
encore que précédemment.

Les médecins modernes ont apprécié tous les inconvénients d'une résolution semblable, car il ne
leur est jamais venu dans l'idée d'employer ce moyen
dans la goutte ; ils ne l'ont pas négligé dans le
rhumatisme, les brûlures, les fièvres cérébrales, le
choléra, l'érysipèle, etc., et ils en ont obtenu de
brillants succès.   24

On a aussi donné des boissons à la glace, soit pour prévenir un accès de goutte, soit même pour le guérir, lorsqu'il était déjà commencé.

Vander Heyde dit positivement qu'il n'existe point de remèdes plus puissants. Rondelet, Vogel et Barthez disent qu'ils en ont vu de bons effets. Les cas particuliers où les boissons peuvent être utiles sont si rares, et si mal déterminés, qu'il faut attendre des observations plus exactes pour essayer des moyens que nous croyons devoir être souvent très pernicieux. Beaucoup de médecins qui se sont particulièrement occupés de cette maladie, Musgrave, entre autres, ne parlent que de leurs inconvénients; quant à nous, nous pensons qu'après les abus du coït, rien ne peut être plus nuisible à un goutteux que les boissons froides, les lotions froides, les bains froids, le froid atmosphérique.

Au commencement de la goutte articulaire aiguë, les dérivatifs sont peu employés; c'est dans la goutte chronique qu'ils deviennent plus nécessaires et de la plus grande utilité.

C'est à cette époque de la maladie que l'on rencontre fréquemment les métastases; il n'est pas rare de voir cette affection se transporter d'une articulation sur une autre et de là sur la vessie, les reins, les intestins, l'estomac, le cœur, les poumons, le cerveau. Voilà ce que les auteurs appellent la goutte remontée, la goutte viscérale; d'autres fois elle se présente avec des caractères tout-à-fait irréguliers; elle est mobile, fugace, aussi insaisissable dans son caractère que difficile à fixer et à guérir; son extrème mobilité la rend des plus dangereuses : c'est ce que l'on nomme la goutte cachée ou larvée.

On voit combien la gravité augmente quand cette maladie se déplace d'une articulation pour se porter sur un organe plus important. La métastase, sur un organe interne essentiel à la vie, peut s'y maintenir avec plus ou moins de tenacité ; quand elle est forte sur l'estomac, le cœur, les poumons, le cerveau, le malade ne tarde pas à succomber. Il est donc de la plus grande importance de tacher de ne point la laisser se fixer à l'état chronique sur ces organes, car la maladie peut se terminer par un épanchement séreux qui est ordinairement mortel. On voit aussi combien il est difficile, dans ces nombreuses et dangereuses complications, de pouvoir prescrire un traitement convenable; il faudrait présenter chaque cas en particulier et tenir compte encore de chaque individu, de toutes les circonstances qui sont indispensables pour indiquer le meilleur traitement à suivre. Ces complications se présentent à nous sous la forme inflammatoire ou névralgique, et c'est à la sagacité du médecin qu'il faut entièrement s'en rapporter pour le choix du traitement. Tout homme consciencieux sait très bien qu'il n'existe pas de médicaments antigoutteux proprement dits, les empiriques, seuls, moissonnent dans ce champ de mensonges et de déceptions. D'après ce que nous venons de dire, on s'aperçoit de suite de toute l'importance des dérivatifs et du rôle qu'ils doivent jouer dans le traitement de cette maladie; leur emploi est d'une très grande difficulté; bien employés, ils sont de la plus grande utilité ; mal administrés, ils peuvent devenir très nuisibles. Dans le choix des topiques et des divers autres moyens propres à opérer une dérivation, l'on doit toujours avoir égard aux causes qui ont occasioné la métastase, à l'organe affecté et aux complications.

Les saignées du col, du bras et des pieds sont souvent de puissants dérivatifs. Il en est de même des sangsues aux malléoles, à l'anus; dans certains cas, les purgatifs produisent de très bons effets ; le calomel surtout est un moyen fort recommandé et très recommandable par ses bons résultats. Les médecins anglais en font le plus grand cas.

Les ventouses sèches, les ventouses scarifiées,

les maniluves, les pédiluves simples avec de l'eau chaude, ou rendus excitants par la cendre, le muriate de soude, le vinaigre, la farine de moutarde, la moutarde pure sont de bons moyens dérivatifs. J'ai employé avec beaucoup de succès, les bains de pieds avec le sulfure de potasse et l'eau de mer naturelle qui peut se remplacer par une dissolution dans l'eau, du sel marin, de l'hydrochlorate de magnésie, l'hydrochlorate de chaux et du sulfate de soude.

Plusieurs médecins recommandent le bain de pieds suivant :

Prenez : eau chaude, q. s. pour un bain de pieds; acide hydrochlorique, acide nitrique, de chaque une cuillerée à bouche.

Mêlez très exactement, pour prendre dans un vase de bois.

Un des principaux bains de pieds qui a joui d'une grande célébrité et qui a fait la fortune de son auteur, est celui de Gondran. Ce bain jouit d'une assez grande activité; en voici la composition :

Prenez : acide hydrochlorique, quatre onces; huile de pétrole blanche, un gros. Mêlez en agitant la bouteille et jetez dans l'eau préparée pour le bain de pieds.

Un moyen que nous considérons comme un excellent dérivatif, parceque nous avons été plusieurs fois à même d'en constater les bons effets, c'est un bain d'enveloppes des extrémités inférieures ; on a soin pour le donner de se servir d'une couverture de laine neuve trempée dans une eau légèrement sinapisée et de faire en sorte qu'il se maintienne bien chaud pendant deux heures au moins. Les frictions sèches ou avec des liniments, des pommades irritantes, les vésicatoires, les cautères, les moxas, les sétons sont aussi considérés comme des dérivatifs très puissants.

Quand la goutte s'est déplacée d'une articulation pour se porter sur un organe interne, il devient de la plus grande importance de chercher à rappeler la maladie dans l'endroit qu'elle occupait primitivement ; mais on doit toujours le faire avec une certaine prudence et avoir soin de ne pas employer des topiques trop irritants sur des articulations déjà malades, car cela pourrait produire des effets très nuisibles. Toutes les fois que nous avons été obligé de le faire, nous nous sommes observé dans l'emploi de nos moyens et nous les avons surveillés avec la plus grande attention ; et quand nous avons été forcé d'agir avec les plus violents, nous avons toujours préféré le milieu des membres.

Pour irriter les régions articulaires dans l'intention d'y rappeler la goutte, on se sert le plus ordinairement des sinapismes, des cataplasmes alcoolisés; le cataplasme de Pradier comme dérivatif est un très bon moyen. Les frictions répétées sur les articulations avec le liniment ammoniacal simple produit de bons effets, ainsi que l'huile de croton tiglium et la teinture de cantharides.

Je recommande le liniment suivant :

Prenez : huile camphrée, une once; de camomille, une once ; alcool ammoniacal, une once ; dissolution d'acétate de morphine, une demi-once ; huile volatile de menthe poivrée , un gros. Mêlez avec soin.

Les douches de vapeur assez chaudes ont été aussi conseillées comme un moyen très bon, très énergique. Ceux qui nous ont toujours paru les meilleurs, ce sont ceux qui produisent la rubéfaction de la peau, telles que les ventouses scarifiées autour des articulations, les frictions avec la pommade stibiée, la pommade de Gondret, les vésicatoires. Quelquefois il devient de la plus grande importance d'entretenir pendant quelque temps un exutoire autour de l'articulation, soit un vésicatoire ou un cautère.

Dans plusieurs circonstances j'ai été obligé d'entretenir des exutoires, soit sur les lombes ou autour des articulations, et j'ai souvent été contrarié par les accidents qui survenaient par l'usage de certaines pommades épispastiques contenant des cantharides, ce qui m'a forcé d'en composer une suppurative excellente, qui n'a aucun des inconvénients que je viens de signaler et qui sont quelquefois très graves.

Prenez : axonge, deux onces ; garou, une once ; cire blanche, un gros ; poivre en grain, un demi gros ; laudanum liquide, quinze gouttes. Passez exactement.

Cette pommade entretient les vésicatoires et les cautères dans un bon état de suppuration, sans occasioner de douleur, et par son usage l'on évite tous les accidents graves qui surviennent sur les voies urinaires et les organes de la génération, comme cela arrive constamment quand on se sert des pommades qui sont faites avec des cantharides, et il est à remarquer que les meilleures en contiennent toujours, quoiqu'il soit censé ne pas y en avoir; mais à l'usage on n'est pas longtemps à s'apercevoir qu'il y en a beaucoup.

Nous avons démontré par nos observations com-

bien un bain tiède à une température de 25 à 30
degrés pouvait être utile aux goutteux, surtout au
début de cette maladie; il calme la douleur, l'inflammation et la fièvre ; mais c'est un moyen qu'il
ne faut pas prodiguer, car il aurait l'inconvénient
d'affaiblir considérablement le malade et de l'épuiser au point d'éprouver de grandes difficultés pour
rétablir ses forces ; ensuite il a encore d'autres
inconvénients, si on en fait usage fréquemment, c'est
de soustraire à la peau une grande partie de son
calorique et de rendre encore les malades plus
susceptibles au froid. Nous avons employé quelquefois avec avantage, lorsqu'il y a peu d'excitation, un
bain de lait et de son. Un bain trop chaud devient
excitant et peut avoir, dans certains cas, les plus
graves inconvénients. Les bains froids ont été con-
seillés par quelques médecins pour prévenir le retour de la goutte, je ne puis partager cette opinion :
mes observations m'ont prouvé qu'il n'y avait rien
de bon à en attendre et qu'il pouvait en résulter les
plus graves inconvénients. Le bain froid est trop excitant pendant son usage, le sang se porte en trop
grande quantité vers les organes intérieurs ; et dans
cette maladie dont les métastases se font si facilement et sont tant à craindre, ils ne peuvent être
que très nuisibles, surtout si après son emploi, la

réaction ne se fait pas. Généralement ces bains ne conviennent point à l'homme d'un certain âge, à celui qui est très irritable, et encore moins à celui qui est atteint de douleurs goutteuses, ni aux complications qui accompagnent presque toujours cette maladie.

Les bains alcalins et les solutions alcalines sont de bons moyens; ils ont été employés par plusieurs médecins, M. le docteur Turck dit en avoir retiré d'excellents effets.

Les bains sulfureux sont précieux dans le traitement de la goutte pris à une température ordinaire; ils produisent une excitation douce, légère et générale de la peau; ils déterminent un mouvement critique du centre à la circonférence; ils favorisent la transpiration, activent la circulation de la lymphe, calment le système nerveux : c'est un excellent moyen pour faire cesser la répartition inégale de la sensibilité et rétablir les fonctions de la peau ; il réussit parfaitement dans la goutte articulaire chronique : nous en avons obtenu des effets merveilleux. Voici les différentes formules des bains que nous avons l'habitude d'employer :

Bain alcalin.

Prenez : sous-carbonate de soude, quatre onces

à huit onces ; eau, huit voies. Je fais ajouter quelquefois, chez les individus fatigués, amidon, fécules de pommes de terre, gélatine ou colle de Flandre.

Bain sulfureux.

Prenez : sulfure de potasse, quatre onces, pour un bain ordinaire.

Autre bain sulfureux.

Prenez : eau, une livre ; sulfure de potasse, quatre onces ; acide muriatique, deux gros. Mêlez. Versez cette solution dans le bain.

Bain artificiel de Barèges.

Prenez : hydro-sulfate de soude cristallisé ; carbonate de soude cristallisé ; chlorure de soude cristallisé, de chaque deux onces ; eau privée d'air, une livre. Faites dissoudre les sels dans l'eau, passez et jetez dans le bain.

Bain sulfureux et gélatineux.

Prenez : sulfure de potasse, quatre onces ; eau commune, une livre. Versez dans cette solution : une livre de colle de Flandre dissoute dans une livre d'eau bouillante, et versez dans un bain.

J'ai toujours donné la préférence à ceux-ci, parce qu'ils sont moins irritants, ils agitent moins que les bains artificiels de Barèges ; la gélatine leur communique des qualités onctueuses et des vertus adoucissantes.

On ne doit se servir , pour ces bains, que d'une baignoire de bois ou de zinc.

Les eaux de Vichy ont été très préconisées pour la goutte, surtout dans ces derniers temps , et cependant elles sont d'une nature bien différente que les eaux de Barèges, dont nous avons constaté les heureux résultats. Celles-ci sont sulfureuses et les autres sont ferrugineuses et acidules. Ayant eu occasion d'envoyer une assez grande quantité de malades prendre les eaux de Vichy, voici ce que nous avons observé : Leur état gagne sensiblement , c'est-à-dire, que ceux qui sont atteints de trouble dans les fonctions digestives , d'inflammations chroniques des intestins , du foie , de la rate , des maladies des voies urinaires, de la gravelle, éprouvaient une amélioration notable ; tant qu'à l'action de ces eaux sur la goutte, sur les articulations malades depuis longtemps , elles ont moins d'action et d'influence que les eaux de Barèges. Tous les malades que j'ai vu revenir de Vichy n'ont point été épargnés de leurs accès à l'arrivée de la mauvaise saison. J'ai cherché à soutenir l'amélioration que ces malades éprouvaient en revenant de Vichy, par l'emploi des eaux artificielles ; voici quels ont

été les résultats que j'ai obtenus : en boisson elles
ont toujours produit d'excellents effets dans les inflammations chroniques des organes contenus dans
le ventre et sur les maladies des organes urinaires
et la gravelle ; en bains, chez les goutteux, dans
certains cas d'engorgements chroniques des articulations, j'ai été obligé de donner la préférence aux
eaux sulfureuses. Néanmoins, les eaux alcalines
jouissent d'une incontestable utilité dans les affections goutteuses. **M.** le docteur Petit, médecin attaché à l'établissement des eaux minérales de Vichy,
a publié dernièrement dans la *Gazette Médicale
de Paris*, des observations curieuses sur l'emploi de
ces eaux contre la goutte ; il dit que, dans certains
cas, il a obtenu un succès complet ; dans d'autres,
une guérison qui n'a pas été définitive, et quelquefois il a échoué complétement.

Eau artificielle de Vichy.

Prenez : carbonate de soude, un gros, cinquante-
quatre grains ; chlorure de sodium, un tiers de
grain ; chlorure de calcium, onze grains ; sulfate de
soude, six grains ; sulfate de magnésie, trois grains ;
sulfate de fer cristallisé, un tiers de grain ; eau
privée d'air, vingt onces ; gaz acide carbonique,
trois volumes et demi.

Faites une dissolution des sels à base de soude, une autre de sulfate de magnésie, une troisième de chlorure de calcium ; mélangez toutes ces liqueurs et chargez d'acide carbonique ; recevez l'eau gazeuse saline qui en résultera dans des bouteilles où vous aurez introduit du sulfate de fer dissous dans une petite quantité d'eau.

L'eau artificielle de Vichy diffère essentiellement de l'eau des sources naturelles par l'absence des matières organiques.

J'ai eu occasion d'employer plusieurs fois, chez les goutteux, les bains de mer naturels chauds dans le début de la goutte ; j'en ai éprouvé de très bons effets en ayant soin de ne les faire chauffer que de 25 à 28 degrés. Ils rougissent grandement la peau par les sels qu'ils contiennent, ils accélèrent fortement la circulation des vaisseaux lymphatiques, ils donnent du ton à chaque tissu organique, à chaque fonction ; c'est un puissant excitant de toute l'économie. Il m'est arrivé quelquefois d'être obligé d'y mettre un tiers d'eau de fontaine pour les rendre moins actifs. Dans les cas où j'en ai retiré de bons effets, c'est dans l'intervalle des accès de goutte chez les individus épuisés, fatigués, faibles, délicats, peu irritables, dont la peau est molle, lâche, les tissus flasques, dans un état d'inertie, chez ceux qui sont d'un tempéramment lymphatique, scrophuleux et rachitique. Sur les articulations malades, ils agissent comme résolutifs; mais lorsqu'elles sont malades depuis long-temps, ils ont peu d'action. Dans les villes où l'on est privé d'eau de la mer, on peut les remplacer par la préparation suivante :

Bain de mer factice.

Prenez : sel marin, une ou deux livres ; hydrochlorate de magnésie, huit onces ; hydrochlorate de chaux, une once; sulfate de soude, six onces ; colle de Flandre, une livre. Faites fondre dans une quantité suffisante d'eau, et versez dans le bain. Je fais ajouter de la colle de Flandre pour le rendre moins excitant.

En indiquant les moyens propres à rétablir les fonctions de la peau, je me suis occupé des bains de vapeur et des bains d'enveloppe.

Quelleque soit la nature des bains que l'on prescrit chez les goutteux, quels que soient les avantages que l'on compte en retirer, il y a des précautions indispensables à prendre, car sans cela le remède deviendrait plus nuisible qu'utile. L'on doit faire d'abord attention si la température est convenable; si l'atmosphère est agitée, chargée d'humidité, on fera bien de s'en abstenir. Il ne faut jamais les employer pendant un paroxisme, une rétrocession serait trop à craindre. On doit toujours, avant de se mettre dans un bain, s'assurer de la température au moyen d'un thermomètre; car lorsqu'il est pris trop chaud ou trop froid, il peut avoir de graves inconvénients ; il faut que l'appartement dans lequel on le prend , soit à une température convenable, afin que lorsque le malade en sortira il n'éprouve aucune sensation désagréable; il faut qu'il soit essuyé promptement avec des linges bien chauds, et faire en sorte que son lit soit assez chauffé pour que la peau n'éprouve pas de refroidissement.

6° Examinons certains phénomènes de la plus grande importance qui accompagnent presque toujours la goutte chronique, et certaines altérations qui en sont toujours la conséquence.

Le symptôme de la douleur, dans la goutte chronique, est d'autant plus pénible, qu'elle revient plus fréquemment, et qu'elle dure plus longtemps; et dans beaucoup de circonstances, elle se fait encore sentir avec une si grande acuité, que les malades ont de la peine à la supporter, ensuite elle se fait sentir dans plusieurs endroits de l'économie ; à cette époque de la maladie, c'est toute une vie de douleur. C'est de ce phénomène que le malade demande particulièrement à être délivré; et il y a des individus d'une susceptibilité tellement grande, que la plus petite douleur pour eux est très difficile à supporter, et il faut, dans l'impatience des malades, que le médecin trouve promptement des moyens qui puissent les calmer presque aussitôt.

Parmi ceux qui peuvent adoucir la douleur sans troubler les mouvements de la nature et sans nuire au malade, il faut mettre au premier rang les bains de vapeur auxquels on expose la partie affectée, les bains d'enveloppes; ces moyens procurent une transpiration abondante qui modère la douleur. Les fumigations produisent à peu près les mêmes résultats. Les fomentations narcotiques, l'immersion des jambes dans l'eau tiède suffisent quelquefois pour soulager; l'application des sangsues réitérée, les liniments opiacés, un moyen, par excellence, ce sont les vésicatoires volants et l'usage de l'hydrochlorate de morphine par la méthode endermique; j'ai vu des douleurs atroces cesser aussitôt son application et le malade éprouver du sommeil. Les opiacés employés à l'intérieur avec habileté produisent aussi des effets merveilleux pour calmer la douleur. Ce n'est que dans les moyens que je viens d'indiquer que l'on trouve la puissance de

faire cesser les différentes douleurs qui accablent ces
malheureux goutteux. Les moyens moraux ne doivent point être négligés, ils ont aussi une action
marquée sur la douleur goutteuse ; on a vu des malades éprouver du soulagement lorsqu'ils étaient
frappés par une conversation agréable, par un récit
qui les intéressait vivement, par la vue d'un objet
qui plaît, d'une personne chérie et aimée. Un moyen
très doux, très puissant chez les individus doués
d'une exquise sensibilité, et dont les anciens ont
connu toute la puissance, c'est la musique; on a vu,
par lui, la douleur diminuer et même disparaître.
J'ai connu un goutteux à qui le meilleur moment de la journée était celui où sa fille prenait sa
leçon de musique; et le soir, lorsqu'il souffrait et
qu'il présumait avoir une mauvaise nuit, il se faisait jouer quelque chose de mélodieux qui allait à
son âme, sa douleur se calmait et il s'endormait
très paisiblement ; ce moyen était tellement certain pour lui qu'il l'employait très fréquemment
et toujours avec succès. Barthez cite l'exemple d'un
individu qui était atteint depuis longtemps d'un lombago et dont les douleurs étaient extrêmes, et qui
étaient suspendues pendant tout le temps qu'il était
occupé à entendre de la musique. Les anciens ont
aussi dit que celui qui souffrait avec patience ses dou-

leurs éprouvait un grand soulagement ; il n'y a pas d'illusion en ceci et nous avons été à même, un très grand nombre de fois, de nous apercevoir de l'influence réelle de la patience sur la douleur, surtout chez les hommes dont le courage s'appuyait sur la religion. Le médecin ne doit donc négliger aucun des moyens tant physiques que moraux qui peuvent calmer la douleur du malade qui est confié à ses soins.

Dans un accès de goutte chronique, les fonctions digestives se dérangent fréquemment ; cet état est dû à une névralgie gastro-intestinale ou à une irritation des membranes muqueuses. Dans le premier, l'emploi des anti-spasmodiques devient utile, mais il faut avoir la précaution de ne pas les donner à trop fortes doses, car ils échauffent considérablement, et la constipation qui existe presque toujours et qui est une source de malaise continu augmenterait encore sous l'influence de ce moyen mal administré. Ces médicaments peuvent avoir aussi de très graves inconvénients chez certaines constitutions, particulièrement chez les personnes qui ont des dispositions aux congestions cérébrales. Dans ces troubles de l'estomac, j'ai employé avec succès les eaux artificielles de Vichy et de Seltz

J'ai été à même de voir plusieurs goutteux revenir de Vichy où ils avaient pris les eaux naturelles, et avoir éprouvé une amélioration notable dans leur état général, et particulièrement des voies digestives et urinaires. Si les symptômes dominants tiennent à une inflammation de la muqueuse digestive, il faut les combattre par les adoucissants, les émollients, la diète et quelques sangsues.

Des symptômes assez fâcheux, et très inquiétants parfois, existent très souvent chez les goutteux, et on ne saurait y attacher une trop grande importance : ce sont des palpitations du cœur ; elles sont quelquefois obscures et méconnues ; les malades ne s'en plaignent pas ordinairement : c'est une raison de plus pour que le médecin porte son attention sur cet organe ; car, dans le grand nombre de goutteux que nous avons été à même d'observer, nous avons toujours rencontré du trouble dans cette région, et le résultat de nos observations pathologiques, quoique peu nombreuses, nous a permis de constater que le cœur était réellement malade. Il n'y a pas de doute que, si ces palpitations étaient soignées dans le principe, on les guérirait parfaitement ; mais étant abandonnées à elles-mêmes, surtout dans la goutte où le cœur éprouve tant de secousses, elles finissent par dégénérer en maladie organique. Quand ces phénomènes sont simplement dus à un état nerveux, j'ai toujours réussi à les calmer par le régime lacté, les boissons calmantes, l'opium, la thridace, le sirop de digitale, les dérivatifs ; mais si ces phénomènes tiennent à un commencement d'affection organique du cœur, le traitement devient beaucoup plus difficile, car il faut avoir constamment égard à l'affection principale. Si le sujet est vigoureux, une petite saignée du bras est indispensable. Il faut nécessairement tenir compte de toutes les circonstances que nous avons indiquées, relativement à la saignée pour ces cas d'opportunité. Un moyen que j'ai employé assez souvent avec réussite, c'est une application de sangsues sur la région précordiale et en même temps sur l'épine dorsale, à l'endroit correspondant au cœur ; cette région est presque toujours le siége d'une douleur qui correspond à celle de l'organe affecté. Le régime devient indispensable et quelquefois rigoureux ; les dérivatifs, les diurétiques sont utiles, et il faut avoir recours aussi aux antispasmodiques les plus puissants, tels que la digitale pourprée, la thridace et l'opium employé sous diverses formes.

Les crampes qu'éprouvent certains goutteux sont souvent très multipliées et très douloureuses, et très difficiles à faire cesser. Quelquefois le changement de position peut suffire, j'ai vu des malades que l'on était obligé de faire sortir du lit, de les asseoir sur un canapé ou un fauteuil pour tâcher de leur procurer du soulagement. Un bandage circulaire, légèrement compressif autour des membres, suffit dans quelques cas, pour les faire cesser ; des frictions le long de la colonne vertébrale et sur les membres avec un liniment camphré et laudanisé ; enveloppez le malade dans des couvertures de laine très chaudes et trempées dans une décoction émolliente ; des ventouses sèches sur les membres sont d'excellents moyens. Un de ceux auxquels j'ai eu fréquemment recours et dont les résultats ont été heureux dans certaines circonstances, ce sont des ventouses sèches le long de la colonne épinière, et les demi-lavements laudanisés.

Il existe chez certains goutteux une très grande difficulté à bouger les membres, mais particulièrement les extrémités inférieures, et l'on attribue cela à de la paresse, de la nonchalance de la part des malades, et surtout à la crainte de faire revenir la douleur articulaire ; mais en examinant avec soin, on s'aperçoit que chez l'individu qui est atteint de la goutte depuis longtemps, qu'il existe une raideur tétanique dans les muscles, et qu'il existe aussi dans les téguments une diminution de la sensibilité qui est d'autant plus remarquable quand on la compare avec celle des extrémités supérieures. Ces phénomènes sont toujours fâcheux, parce qu'ils annoncent une altération ancienne et plus ou moins profonde du centre nerveux, du mouvement et de la sensibilité. J'ai cité déjà tous les moyens qu'il fallait employer pour agir sur l'irritation spinale aiguë ou chronique, dans ce cas, ce sont les mêmes, les sangsues, les ventouses, les liniments, les frictions avec la pommade stibiée, les vésicatoires, les moxas, les cautères, les sétons, etc.; il n'y aura seulement qu'à les continuer pendant plus longtemps en y associant des frictions sur les membres avec la teinture de cantharides, un liniment ammoniacal camphré ou d'autres déjà indiqués.

Voyons maintenant quelles sont les altérations résultant de la goutte articulaire chronique, et quels sont les moyens à employer dans ces cas. Malgré tous ceux qui ont été mis en usage à la suite de plusieurs accès de goutte articulaire, il n'est pas en leur puissance d'empêcher certaines dégénérescences d'arriver, tels que l'engorgement, l'empâtement et le gonflement œdemateux de cette partie. On conçoit très bien qu'il est très difficile de résoudre ces engorgements, puisqu'il a été impossible d'empêcher de revenir cette multitude d'accès qui en ont été la cause. Cependant nous allons indiquer les moyens qui réussissent le mieux dans de pareilles circonstances. Des frictions douces avec des flanelles imprégnées de liniments d'huiles aromatiques, un liniment ammoniacal camphré, laudanisé, des cataplasmes légèrement irritants, des fumigations de plantes aromatiques, particulièrement les bains de genièvre, de tabac, les bains d'enveloppes. Exposez le membre dans une étuve sèche que l'on construit facilement au moyen d'une lampe à esprit-de-vin et d'une couverture soutenue par des cerceaux, les solutions, les bains et les douches de Barèges ; les frictions mercurielles et les pommades iodurées. Je vais donner ici la formule de celle qui m'a réussi plusieurs fois à résoudre des engorgements chroniques de l'articulation du genou avec un commencement d'épanchement.

Proto-iodure de mercure un demi gros; axonge une once et demie; essence de menthe quinze gouttes.

Frictionner trois fois par jour et recouvrir simplement l'articulation d'une flanelle en double.

Quand ces moyens ne réussissent pas , il faut avoir recours aux vésicatoires volants, à la compression et aux cautères transcurents.

Les tumeurs albumino-gélatineuses sont vidées par un bistouri étroit , et une légère compression méthodique facilite l'écoulement du liquide et a encore l'avantage de déterminer l'oblitération de la cavité cellulaire qui le contenait.

Dans la tumeur goutteuse formée par une augmentation de synovie dans l'articulation, il faut avoir recours aux divers moyens que nous avons déjà indiqués pour les engorgements chroniques articulaires. Ceux sur lesquels nous recommandons particulièrement d'insister, sont : les frictions avec la pommade de proto-iodure de mercure, les vésicatoires volants , la compression , le cautère transcurent. Quand cette maladie a résisté à tous les moyens thérapeutiques dont je viens de parler, il reste une dernière ressource, c'est la ponction de la tumeur, pour évacuer le liquide épanché ; mais cette opération est loin d'être sans danger et ne peut être pratiquée que dans des circonstances exceptionnelles.

Les nodosités ou engorgements noueux des ligaments ou des tendons sont assez peu graves et méritent à peine de fixer l'attention du médecin , à moins qu'ils n'occasionent de la douleur , alors on emploie des cataplasmes narcotiques et des liniments avec l'huile de thérébentine pure, ou avec l'alcool.

Les kystes fibreux qui se forment autour des articulations, il suffit de les déchirer pour les guérir; on pratique aussi avec succès l'incision , l'excision et l'extirpation.

Quand la tumeur est décidément formée par un dépôt devenu concret , on peut essayer bien des moyens , mais il ne faut pas beaucoup y compter. Heureusement ces cas sont excessivement rares , et celui qui se trouve dans cet état est on ne peut plus malheureusement hypothéqué. Van-Swiéten dit avoir assez bien réussi à résoudre des tufs goutteux avec l'huile de thérébentine pénétrée des vapeurs de l'acide muriatique ; et employée en onctions. D'autres moyens analogues ont été encore proposés pour arriver aux mêmes résultats, et pour tâcher d'en obtenir la dissolution ; mais on conçoit combien il est difficile, pour ne pas dire impossible, d'en obtenir, soit la résolution, la résorption et la dissolution. Ce qu'il y a de plus rationel à faire dans cette malheureuse circonstance, c'est de chercher à en faciliter la sortie en aidant le travail de la nature, en préparant les parties pour cela, soit par des émollients, en les recouvrant de taffetas ciré, d'une peau de mouton, de cygne ; cela entretient une douce chaleur et une humidité constante qui soulage le malade, ramollit le tuf et en facilite leur expulsion. Lorsque ces parties ne sont point le siége d'une douleur, on peut employer des cataplasmes excitants. Quand les tufs ne sont pas très éloignés des téguments et qu'ils occasionent une vive douleur, on peut encore, au moyen d'une incision, en faciliter la sortie. Quand ces concrétions sont situées profondément, elles occasionent quelquefois des douleurs intolérables et continues, alors il faut avoir recours aux narcotiques les plus énergiques, et ces moyens ne réussissent pas toujours. Le seul moyen sur lequel on puisse compter dans ce cas, c'est l'hydroclorate de morphine pour la méthode endermique. J'ai vu plusieurs fois ce médicament faire cesser la douleur aussitôt qu'il avait été employé.

Les contractures des tendons, chez les goutteux, peuvent dépendre de l'état de l'articulation, ou bien de l'altération de la moelle épinière. Dans le premier cas, les moyens qui réussissent le mieux sont les topiques émollients, narcotiques, les embrocations huileuses, camphrées, laudanisées , les boissons diaphoritiques, la salsepareille, la bardane coupée avec le lait. J'ai donné des soins à un malade atteint de la goutte, qui était sujet à des contractures des tendons, des muscles extenseurs des orteils qui lui occasionaient des douleurs très vives dans les pieds et dans les jambes : des cataplasmes émollients arrosés de laudanum liquide et un bain d'enveloppe de la jambe tenu bien chaud pendant longtemps ont suffi pour faire cesser cette contracture bien douloureuse. Cet individu m'apprit qu'étant plus jeune, en se livrant au coït, ce phénomène lui était arrivé plusieurs fois, qu'il ne durait pas plus d'une à deux minutes, mais qu'il était fort douloureux. Quand la contracture dépend de la position dans laquelle le membre est resté pendant longtemps, il faut ajouter aux moyens que nous venons d'indiquer les lotions, les bains, les douches d'eaux sulfureuses de Barèges. Quand les contractures des tendons sont symptomatiques d'une altération de la moelle épinière, on conçoit qu'elles doivent être rebelles aux moyens qui ont été essayés dans ce cas. Ces symptômes n'arrivent

que quand la maladie est très ancienne et quand le
malade est gravement endommagé. Les bains d'enveloppe de tout le corps, les anti-spasmodiques à
l'intérieur et à l'extérieur, les frictions avec l'éther
sulfurique, la teinture de cantharides, les douches
d'eaux thermales, les ventouses sèches, les vésicatoires, les cautères, les moxas, les sétons à la région lombaire, voilà les moyens que l'on doit essayer, et qui peuvent réussir quelquefois, mais ces
cas sont excessivement rares.

Dans le traitement de la goutte que je viens de
décrire, je n'ai voulu m'occuper que des moyens
que j'ai employés et de ceux dont l'efficacité était
reconnue depuis longtemps par les médecins qui se
sont le plus occupés de l'étude et du traitement de
cette maladie. J'ai laissé dans le néant toute cette
foule de remèdes qui n'ont été vantés par leurs auteurs que pour exploiter la crédulité publique ; j'ai
cité seulement, parmi les remèdes secrets, ceux
qui ont été préconisés par les médecins qui en
avaient fait usage, et que l'expérience a consacrés
comme étant utiles.

7° Quand la goutte est devenue invétérée, qu'elle
a envahi toute l'économie, non seulement elle est in-

curable, mais le malade est condamné à toujours souffrir et à contempler sa désorganisation qui arrive de tous les côtés. Le médecin, à cette époque terrible de la maladie, devient forcément simple spectateur de toutes ces misères ; son art devient nul ; c'est en vain qu'il cherche, dans tous les moyens nombreux que nous avons indiqués, un remède qui puisse calmer les souffrances de son malade ; tous ses efforts deviennent inutiles ; il n'a plus qu'à se tenir en garde contre une de ces complications nombreuses qui viennent tout à coup terminer cette douloureuse et pénible existence.

TRAITEMENT HYGIÉNIQUE.

8° Nous terminons cet ouvrage par la partie la plus essentielle de la médecine, puisque c'est elle qui apprend à l'homme à conserver la santé, à prévenir et guérir les maladies ; comment se fait-il qu'à l'époque où nous vivons, s'apercevant tous les jours de la dégénération des races que l'on ne cherche point à y remédier ? Il nous semble que la chose est assez importante pour que l'on s'en occupe sérieusement, et les moyens nous paraissent très faciles. Nous pensons qu'il suffirait pour cela de professer, dans tous les colléges, un cours d'hygiène à la portée des jeunes gens qui vont finir leurs études et qui vont entrer dans le monde ; leur apprendre à se bien conduire est une chose sublime, c'est de la première nécessité; il y en a beaucoup qui ne commettent des fautes que parce qu'ils ne savent pas que cela peut leur être nuisible. Cette étude est donc de la plus grande importance, elle ne demande point de peine, il ne faut qu'écouter un professeur et tout ce qu'il vous dit sur votre conservation qui vous intéresse trop pour que cela ne reste pas gravé éternellement dans la mémoire. Cette étude est douce et agréable, elle ne peut être considérée que comme une distraction, un délassement. Ce que je dis ici peut s'appliquer aussi avec avantage à la classe ouvrière, et l'on ne doit rien négliger pour améliorer sa condition. Nous pensons que des cours publics d'hygiène, à leur portée, auraient l'avantage de leur apprendre à bien se conduire pour ne pas être malades et à jouir d'une bonne constitution, avantage immense, d'abord pour leur travail , pour l'augmentation de leur ressource , leur bien-être physique et moral, et une garantie pour la santé de leurs descendants. Par l'enseignement de l'hygiène, on leur apprendrait encore l'ordre, l'économie, l'amour du travail et la pratique de la vertu et de la religion. Je m'arrête, car j'irais beaucoup trop loin, et je sens que je m'écarte de mon sujet. Cependant je terminerai ces courtes réflexions en disant que c'est par l'enseignement de l'hygiène que l'on améliorera la classe du peuple et des races , et le pays en trouvera les plus grands avantages : pour son repos, son bonheur, sa grandeur et sa force. Les hommes d'États, qui gouvernent la France, devraient bien méditer cette idée, elle peut avoir les plus graves et les plus heureuses influences sur notre pays ; cela regarde particulièrement l'illustre savant que le roi des Français a si dignement choisi pour être à la tête de l'instruction publique.

De toutes les sciences, l'hygiène est la plus belle et la plus utile ; elle embrasse tout ce qui a de l'influence sur l'homme, on peut dire la nature entière et toutes les connaissances humaines ; toutes les sciences naturelles, tous les arts mécaniques ont pour objet la conservation de la santé. La morale fait aussi partie de l'hygiène, puisqu'elle démontre l'utilité de la plupart des vertus, puisqu'elle enseigne la tempérance, la modération dans les passions et surtout le calme de l'âme. Ainsi, tout ce qui peut entretenir la santé ou l'altérer est du ressort de cette importante branche de la médecine.

Chez les goutteux, les moyens hygiéniques demandent à être observés très régulièrement, car sans cela ils peuvent devenir presque tous des causes déterminantes qui aggravent la maladie en augmentant son intensité, ses accidents, ses retours, sa fréquence, et sans eux impossible de prétendre à une guérison complète. Combien y a-t-il de malades qui s'abandonnent à eux-mêmes et à tous les écarts de leur imagination, et qui se condamnent à une vie toute de douleur, plutôt que de la rendre supportable par une manière convenable de vivre, par des soins bien dirigés et employés avec persévérance. Passons donc en revue toutes les choses si essentielles à la conservation de la santé de ces malheureux malades.

ARTICLE PREMIER.

Air, saison, climat, habitation.

J'ai démontré, d'une manière bien évidente, que le froid et l'humidité ne pouvaient point être considérés comme causes occasionelles de la goutte ; mais nous avons dit aussi que le froid et l'humidité devaient être considérés comme les causes les plus propres, les plus actives à déterminer des accès de cette maladie. C'est presque toujours sous l'influence du froid et de l'humidité que les accès reparaissent. Voilà pourquoi elle est plus répandue et ses accès sont plus fréquents dans les pays froids que dans les pays chauds, et pourquoi elle paraît plus souvent dans l'hiver que dans l'été. Quelques auteurs qui ont considéré le froid comme la cause occasionelle de la goutte, ont appuyé cette opinion en disant que cette maladie ne se rencontrait pas dans les pays chauds, c'est une grande erreur. La goutte est très connue dans le midi de la France; en Espagne, en Portugal, en Italie, dans les Antilles, en Amérique seulement, elle est moins fréquente par rapport à son climat.

Nous avons démontré combien l'homme, qui est sous l'influence de la cause de la goutte, était devenu susceptible au froid; nous avons même ajouté que nous ne connaissions rien de plus nuisible à un goutteux après l'action du coït; cette vérité est tellement grande que le goutteux la sent très bien; examinez-le pendant l'hiver, il se renferme hermétiquement dans ses appartements; et il a soin de les tenir constamment chauds, et il évite de communiquer avec l'air extérieur, car il sent qu'il serait pris tout à coup. Cette manière d'agir n'est pas sans inconvénients, car se tenant constamment dans un état de chaleur élevé, il rend la peau tellement susceptible, qu'il devient encore plus impressionnable à l'action du froid.

On voit tous les jours des paroxismes arriver, pour ne pas s'être bien garanti du froid et de l'humidité. J'en ai bien vu se manifester aussi dans toutes les saisons et pendant les grandes chaleurs. Musgrave dit que le paroxisme d'automne est le plus cruel, celui du printemps le plus à désirer, celui d'hiver le plus dangereux, et celui d'été le plus léger. Cela est très vrai, mais on conçoit que cela peut être modifié par plusieurs circonstances.

Le goutteux doit donc prendre toutes les précautions possibles pour se préserver de l'humidité, du froid, du vent sec et froid, des brouillards humides et particulièrement des différents changements de température qui arrivent souvent dans la même journée sous l'influence des vents du nord et des vents d'ouest; enfin il aura soin de maintenir autant que possible le corps dans une chaleur modérée.

Le malade atteint de la goutte doit choisir une habitation exposée au midi, à l'abri des vents et de l'humidité; pendant l'hiver, ses appartements doivent être chauffés à une température douce et égale; il doit éviter soigneusement les transitions subites du sec à l'humide, du chaud au froid. Il y a beaucoup de gens riches qui vont habiter un climat chaud pendant la mauvaise saison, et qui se préservent ainsi de bien des souffrances; mais ce moyen n'est pas malheureusement à la disposition de tout le monde, il faut y suppléer autant que possible par les moyens que nous venons d'indiquer.

ARTICLE II.

Régime alimentaire et boissons.

C'est dans le régime, dans leur manière irrégulière de vivre, que les goutteux trouvent encore mille moyens pour aggraver leur position et accroître leur souffrance. Il semble qu'il ne reste plus aux goutteux que la jouissance de la table, car, en général, ils sont assez gourmands et gourmets, ce qui est probablement cause que certains médecins ont considéré la gourmandise comme la cause occasionelle de cette maladie. Comment se fait-il que notre instinct nous porte toujours à commettre le mal, des abus, et à nous éloigner le plus de ce qui peut contribuer à notre bien-être, de ce qui peut nous éviter autant de maux et prolonger notre existence? On cite l'histoire d'un médecin qui ayant été voir un de ses malades, le trouva mangeant une large tranche de jambon qu'il arrosait du meilleur vin. « Y pensez-vous? lui dit le docteur; rien n'est plus mauvais pour la goutte. — Cela peut être, répliqua le malade; mais c'est bon pour le goutteux » Obtenir un régime régulier d'un goutteux est une chose assez difficile.

Le choix des mets succulents et l'usage habituel

des substances animales, a été considéré par un grand nombre de médecins modernes comme la cause unique de la goutte. Bien que cette assertion ne soit point fondée, comme je crois l'avoir positivement démontré, il n'en est pas moins véritable qu'une vie toute animale, la bonne chair, les excès de table contribuent beaucoup à la maintenir, à l'étendre et à l'aggraver. Je rapporterai ici une observation frappante à l'appui de cette vérité. Je citerai deux intimes amis, à peu près du même âge, avec lesquels j'étais très lié, et dont j'étais le médecin ; l'un était gourmet et gourmand, il ne vivait que pour manger; l'autre très sobre, économe, même avare, ne mangeant que ce qu'il faut pour vivre : eh bien! le premier avait des accès de goutte fréquemment, et l'autre en avait un tout au plus une fois par an. Une grande quantité de médecins goutteux ont reconnu qu'il était de la plus grande importance d'observer un régime régulier, ou que sans cela les accès pouvaient revenir fréquemment. J'ai observé que les goutteux qui se soumettaient à un régime bien ordonné voyaient leurs paroxismes diminuer, et souvent venir à un état supportable. C'est un fait bien constaté, il faut que les goutteux s'astreignent à un régime régulier, mais moins sévère qu'on le suppose. C'est particulièrement au début de la goutte que le régime doit être d'une grande sévérité. Pendant un accès de goutte à l'état aigu, la diète la plus absolue est de rigueur, et quand l'on juge convenable de faire prendre des aliments au malade le régime lacté est ordinairement le meilleur. J'ai eu occasion d'en obtenir les excellents effets ; mais quand l'accès de goutte est terminé, il devient indispensable de le changer par des aliments plus succulents que l'on fait prendre d'abord en très petite quantité, et que l'on a soin d'augmenter insensiblement.

Entre les accès de goutte, l'homme qui est encore jeune, fort, pléthorique, doit s'observer davantage, il doit manger pour vivre et non pas vivre pour manger; il ne faut pas que son régime soit entièrement animal, il doit y mêler des légumes, du poisson. Il ne faut pas non plus que son régime soit seulement végétal, car il aurait aussi des inconvénients, surtout si le système digestif est habitué à une nourriture excitante. Je ne dirai pas comme ce médecin à son malade : des pois et des légumes, des légumes et des pois ; ce régime est par trop végétal, c'est ce que l'on appelle tomber dans les extrêmes ; un régime semblable affaiblirait trop, et ne serait ni sain ni convenable, sans tenir compte de ce qu'il serait insupportable. Si l'individu, au contraire, est maigre, faible, ayant peu de sang, peu d'énergie vitale, le régime animal est celui qui convient le mieux, tout ayant soin de le modérer.

Les goutteux, malades depuis longtemps, qui ont fréquemment des attaques pendant l'intervalle de leurs accès, sont tellement épuisés, qu'ils ont besoin d'un régime beaucoup plus nutritif, mais peu copieux, si toutefois les organes digestifs le permettent.

Le lait est une excellente nourriture et d'un très grand secours pour ceux qui ont les fonctions digestives affaiblies, troublées. Dans les convalescences et les maladies chroniques, j'ai eu fréquemment occasion de nourrir certains malades avec cet aliment, et je n'ai eu qu'à m'en louer. Il est éminemment adoucissant, il détend les parties irritées, calme et affaiblit la douleur. En l'associant aux différentes fécules, il fait encore un excellent aliment.

Les poissons bien frais, les légumes herbacés, les fruits bien mûrs, sont de très bons aliments.

Les malades que nous avons guéris de la goutte, nous leur avons permis de bien vivre sans excès, et ils s'en sont parfaitement trouvés. Le goutteux qui peut manger de la viande, il faut qu'il n'en prenne pas trop, et qu'il choisisse toujours celles qui sont blanches, parce qu'elles sont les plus faciles à digérer : le veau, le mouton, l'agneau, le poulet, le perdreau, et toujours de préférence les rôtis, car les ragoûts ne lui conviennent pas autant, et peuvent devenir nuisibles, si surtout ils sont épicés, ainsi que les viandes noires, azotées à un haut degré, comme le gibier, les viandes lourdes et salées. Il est une règle générale, c'est qu'il faut toujours que les aliments soient de bonne nature, frais, parfaitement cuits et jamais d'un goût relevé.

Il est certain que les auteurs qui ont avancé que la vie animale était la cause unique de la goutte, ont fait commettre des erreurs bien graves, car on est tombé dans l'extrème en disant qu'il fallait que toute la vie fut végétale. On ne peut pas nourrir un rachitique, un scrophuleux, un lymphatique, comme un homme fort et vigoureux, le régime d'un vieillard goutteux ne peut pas être le même que celui d'un homme dans la force de l'âge. On voit que pour la goutte, comme pour les autres maladies, il ne peut y avoir une règle hygiénique, générale, invariable. On doit la modifier suivant une foule de circonstances. Il arrive encore très souvent qu'un malade se trouve bien d'un régime pendant un certain temps, et dans un autre il ne lui convient plus. La bonne médecine doit permettre ou défendre, selon les lois conformes à la santé et au bien-être de l'économie.

Quant aux boissons, l'eau vineuse est celle qui convient le mieux. Les vins blancs ne conviennent point aux goutteux : ils sont généralement trop alcooliques, irritent les intestins et agacent le système nerveux ; les vins acides sont aussi très malfaisants. Les boissons fermentées, les alcooliques, les spiritueux, le café, les liqueurs sont généralement très nuisibles aux goutteux, en un mot, tout ce qui peut produire de l'excitation dans nos organes ; car, sous l'influence de semblables boissons, les accès reviennent plus fréquemment, sont plus violents et plus difficiles à calmer.

On reconnaîtra, à tout ce que nous venons de dire, la nécessité d'une vie régulière pour le goutteux, s'il veut diminuer ses souffrances, et surtout s'il desire obtenir sa guérison. Si, par malheur, il est amené à s'écarter quelquefois de la conduite qui lui est tracée, il faut qu'il revienne promptement aux conseils de la prudence, et qu'il ait toujours présent à l'idée qu'il ne faut pas réveiller la goutte endormie, car, quand elle se réveille, elle peut se manifester tout à coup avec des accidents graves et mortels. Les gourmets et les gourmands doivent donc renoncer aux fatales jouissances d'une cuisine recherchée, changer leur gastronomie en gastrosophie, et se rappeler constamment que l'estomac est le régulateur de la santé.

ARTICLE III.

Exercice.

La Fontaine a dit : « Goutte bien tracassée est, dit-on, à demi-pansée. » Telle est aussi l'opinion d'un grand nombre de médecins, et cet axiôme est devenu tellement populaire, que beaucoup de goutteux se forcent très souvent à faire de l'exercice beaucoup trop tôt, et cela leur devient nuisible. Il est important, pour que le malade puisse en retirer de bons effets, que l'engorgement des articulations soit peu considérable, et qu'il y ait absence de douleur ; car, sans cela, on voit tous les phénomènes de l'inflammation reprendre un caractère d'acuité : alors le malade est contraint de s'aliter de nouveau, et au lieu d'avancer sa guérison, il la retarde. Nous avons vu très souvent des goutteux qui, n'étant pas entièrement guéris, se laissaient aller aux mauvais conseils que des amis bienveillants leur donnaient, et qui, pour s'être livrés à la

promenade avant que la résolution de l'engorgement articulaire fût entiérement terminée, que la
douleur eût cessé et que l'articulation eût pris assez
de force pour supporter les mouvements et le poids
du corps, avaient été obligés de reprendre le lit.

Quand le malade est mieux, que l'articulation
est plus libre, qu'elle commence à exercer quelques mouvements sans une douleur trop vive, il
peut lui faire exécuter de temps en temps quelques
mouvements : ce léger exercice est très avantageux,
contribue à rétablir la circulation, accélère la résolution, fait cesser la raideur, donne de la force
à l'articulation et l'empêche de s'enkiloser ; mais
il y a souvent de l'inconvénient à vouloir mettre
trop tôt en pratique le vieux proverbe de « Goutte
bien tracassée est, dit-on, à demi-pansée. »

Dans l'intervalle des accès, l'exercice présente
aux goutteux des avantages précieux : il active la
circulation générale, maintient le sang et la chaleur à la surface du corps, donne de l'activité à la
peau, entretient une douce transpiration, facilite
les digestions et empêche les articulations affectées
de se raidir, et de perdre insensiblement leurs mouvements. J'ai vu une grande quantité de goutteux
se séquestrer et se refuser à faire de l'exercice, dans
la crainte de faire revenir des douleurs qu'ils re-

doutaient, et leur santé ne pas tarder à s'en trouver gravement altérée ; d'autres, qui cédant à de
sages avis, finirent par se livrer à des promenades
modérées, et ne tardèrent point à en éprouver de
salutaires effets.

Plusieurs médecins, qui ont écrit sur cette maladie, citent des observations de goutteux qui ont
obtenu de l'amélioration d'un exercice régulier,
convenable et soutenu. M. le docteur Guilbert raconte l'histoire d'un goutteux qui s'astreignit, dit-
on, pendant plusieurs années, à partir tous les jours
de Passy pour aller régler sa montre au cadran des
Tuileries, et qui se trouva parfaitement de l'influence de cette promenade.

Quand il est impossible de marcher, il faut, en
attendant, aller en voiture ; cet exercice passif vaut
cent fois mieux que l'état sédentaire. Chez les malades perclus, il faut remplacer le mouvement général par le mouvement partiel, car l'immobilité
absolue ne tarderait pas à produire des enkiloses.

ARTICLE IV.

Habillement.

Nous avons vu que le froid et l'humidité étaient
on ne peut plus redoutables aux goutteux ; que

c'était une cause déterminante des plus puissantes. Un des meilleurs moyens de défendre la peau des variations et des impressions fâcheuses des vicissitudes atmosphériques, c'est de se couvrir de vêtements bien secs, doux, légers et chauds ; les vêtements confectionnés avec de la ouate, des fourrures, conviennent beaucoup pour cela ; la ouate est douce, chaude, légère ; la fourrure réunit l'élégance et la richesse. C'est un excellent défensif du système cutané; mais le tissu par excellence pour préserver le corps des injures du temps, c'est la flanelle.

Les avantages de la flanelle sont précieux dans nos climats, mais c'est surtout en Angleterre, dont le ciel est toujours brumeux, humide, la température froide, continuellement variable, que l'on sait apprécier l'utilité de ce tissu ; aussi est-il adopté généralement par toutes les classes de la société. La flanelle préserve des rhumatismes, des névralgies, des douleurs anomales et de biens d'autres maladies. Elle maintient la chaleur du corps dans des proportions égales; son tissu est peu épais, et ne fatigue nullement par son poids. La couche atmosphérique, immédiatement en contact avec le corps, ne se dissipant alors que très difficilement, la peau se trouve ainsi défendue de toutes les influences extérieures.

La flanelle jouit de propriétés bien précieuses : les ramifications nombreuses dont son tissu est formé produisent sur le corps une sorte de titillation, que son simple contact suffit pour faire naître, et que le frottement entretient. Cette titillation peut, pour ses effets, être assimilée à une friction douce et légère, mais continue; c'est une action spéciale qu'elle exerce sur la peau et qui tend à entretenir et régulariser les fonctions de cet organe; on voit combien les qualités de ce tissu sont grandes et de quelle importance il est pour la personne atteinte de la goutte.

Elle possède encore une excellente qualité, c'est d'absorber promptement la sueur ce qui maintient le corps à une température plus égale en ne permettant pas à l'eau qui résulte de la transpiration, de s'évaporer aussi rapidement, ni de perdre aussi promptement sa chaleur.

Voilà assurément bien des qualités précieuses réunies. Aussi les médecins et les personnes qui en font continuellement usage, trouveront qu'il n'y a rien d'exagéré dans les expressions poétiques de Shakespeare, qui dit avec tant de raison : il y a dans ce vêtement des qualités divines.

Mais à côté des nombreux et grands avantages que nous venons de citer, il se trouve aussi quelques inconvénients ; l'usage de la laine nécessite la plus grande propreté, parce que les matériaux qu'entraînent la transpiration, arrêtés à la surface de la peau et s'y accumulant, déterminent bientôt son altération qui deviendrait nuisible à la santé ; aussi les personnes qui en font usage doivent-elles avoir le soin de se laver le corps et de changer fréquemment le tissu laineux qui sert à les couvrir, en prenant toutes les précautions nécessaires pour éviter d'attraper du froid.

La titillation qu'occasione la flanelle appliquée sur le corps de certaines personnes qui ont la peau susceptible, est tellement insupportable qu'il leur est impossible de conserver ce vêtement ; dans ce cas il faut essayer de leur faire adopter un tissu de flanelle qni sera en rapport avec la délicatesse de la peau, et peu à peu elles finiront par s'y habituer.

Quand un malade est atteint de la goutte, il doit donc se couvrir de flanelle, et il ne doit plus la quitter sans craindre les plus graves accidents, même pendant la belle saison, car dans notre pays, au milieu de l'été, nous avons souvent des jours qui offrent, dans les vingt-quatre heures, des températures bien différentes, au point qu'il est très difficile aux personnes qui jouissent d'une excellente santé, de ne pas en ressentir une désagréable influence. Il ne devra l'abandonner qu'après une guérison complète et en prenant encore les plus grandes précautions.

Chez les goutteux , le refroidissement des pieds détermine presque subitement de l'engourdissement et de la douleur, plus particulièrement dans ces parties : aux genoux, à la vessie, aux reins et à la moelle épinière lombaire, et dans les différentes parties du corps. On voit combien cela peut leur devenir pernicieux ; cela est tellement vrai que d'habiles médecins ont prétendu que le froid des pieds pouvait seul occasioner la goutte. On sait que nous sommes loin de partager cette opinion , mais aussi nons dirons qu'il est difficile de trouver quelque chose qui leur soit plus nuisible, ainsi l'on voit combien la chaussure des goutteux devient importante. Il doit constamment porter des bas de laine qui seront changés très souvent pour éviter la malpropreté qui aurait des inconvénients. Sa chaussure doit être facile , de cuir souple , capable de céder sans efforts à tous les mouvements du pied ; elle ne doit point exercer de compression douloureuse, et pour la forme accommodée à celle des pieds, c'est-à-dire, arrondie du bout ; elle doit être imperméable autant que possible.

Le lit du goutteux doit être placé dans une chambre très gaie; il doit être chaud, sans être trop mou; il faut se couvrir un peu plus la nuit que le jour; car, pendant le sommeil, la circulation se ralentit de la circonférence au centre: le corps est au repos, il n'est plus excité comme dans la journée; la peau se refroidit avec une plus grande facilité : il faut que les extrémités y soient toujours tenues chaudement.

ART. V.

Des frictions, des onctions, du massage.

Si l'on jette un regard sur ce que les plus anciens médecins ont écrit sur la diétitique, il est facile de se convaincre du grand cas qu'ils faisaient de l'usage des frictions; ils leur accordaient une foule innombrable de propriétés. Suivant le rapport de Suétone, c'est à leur usage que l'empereur Vespasien dut la conservation de sa santé.

La gymnastique, qui eut une si grande influence sur les mœurs, les habitudes des Grecs, les frictions furent regardées par eux comme une des parties les plus essentielles de la médecine.

Partout on voit que les anciens ne négligeaient

pas plus la santé du corps que l'éducation morale; ils avaient singulièrement perfectionné l'art de frictionner le corps. Je ne sais pourquoi ces moyens sont totalement tombés dans l'oubli; cependant, il n'existe pas de moyens plus propres à rendre à la peau son énergie, sa souplesse, sa chaleur, sa propriété perspiratoire, sa sensibilité; enfin, à ranimer constamment la circulation capillaire, à entretenir, à la périphérie du corps, ces mouvements excentriques si favorables à la santé et à l'équilibre des fonctions.

Ce puissant révulsif convient spécialement aux goutteux; employé avec méthode, ils en retireront de très grands avantages.

Ce moyen est bien simple à pratiquer; on peut opérer avec une flanelle sèche, ou avec une brosse dont on proportionne la douceur et la dureté aux effets que l'on veut produire et à la délicatesse de la peau; il faut la faire le matin en se levant ou le soir avant de s'endormir : les parties qu'il importe le plus de frictionner, ce sont : les épaules, les bras, tout le dos, le long de l'épine et les extrémités inférieures; les frictions doivent-être faites rapidement et toujours dans la direction des poils; il faut cependant les continuer assez longtemps pour faire rougir légèrement la surface cutanée et s'arrêter, si la sensibilité de la peau devenait douloureuse. Il faut que ce moyen soit pratiqué par une personne intelligente, et surtout prendre toutes les précautions possibles pour éviter d'attraper du froid pendant cette opération.

Les frictions conviennent particulièrement chez les individus faibles dont la peau est molle et peu perspirable ; chez les hommes d'un tempéramment lymphatique et les vieillards débiles, et chez ceux dont la peau est sèche, flasque et infiltrée de sérosité ; elles sont aussi plus utiles, lorsque le temps est froid et humide, que dans les saisons chaudes et sèches, et surtout si le malade mène une vie sédentaire.

Les onctions étaient d'un très grand usage chez les Grecs, et les Romains, à leur imitation, les ont adoptées jusque dans leurs gymnases. L'expression, oint du Seigneur, annonce assez le haut degré d'importance et de considération que le peuple juif attachait aux onctions ; ils avaient l'habitude d'oindre les mourants et les morts : c'est l'extrème-onction, la dernière onction conservée comme allégorie religieuse. Les plus anciens médecins s'étendent longuement sur les bons effets des onctions, et il y en a qui vont jusqu'à leur attribuer la vertu de prolonger la vie. Ce sont surtout les Romains qui en faisaient le plus d'usage dans chaque gymnase ; il y avait un lieu séparé que l'on nommait Olœothésium, Alipterion ou Unctuarium, dans lequel on allait se faire oindre avant ou après les exercices auxquels ils avaient l'habitude de se livrer. Ce moyen hygiénique convient beaucoup pour donner de la souplesse aux articulations et diminuer la raideur des membres. En thérapeutique, ce moyen est fréquemment employé et avec succès contre les attrophies, la raideur des membres, les engorgements articulaires, les ankiloses commençantes, et les médicaments plus ou moins composés dont on se sert pour faire des onctions, ont reçu le nom de liniment.

Si l'on devait juger de l'importance et de la bonté d'un usage par la manière dont il est répandu, le massement serait un de ceux dont les propriétés salutaires seraient le moins contestées. Depuis les frontières de la Chine jusqu'au sol de la Grèce ; depuis les plaines glacées de la Russie jusqu'aux sables brûlants de l'Egypte, l'on trouve cette coutume établie. On commence en France à en faire usage ; mais elle n'obtient aucun succès, parce qu'elle est exercée par des personnes peu ntelligentes, et l'art de masser peut avoir les plus graves inconvénients, lorsque ce moyen est confié à des individus qui n'en ont aucune idée.

Le massage simple, pratiqué doucement, convenablement, jouit des mêmes propriétés que les frictions; mais il faut l'avouer, ce ne sont pas ces mêmes avantages hygiéniques que l'on recherche dans ce moyen, ce sont les sensations voluptueuses qu'il procure. Les personnes qui les ont éprouvées disent qu'on ne peut se faire une idée du plaisir que l'on ressent; c'est un bien-être qui donne à l'existence un charme tout nouveau, inexprimable : les impressions sont tellement vives qu'on se figure les sentir pour la première fois; il semble que l'on recommence à vivre. Il n'est pas étonnant que ces pratiques exercent une puissante influence sur le cerveau et la moelle épinière, et qu'elles vous fassent éprouver autant de bonheur, une douce gaîté et de l'extase; après ces émotions toutes voluptueuses, il arrive de l'abattement, de la tristesse, de la mélancolie, du découragement, une énervation générale; on voit de suite combien cette méthode peut produire l'ébranlement de toute la machine et occasioner des maladies nerveuses; et, d'après tout ce que nous avons dit, combien elle peut être pernicieuse aux goutteux.

ARTICLE VI.

Bains prophylactiques.

Les bains, en général, conviennent beaucoup aux goutteux, mais pour qu'ils produisent de bons effets, il faut qu'ils soient pris convenablement. Le bain d'eau chaude de 20 à 26 degrés est essentiellement celui qui convient le mieux; il tempère la chaleur, la fièvre, il calme la douleur et le système nerveux. Il assouplit la peau, la nettoye et facilite la transpiration, il fait cesser les démangeaisons. Il rend les mouvements faciles, il repose les membres fatigués, prédispose au sommeil en modérant la circulation, en tempérant l'ardeur des sens et l'activité du cerveau; il est particulièrement très précieux pour les personnes irritables.

On voit d'après cela tout le bien que l'on peut retirer des bains chez les goutteux; mais à côté de tous ces avantages, il y a aussi de très graves inconvénients; si le malade ne prend pas toutes les précautions indispensables qu'exige l'emploi de ce moyen: un bain trop froid ou trop chaud, si le malade, en sortant de son bain, ne se couvre pas suffisamment, si son lit et son appartement ne sont pas chauffés, enfin si, en sortant de son bain, il s'expose à une température différente et qu'il attrape du froid , peut occasioner de graves accidents. En général les malades prennent très mal leurs bains, aussi il en résulte presque toujours des effets fâcheux. Ce moyen excellent a aussi le grave inconvénient de soustraire une grande partie du calorique de la peau, ce qui rend les goutteux plus sensibles au froid, et qui fait que beaucoup d'entre eux ont horreur de l'eau.

ARTICLE VII.

Sécrétions et excrétions.

Ce point d'hygiène est d'une très grande importance ; nous avons vu combien il est nécessaire que toutes les sécrétions se fassent parfaitement , surtout les sécrétions de la peau , puisque ces irrégularités ont été considérées par un très grand nombre de médecins , comme cause spéciale de la goutte. Il ne faut donc rien négliger des moyens propres à favoriser les fonctions de la peau, et faire en sorte que la transpiration ne soit ni altérée, ni troublée, et surtout d'une manière subite. De tout ce que nous avons dit relativement à la transpiration , il ne faudrait pas conclure qu'il soit nécessaire que

le corps soit couvert de manière à entretenir la
peau dans un état permanent de transpiration ; on
concevra facilement que cet état habituel affaiblirait par trop les malades : il aurait les plus graves
inconvénients et il ne faudrait qu'un seul instant d ;
négligence pour produire des accidents. Le ventre
doit être maintenu libre, il faut régulariser le cours
des matières fécales ; la constipation , si commune
dans cette maladie, est souvent la cause d'accidents
très graves. Il faut aussi favoriser l'écoulement
des urines.

ARTICLE VIII.

Veille, insomnie et sommeil.

Si les veilles prolongées sont nuisibles aux individus dont la constitution est bonne et en pleine
santé, à plus forte raison doivent-elle l'être aux
goutteux, surtout âgés. On ne saurait s'en étonner,
si l'on réfléchit que ce n'est que par l'activité de la
circulation que la veille se maintient et que cette
activité augmentant à mesure que la veille se prolonge, le malade se sent fatigué, brisé, son système
nerveux devient plus irritable, la chaleur augmente, l'échauffement devient général ; il se déclare
un petit mouvement fébrile. La transpiration et les

urines participent nécessairement à ce trouble, et voilà des circonstances bien propres à faire revenir des accès, et bien heureux encore quand il n'en résulte pas des accidents plus graves ; car rien ne prédispose plus aux inflammations générales, et particulièrement aux inflammations du cerveau : on a vu, dans les temps de barbarie, ce moyen employé comme supplice, et des malheureux périr au milieu du délire que cet état avait occasioné.

Les veilles prolongées abrègent beaucoup l'existence, occasionent des névroses et prédisposent aux attaques d'apoplexie.

L'insommie est une des choses les plus terribles chez les goutteux et des plus communes. Les causes qui l'occasionent sont si fréquentes, si nombreuses, qu'il faudrait parcourir le domaine de la pathologie entière. Je vais me borner à citer celles qui sont les plus ordinaires : parmi les premières, je placerai les douleurs locales, l'agitation, la fièvre, les démangeaisons de la peau, les crampes, tous les phénomènes nerveux, quelques idiosyncrasies particulières, des aliments pris en trop grande quantité peu de temps avant le sommeil, une digestion pénible, troublée, l'ingestion de certaines substances excitantes qui agitent le cœur, excitent le cerveau et le maintiennent à l'état de veille; la rétention d'urine on de matières fécales, les passions très vives, les affections morales: l'avare, les ambitieux dorment peu. Voltaire a dit que le tyran ne dormait jamais. Parmi toutes ces causes, il y en a qui ne sont que passagères et qui ne demandent aucun soin : l'insommie rébelle est toujours symptômatique ; c'est au médecin à chercher à en découvrir la cause, pour la combattre promptement et avec succès.

Un sommeil doux, tranquille, et dont la durée est renfermée dans des bornes modérées, est avantageux et utile aux malades ; c'est surtout dans les maladies douloureuses comme la goutte qu'il produit de bons effets. A la suite d'une crise violente, quand il arrive, il calme l'irritation, il modère l'intensité de la douleur ; on le connaît par ses effets salutaires, c'est un beaume qui se répand doucement sur tous nos organes pour leur donner le repos dont ils avaient besoin. Le sommeil trop prolongé est bien loin d'avoir pour les goutteux autant de danger que les veilles excessives ; mais il n'est pas aussi sans avoir des inconvénients ; il exerce sur l'économie animale une action débilitante ; mais aucun organe ne reçoit plus directement cette influence fâcheuse que le cerveau. Un sommeil lourd, très profond c'est l'image de l'apoplexie et n'en est pas fort éloigné : le sommeil

que les malades font le jour, et qui est connu sous
le nom de méridienne en France, et de siesta en
Espagne, est très nuisible aux goutteux, et trouble
le sommeil des nuits : il rend le corps lourd, l'esprit lent et paresseux, et toutes les parties du
corps tombent dans une sorte d'inertie. Le sommeil
du goutteux doit être dans un juste rapport avec
les besoins de sa constitution et de ses habitudes.

ARTICLE IX.

*Affections morales, passions, travaux et contention
d'esprit.*

En étudiant la goutte, nous n'avons été préoc-
cupés que d'une seule idée, c'était de nous éclairer,
de tâcher d'arriver à quelque chose de plus positif
pour nous rendre le traitement de cette maladie plus
facile, nous avons laissé de côté toutes espèces de
préjugés comme les idées systématiques. Nous avons
vu, en étudiant ces phénomènes les uns après les
autres, qu'ils étaient d'abord tous nerveux ; plus
tard, quand cette maladie se présenta avec des caractères inflammatoires: eh bien ! nous nous sommes encore aperçus que ces inflammations n'étaient
point franches, qu'elles avaient un caractère particulier qui permettait de les distinguer facilement

des rhumatismes, et que la plupart des phénomènes importants que l'on remarquait pendant la longue carrière que parcourt ordinairement cette affection, appartiennent encore plutôt aux névralgies qu'aux inflammations. Je citerai seulement ici
la goutte cachée ou larvée des auteurs, et la goutte
nerveuse. N'avons-nous pas été, le scalpel à la main,
pénétrer dans toutes les profondeurs de l'économie, et parmi le grand nombre de lésions, n'avons-
nous pas trouvé le système nerveux profondément
altéré. La cause que nous attribuons à la goutte,
n'est-elle pas aussi la plus capable de produire ces
lésions, ces troubles, et d'augmenter la susceptibilité nerveuse des individus, et d'énerver toute leur
constitution. Voilà des causes bien nombreuses, et
beaucoup plus que suffisantes pour expliquer pourquoi le système nerveux, des goutteux, est si mobile, si actif, pourquoi ils sont si irritables et tant
irrités. Aussi, il y a-t-il rien de plus commun que
de voir des paroxismes de cette affection reparaître ou cesser brusquement sous l'influence d'une
émotion quelconque. Le célèbre Linné, atteint d'une
violente attaque de goutte, en fut tout à coup délivré à l'aspect des trésors de botanique que son dis-
ciple Kalm apportait du Canada. Nous avons vu l'influence de la musique sur certains goutteux, elle

produit des effets merveilleux, elle calme la douleur, et assoupit le malade. On a vu des accès de goutte guérir quand le tonnerre grondait et quand la foudre éclatait. L'histoire nous apprend que le grand Condé se trouvait guéri presque subitement de son accès, lorsqu'il était sur le point de livrer bataille. On conçoit, d'après ce que je viens de dire de la susceptibilité des goutteux, combien ces exemples doivent être nombreux. Je pourrais en citer un bien plus grand nombre, mais je pense que cela serait de la plus grande inutilité. Je ferai seulement une remarque que je considère comme très importante, c'est qu'il ne se passe jamais rien de semblable dans les autres maladies, et surtout chez celles qui sont purement inflammatoires.

Les impressions, les émotions, les affections morales, ne produisent pas toujours les effets dont je viens de parler : le plus ordinairement ce sont des accidents qui sont quelquefois fort graves. J'ai vu peu les affections morales déterminer des accès de goutte ; mais je les ai vu porter des troubles dans l'économie et déranger plusieurs fonctions particulièrement la transpiration, les voies urinaires, la circulation et les digestions. J'ai vu un goutteux qui avait éprouvé un chagrin si violent à la suite de la mort de sa femme, qu'il en éprouva des palpitations de cœur, de l'oppression, et une si grande difficulté de respirer, que ses jours furent en danger pendant longtemps ; car ces phénomènes furent très difficiles à calmer, le temps fut d'un très grand secours et un des meilleurs remèdes. J'ai vu fréquemment les digestions se troubler chez les goutteux, à la suite d'une émotion plus ou moins vive, et je les ai vu se déranger considérablement à la suite d'une fâcheuse nouvelle ; c'est particulièrement sur le système nerveux que les affections morales portent leur action. J'ai connu un brave officier de marine qui était goutteux depuis longtemps, qui conçut un si violent chagrin d'avoir été mis à la retraite, que peu de temps après il devint paralytique de tout le côté gauche. J'ai été à même de voir plusieurs exemples de ce genre. Le célèbre Fréron mourut d'une goutte remontée, en apprenant qu'on lui avait retiré le privilége de ses feuilles.

On trouve dans les auteurs des exemples de goutteux qui ont été frappés d'apoplexie à la suite d'impressions morales vives. C'est pendant les secousses politiques qui ont eu lieu en France à différentes époques, que l'on a été à même de voir de fréquents exemples des effets fâcheux des affections morales vives sur les goutteux. La plus petite émotion produit chez ces malades du trouble dans le système nerveux et circulatoire qui désordonne les fonctions organiques, et qui peut avoir les conséquences les plus funestes. J'en dirai autant des choses qui peuvent vous être les plus agréables : on a vu un plaisir trop vif occasioner la mort; Sophocle mourut de plaisir en recevant le prix de sa tragédie; Léon X eut le même sort en apprenant une nouvelle fatale à la France. On voit combien il est important d'éloigner de ces malades tout ce qui peut leur produire la plus petite sensation ; il faut les entourer d'affections douces, et faire en sorte que l'âme soit toujours dans le calme le plus parfait et la plénitude de ses facultés.

Le vieux podagre est ordinairement un vieux grondeur; il a le système nerveux singulièrement irrité, ajoutez à cela le mal qu'il éprouve par la maladie qui réagit à son tour d'une manière énergique sur son moral et influence son caractère au point de le rendre peu aimable : il est ordinairement inquiet, triste, morose, sombre, inégal, maussade, quinteux, irritable, n'aimant pas la controverse ; tout l'ennuie, le blesse et le fatigue. Quelquefois il se livre à des emportements de colère, il jure sans cesse, il devient furieux, il maudit son existence. On conçoit que tous ces emportements ne sont pas sans avoir les plus graves inconvénients dans un accès de goutte ; aussi, il est bien important que les personnes chargées de donner des soins à un goutteux l'entourent de douceur, de soins assidus, de prévenances de toutes espèces, elles doivent aller constamment au-devant de tous ses desirs, et éviter toutes les circonstances qui pourraient le contrarier ou le désobliger, faire tout pour le rendre aimable, en être aimé, et capter entièrement sa confiance.

Après un accès de goutte, il y en a qui deviennent aimables ; ensuite on en trouve quelques-uns qui ont assez de force de caractère pour supporter le mal avec courage et résignation , et qui savent se passer et s'accommoder de tout.

Le grand Condé n'était jamais plus spirituellement aimable, ne parlait jamais mieux que lorsqu'il avait la goutte; et l'on a dit de Charles-Quint qu'il faisait asseoir avec lui, sur le même char, la goutte et la victoire.

Celui qui possède une semblable philosophie trouve un grand soulagement à ses maux. Les anciens l'ont bien dit avec raison : la patience est un bon remède pour la douleur. Avouons qu'il n'est pas toujours au pouvoir du malade d'être maître de ses sensations. Mais dans quelques circonstances, avec de la bonne volonté, l'amour de Dieu et la religion, peu à peu on arrive à ce degré si désirable de constance morale qui vous fait supporter avec calme les plus grands maux.

Le vrai sage est celui qui sait se rendre maître de ses passions. Le grand auteur de *Télémaque*, s'étant un jour mis en colère contre un homme qui lui céda, rougit de sa faiblesse, prit la ferme résolution de ne plus obéir à ce sentiment; il y fut fidèle. L'antiquité nous offre d'admirables exemples de modération : Socrate, Aristide, Démocrite, Caton, Auguste, Titus; ils savaient dompter leur colère et pardonner l'offense. Quel immense avantage n'avaient-ils pas sur les autres hommes ! Mais si l'amour de la vertu ne nous suffit pas pour nous faire détester la colère, que ce soit au moins l'intérêt de notre santé et de notre conservation. Voici comment Plutarque s'exprime dans ses œuvres morales pour se préserver d'une des plus violentes passions humaines : « Comparant mon âme, dit-il, avec celle des anciens sages, et jugeant que je ne leur cédais pas en amour pour Dieu, je me suis d'abord prescrit de passer quelques jours sans me mettre en colère; j'ai ensuite étendu cette abstinence à un mois ou deux ; et après m'être ainsi éprouvé peu à peu moi-même, j'ai reconnu que j'avais fait de grands progrès dans la patience.

J'ai appris à me contenir, à ne parler qu'avec douceur, à veiller sur moi-même avec tant de soin qu'il ne m'échappât aucune parole d'humeur, aucune action injuste, et je suis enfin parvenu à réprimer une passion qui vous fait acheter un plaisir ingrat et léger par des troubles violents et un honteux repentir. »

L'influence immense des passions sur l'économie animale ne saurait être contestée, les exemples funestes en sont malheureusement trop nombreux. On voit de suite chez le goutteux, les inconvénients qu'elles peuvent avoir, il en est une surtout qui est des plus redoutables, j'en ai cité bien des exemples, je pourrai les multiplier encore. Mais je me bornerai à dire seulement que je ne connais rien de plus redoutable pour le goutteux que les plaisirs de l'amour, que c'est le plus fougueux de tous les sens qui trouble toutes les fonctions, fait perdre la raison, épuise les forces, débilite, énerve et fait naître des douleurs dans toutes les parties du corps et qui altère tous nos organes.

J'ai vu tout ceux qui étaient atteints de la goutte depuis peu et qui ne voulaient point renoncer à ces habitudes pernicieuses, avant très peu de temps devenir perclus de tous leurs membres. Ce qui m'a confirmé davantage dans mon opinion que

l'abus du coït était la seule cause capable de produire la goutte, et que parmi toutes celles qu'on
veut bien lui attribuer, il n'y en a pas une seule
qui puisse occasioner autant de désordre dans l'é-
conomie et lui être à beaucoup près aussi nuisible.

L'orgueil, la vanité, la fierté non satisfaits peuvent produire les plus grands désordres dans l'économie. La haine, l'envie, passions justement
regardées comme avilissantes, sont essentiellement
nuisibles à la santé.

Les travaux de cabinet, les études sérieuses,
tout ce qui demande une contention d'esprit et la
vie sédentaire, sont des causes de la reproduction
de la goutte et peuvent faire naître une foule d'accidents. Dans les travaux soutenus de l'intelligence,
il y a une telle exagération de sensations et d'impressions morales, une contraction si marquée des
mouvements vitaux, un tel rayonnement de force
sur les centres nerveux, que l'équilibre des fonctions peut difficilement se soutenir. Aussi n'est-il
pas rare de voir les personnes atteintes de la goutte,
qui se livrent à des travaux importants, aggraver
leur état ; les hommes de lettres particulièrement,
d'autant plus qu'ils portent dans ces travaux une
passion particulière : ils veulent briller, ils veulent

se faire un nom , acquérir de la célébrité , de la fortune ; ils sont constamment dans les inquiétudes, les anxiétés , les tourments continuels ; on conçoit alors que cet état d'agitation, au lieu de produire tout le calme qui est si nécessaire dans cette maladie, puisse altérer la santé ; le malade s'épuise , il tombe dans un état de faiblesse et de langueur fébrile, il augmente son irritabilité nerveuse qui aggrave considérablement son état. Il en est ainsi des hommes publics , des hommes de bureaux qui se livrent aux travaux de l'administration, aux hommes d'État, aux ministres. Comment veut-on, au milieu de toutes les préoccupations de l'esprit, de tant d'affaires, de tourments, de tracasseries , de contrariétés, de veilles, d'impatience, de mauvaise humeur, tant de sensations si différentes et si fréquemment multipliées, retrouver cette santé qui est déjà si compromise : vouloir guérir au milieu de tant d'angoisses est un secret qui n'a pas encore été trouvé. Rien n'use plus vite la vie que de s'occuper des affaires publiques, l'on en trouve considérablement d'exemples, en lisant la vie des orateurs illustres qui ont consacré leur existence à défendre les droits du peuple et des hommes qui ont été chargés de gouverner l'État. A une époque peu éloignée de nous, n'avons-nous pas vu nos grands orateurs et les grandes illustrations de notre pays, les Manuel, Foy, Benjamin Constant, Casimir Perrier, succomber sous le fardeau des affaires publiques, les uns en défendant la constitution, les autres en dirigeant les affaires du gouvernement. Nous avons vu les hommes les plus robustes ne pas pouvoir y résister. On a beau faire, il faut se conformer aux lois de notre organisation, et ne pas se flatter de séparer la partie matérielle de notre être de la pure intelligence.

Les travaux qui demandent une contention d'esprit sont donc entièrement interdits au goutteux comme une chose on ne peut plus nuisible ; s'il est indispensable d'occuper son esprit, on pourra le récréer par des études agréables qui n'ont besoin ni de contention ni de méditation, ni de l'état sédentaire du corps, par exemple, l'étude théorique des arts, l'histoire naturelle, etc., qu'il s'instruise en voyageant ; qu'il parcourt la France, l'Italie ; qu'il observe, au lieu de lire ; et qu'il laisse son esprit s'égayer de cette grande variété d'objets qui s'offriront à lui en spectacle. Les mouvements doux, tempérés, réguliers de l'esprit sont les meilleurs et les plus convenables.

ARTICLE X.

Médicaments préservatifs.

Parmi les anciens médecins, un grand nombre de remèdes ont été vantés comme ayant la propriété de préserver de la goutte. De semblables erreurs n'ont point été propagées de nos jours, et disons-le franchement, il ne s'est pas trouvé un charlatan assez déhonté pour venir offrir le véritable prophylactique de cette maladie. Nous allons, comme simple historique, indiquer très sommairement ceux qui ont passé pour posséder cette propriété.

Galien, Cels, Boerrhaave ont proposé les saignées pratiquées à différentes époques pour s'opposer au retour de la goutte.

Bauer a conseillé les scarifications suivies de ventouses. Il faisait appliquer ses ventouses sur le métatarse ou le métacarpe, il répétait cette opération tous les trois mois, ou plus souvent. Il assure que ce moyen guérit radicalement la goutte, pourvu qu'elle ne soit pas ancienne, qu'elle n'ait pas plus de quatre ans, et qu'il soit ainsi pratiqué tout le reste de la vie.

Un cautère appliqué au bras ou à la cuisse a été conseillé comme préservatif de la goutte.

Les purgatifs ont été aussi très vantés comme d'excellents moyens prophylactiques. Cheyne a beaucoup vanté la rhubarbe ; Alphonse Leroy leur préférait un laxatif composé d'un, ou au plus, deux gros de séné , avec deux gros de sel de Glaubert , bouillis dans trois petites jattes de bouillon aux herbes, et pris pendant deux jours à chaque déclin de la lune , et cette époque, dit-il, n'est pas assignée en vain... On a aussi conseillé les pilules d'Anderson , les grains de santé.

Les amers, surtout les amers aromatiques, ont été regardés comme spécifiquement propres à garantir de la goutte ; la fameuse poudre amère du duc de Porteland. En Italie, Marino, Carli, Malacarne ont célébré les vertus anti-podagriques de l'huile , du lait et même de la graine de lin. Les médecins du Nord ont proclamé les succès obtenus par le bois amer de surinam, la drogue amère des Indiens, le gingembre, le piment, la teinture de gayac.

On a prétendu aussi que les eaux sulfureuses , les eaux martiales, les pilules de Desault, composées d'étiops martial, de squine, de canelle et de quinquina étaient d'excellents anti-goutteux. On a aussi osé vanter les puissants diaphorétiques comme des préservatifs certains de la goutte.

L'alkékenge a été vanté comme préservatif de

cette maladie, il en est de même de l'eau vinaigrée, le lait et l'ail, les pilules savonneuses et mieux encore le savon uni au nitre.

Il est impossible de comprendre comment certaines autorités médicales de ces époques ont pu croire à la propriété prophylactique de quelques-uns des moyens que je viens de citer ; le temps et l'observation ont fait justice de toutes ces propriétés préservatrices. L'art ne possède aucun remède, aucun médicament jouissant de cette précieuse faculté, mais on est sûr de la trouver dans l'hygiène ; il me semble l'avoir assez souvent et positivement démontré dans le cours de cet ouvrage. On a toujours dit : n'avait pas la goutte qui voulait ; que cette maladie atteignait davantage les gens à imagination vive, qui avaient de l'esprit. Moi, je dirai mieux et plus vrai : celui qui voudra, désormais, n'aura jamais la goutte.

ARTICLE XI.

Habitudes particulières.

Des philosophes ont dit : l'habitude est une seconde nature. C'est à propos de ce mot que Fonte-

nelle demanda où est la première. Nous ne sommes
pas de l'avis de tous ces philosophes qui ont nié la
réalité et l'influence d'une nature primitive, n'est-
ce pas elle seule qui se manifeste dans les premiers
temps des êtres vivants, lorsque l'exercice n'a pu
amener encore, dans les organes, aucune modification. A cet âge, nos fonctions sont involontaires, les
instincts sont des produits d'une nature primor-
diale et non des effets de l'habitude. Mais à mesure
que l'homme avance dans la vie, il est le résultat de
ses habitudes, et elles sont d'autant plus enracinées
qu'il a vécu ; vérité qui ne doit point être oubliée
par le médecin, pour qu'il puisse arriver à l'étude
de nos maux et aux moyens de les guérir. On comprend tout de suite l'importance de la coutume pour
peu que l'on examine ses effets dans les maladies ;
et n'est-ce pas aussi tout ce qu'il y a de plus nécessaire que d'observer, dans le traitement des affections, ces diverses propensions du système organique , fortifiées , affaiblies , modifiées par tant
d'habitudes ? Rien n'est plus recommandé par la raison, par les préceptes d'Hippocrate , de Galien et
de tous les grands médecins, d'avoir toujours l'œil
sur cette nature adventice, qui fait de nous tout ce
qu'elle veut. N'a-t-on pas vu des personnes habi-
tuées à se bien porter dans l'air empesté d'un hôpi-

tal, se trouver malades à respirer l'air pur ? Un laboureur, affaibli par les ans, ne supportera-t-il pas mieux les travaux champêtres qu'un jeune citadin robuste, mais élevé dans la molesse ? Aussi Hippocrate, dans son aph. 50, sect. II, dit sagement que les choses dont nous avons coutume d'user, fussent-elles les plus mauvaises du monde, nous paraissent plus tolérables que des choses excellentes dont nous n'avons aucune habitude.

Il ne faut pas se jouer de l'habitude. Il y en a de bonnes et de très mauvaises, il faut respecter les premières et combattre les autres avec soin, méthode et surtout de la persévérance, car il y en a qui sont très difficiles à déplacer et à vaincre. La force du mal force souvent à faire des réflexions, et les réflexions déterminent les résolutions, et une fois que l'on a commencé, peu à peu on s'aperçoit de l'amélioration que l'on a obtenue, cela donne du courage pour continuer; il faudrait bien se donner de garde de vouloir les changer brusquement, il pourrait en résulter une commotion subite qui pourrait avoir de très graves inconvénients.

La cause de la goutte nous est parfaitement connue; mais il y a certaines constitutions, certains tempéraments qui sont plus ou moins accessibles à toutes les causes que nous avons considérées comme pouvant déterminer un accès de goutte, il est donc bien important que le malade étudie toutes les influences que peuvent avoir sur lui toutes ces causes secondaires pour qu'il puisse s'en préserver par l'habitude des choses propres à neutraliser leur action et à corriger sa susceptibilité et son tempérament : malheureusement il est rare de rencontrer des hommes capables de faire une étude spéciale de leur état physique et moral et de leur position sociale, pour le rapporter à la conservation de leur santé : les désirs, les passions l'emportent toujours sur la bonne volonté ; on voit des cœurs bien placés, des âmes élevées, bien nées, ne pouvoir y résister; il semble que notre instinct nous porte toujours vers le mal d'un côté ou de l'autre; heureux celui qui a assez d'empire sur lui pour résister à ses fantaisies, à ses caprices! ceux-là seront dignement récompensés, s'ils ne guérissent pas leur maladie, ils la combattront avec succès, ils pourront l'adoucir et la rendre tolérable.

Le goutteux, on le trouve raisonnable quelquefois surtout quand la douleur vient le saisir de tous les côtés; alors il se résigne, il devient d'une admirable docilité, il est disposé à tout entreprendre pour se guérir, mais l'orage est-il à peine calmé, ce n'est plus le même, il devient oublieux et il abandonne remèdes, régime et médecin, et il reprend toutes ses mauvaises coutumes, en attendant un nouvel accès qui vient pourtant lui apprendre que la goutte est toujours là pour le miner jusqu'à la fin de son existence.

Chez la plupart des goutteux, il existe, des habitudes qui leur sont très souvent funestes, ce sont ceux qui veulent lire des livres de médecine, qui cherchent dans les vieux formulaires des moyens propres à guérir de la goutte, ceux qui écoutent les charlatans, les commères, qui ont de la confiance dans tous les remèdes nouveaux qui ne sont inventés que pour spéculer sur leur trop grande crédulité, enfin, ceux qui veulent se gouverner eux-mêmes. Je pourrais citer un très grand nombre d'individus qui ont été victimes de cette fatale habitude, il y en a aussi qui ont des coutumes qui leur sont d'autant plus préjudiciables qu'elles sont populaires et fondées sur les plus faux raisonnements On voit, d'après tout ce que nous venons de dire, que ce qu'il y a de plus sage à faire, c'est d'en revenir à la connaissance parfaite de soi-même par une étude attentive et suivie, et ne point s'écarter des grands et importants moyens hygiéniques que nous venons de signaler dans cet ouvrage. Par ces moyens l'on sera à même d'apprécier tout ce qui est bien et mal, et l'on pourra sortir sans crainte d'une ligne, qui, dans certaines circonstances, pourrait être trop austère, et par conséquent nuisible. Les anciens philosophes disaient qu'il ne fallait pas être assez fou pour être toujours sage. Athénée raconte que l'on avait placé sur le fronton d'un bâtiment destiné à des bains publics, l'inscription suivante :

Les bains, le vin et Vénus détruisent les corps les plus sains ;
Les bains, le vin et Vénus donnent la santé aux corps.

Les habitudes morales ont aussi une grande influence sur notre vie, nos affections et nos pensées.

Dans la goutte, maladie si longue, si douloureuse, il ne faut pas user ces moyens médicaux, car il faut avoir présent à l'idée que leur fréquent usage les rend inertes, et que la goutte est une ennemie opiniâtre qui ne lâche prise que très difficilement, et qui reparaît toujours pour être plus terrible. Il est donc important de conserver l'énergie d'action à tous ces moyens pour les combattre promptement et avec succès.

FIN

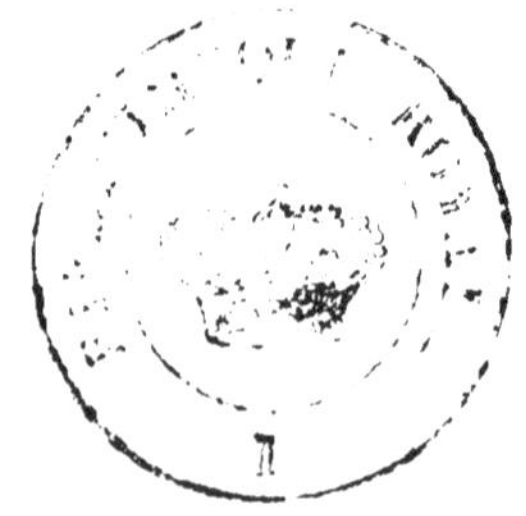

TABLE DES MATIÈRES.